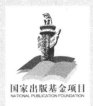

中国佛医学研究

养生卷 下

李良松/主编

北京科学技术出版社

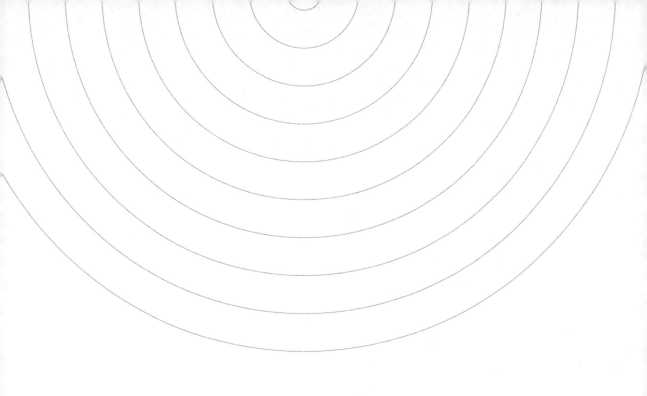

佛医心质学

李良松／编著

刘宝莲　徐睿瑶／整理

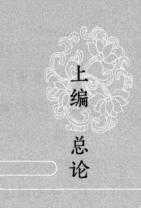

上编

总论

本书总论共五章，主要阐述"什么是佛医心质学"。第一章详细介绍佛医心质学的概念及理论基础；第二章则从佛医治"心病"谈起，阐述佛医对"心病"的认识和佛医"疗心"的方法与原则；第三至第五章分别从心性、心识、心量三方面入手，全面阐述佛医心质学的实质内容。

第一章　导　　言

第一节　佛医心质学概念

一、佛医学的定义、内涵和基本特点

佛医学，是以三学、四大、五蕴等佛学理论为指导，以悟证论治、调理心神、注重饮食为特征，以身、心、灵调理与诊疗并重为特色，以启迪无上智慧、改善思想境界、开示药师法门、追求永恒真理，最终达到人体内外环境全面协调为目标的医药学体系。

佛医学起源于古印度，以古印度"医方明"为基础。医方明，语见《菩萨地持经》《菩萨善戒经》《瑜伽师地论》等，为古印度的主要学术门类，与声明、工巧明、因明、内明并称为古印度学术之五明。明，即学之意。医方明，指有关疾病、医疗、药方、咒术之学。

佛医学以三学、四大、四谛、五蕴、十二因缘等佛学理论为指导，吸收和借鉴了中国传统医药学的理论和临床特点，形成了独具特色的传统医药学体系。佛医学的理、法、方、药等理论框架和临床诊疗体系是在中国形成的，因此，我们所说的佛医学实际上就是中国佛医学。中国佛医学主要由经藏医学（以佛经所记载的医药学为主体）、寺院医学和居士医学三大部分组成。其形成和发展受历史、文化、环境等诸多因素的影响，归纳起来主要有以下六个方面：第一，伴随着佛教和佛经的广泛传播，佛教哲学被僧医和通佛之医家用于解释生理、病理现象和指导临床；第二，随着佛教的东传，古印度医学和西域医学（如佛教的眼科、西域的药物等）也流传到中原大地，并被运用于临床；第三，僧侣为了达到普度众生的目的，往往操医药以救治贫病之民众；第

四，佛教寺院多建在穷乡僻壤或名山大川，大都远离城市和集镇，为了防治自身疾病，许多高僧大德都研习医术以自救救人；第五，自古以来，佛教寺院主动或被动作为疾病收容和战伤救护的重要场所，促使寺院僧侣积累了一定的诊疗技术，在骨伤和创伤外科发展史上都具有重要的影响；第六，历代有不少的医家居士潜心研习佛学，并将之用于指导临床，丰富了佛医学和中医药学的内涵。

在病因学方面，佛医学认为病有三因，外因是地、水、火、风四大不调，内因是贪、嗔、痴三毒为患的心质问题，业因是前世今生的孽债宿根果报。佛医学将疾病大致分为心病和身病两类。心病即贪、嗔、痴三毒为病；身病指身体因四大互不调适而产生的诸病，具体又分为四大五脏之病和业报感招病两类。佛医学以四百四病统摄人类一切之身病。四百四病，指构成人体的地、水、火、风四要素各引起疾病101种，合计为404种疾病。《佛说五王经》云："何谓病苦？人有四大，和合而成其身。何谓四大？地大、水大、火大、风大。一大不调，百一病生；四大不调，四百四病同时俱作。地大不调，举身沉重；水大不调，举身膀肿；火大不调，举身蒸热；风大不调，举身掘强，百节苦痛，犹被杖楚……"

关于佛医学的临床治疗，大概来说，身病以药物、针灸、天然食物、运动、养生、按摩、捏痛、灌肠、火罐、手术等对治，心病则用修定、修观、拜忏等方法对治。另外，佛医学中还有咒语治疗的方法。佛医学认为魔病、业病和鬼病这三种疾病需要靠禁咒来治疗，这体现了佛医学治病的特色。《大藏经》对印度古来各种疾病制定了治疗法则，即所谓"八术总摄诸医方""一疗被刺针法，二疗破伤法，三疗身疾，四鬼损，五中毒药，六疗孩童，七延年，八养生"。《佛说医喻经》对医者水平亦做了明确划分："如世良医，知病识药，有其四种，若具足者，得名医王。何以为四？一者识其某病，知用某药；二者知病所起，随起用药；三者已生诸病，治令病出；四者断除病源，令后不出。"此即治病"四诀"。此外，佛医学尚有一套较为完善的养生法门，佛医养生强调心性养生和德性养生，注重日常生活，讲求饮食卫生之道。

综上所述，佛医学有自己的理论体系、学术思想、诊疗方法和临床经验，同时还有自己独特的方药和养生哲学，这一点有别于以中医药学为哲学体系和文化背景的道教医学、儒家医学等医学门类。佛医学属于广义的中医学，但同时又并非中医药学所能囊括和涵盖的。诚然，经过佛医学和中医药学1000多年的相互渗透、影响与糅合，其中许多诊疗方法和方药已很难截然分开，但由于理论体系和指导思想上的差异，两者在施医诊治、处方用药等方面还是有所不同的。又，印度自古以来认为饮食过度乃导致疾病之原因，由是自然衍生出以断食、绝食为直接有效疗病方法的风习。佛医学有自己独特的病因论、因缘观、四大等理论体系和诊疗方法，这也是它较之印度医学更为深刻和进步之处。

佛医学的特征还体现在它的重"心"的思想上。佛教是一门心教，将世间一切诸法分为色法和心法，强调心法的无质碍而有缘虑之用，为缘起诸法之根本。佛医使用的疗病药物除自然药物外还包括佛经的一切思想，即佛法（或称为法药、心药）。佛教以出世间之教法，医治众生因无明烦恼盖覆而起之心病。释迦牟尼佛住世之时，为解决众生生老病死、脱离生死苦海的问题，就曾前后花了49年时间为众生演说三藏十二部经典，"华严最初三七日，阿含十二方等八，二十二年般若谈，法华涅槃共八载"，开示了医治众生身心疾病、灭尽一切病根之法药良方，使众生可达到涅槃安乐的境界。因此，有人称"佛为医师，法为药方，僧为看护，众生如病人"。佛医学涵括世间的医理，更重视内心贪、嗔、痴三毒的根除。所谓"心病还须心药医"，唯有内观修真，除却烦恼，才能真正迈向健康的大道。

二、 佛医心质学概念

心质，属于中国传统文化的一个概念，最早作为一个名词和一门学问肇于汉代，随着时代的发展其理论也日趋完善。在传统文化中，心质，通常用于形容一个人的品格、气质、道德、精神面貌、禀赋个性等方面的特征。如三国时期魏国刘劭《人物志》记载："故心质亮直，其仪劲固；心质休决，其仪进猛；心质平理，其仪安闲。"传统儒家文化所关注和讨论的一些命题，如人性的善与恶，君子、小人与圣人的道德标准和人格特质，五常论，性三品，情三品，存天理灭人欲，知行合一，致良知等思想，以及道家对道德心性的探讨和"性命双修"的修养观，佛家的见性论和唯识论等，都蕴含了广泛的心质思想，都是对人类心质的描述。

心质，在近年来已作为一种学说被明确地提了出来。我们通过对历代涉及心质理论的文献进行充分的整理和研究，归纳出了能够完整表述中国传统心质内涵的公式，即心质 = 心理 + 道德 + 气质 + 品格 + 灵性，其中包含了心灵质、心识质、心意质三个层面的内容；并将心质的概念概括为在完整的生命过程中，人在生命产生时便拥有的禀赋悟性与后天通过教化而获得的品德修养，以及受环境影响而产生的情感情绪等多方面综合呈现的固有特质，是人类处世行事的个性倾向与行为特征的总和。心质学说植根于我国优秀的传统文化，是一门深具本土文化特征的学问，且相较于西方心理学，有着更加广阔精深的内涵。另外，在此基础上，我们进一步运用心质理论对人类心质进行了分型，将之分为阳刚型、阴柔型、内敛型、外张型、敏感型、矛盾型、滞缓型和圆融型8种，以方便分析、掌握和应用。

心质学说通过文献调查法、概念分析法、系统论法、归纳演绎法、比较研究法、观察法、类比推理法等对心质的内涵和个体的心质特征进行了详尽的概括，融摄了人我内在的精神层面以及与外界关系的一切内容，是一门范围较广、系统而复杂的科学。现代科学对客观世界的研究已经到了极深细微的程度，却不能解决人类当下所面临的重重的现实问题。医学不能治愈人的所有的身体疾病，心理学无法根除人的所有的心理障碍。现代社会存在的疾病是多方面的，除了身体的疾病外，更有国土病，如污染、噪声、公害等；时代病，如功利、速成、暴力等；社会病，如虚荣、绑架、恐吓等；教育病，如体罚、放纵、冒犯等；感情病，如外遇、重婚、施暴等；经济病，如投机、贪取、背信等；信仰病，如迷信、邪信、乱信等；心理病，如虚伪、嫉妒、多疑等。美国当代医生、心理咨询大师约翰·辛德勒在2007年率先提出了"情绪决定健康"这一医学理念，并引起极大反响，给美国的医疗模式带来了革命性的改变。约翰·辛德勒在其力作《病由心生》一书中提供了强有力的医学数据，证明76%的疾病是情绪性疾病。要根治这些疾病，关键是消除病人的负面情绪、培养病人的"成熟性格"，单靠其他任何的治疗方式都只能是事倍功半。现代医学统计也显示，人类所患疾病，约2/3为情志疾病，单纯的躯体性疾病只占1/3。

从理论上来说，心质学广泛吸收传统儒释道文化乃至中医学文化的精华，建构了经典而独具特色的理论框架。心质学包含了人的心灵特质、心理认知、道德品性、情志意欲等多重内涵，在分型上全面而具体，对典型心质与复合心质亦展开了详细论述，可称得上是一门真正意义上的整合心理学。然而在对理论无限细化与完善的同时，我们仍须考虑一个实践运用的问题，即运用心质学理论解决人类社会所面临的种种心质问题。这时我们就需要对其理论进行回归。归于何处？应当从佛医学中寻求答案。佛教的心性论是整个心质学的核心，佛医学的心身医学思想在治疗心质疾病上也独具优势。佛经讲世界万有"唯心所现，唯识所变"，这延伸到疾病上就形成了佛医学"百病由心造"的疾病一元论。释迦牟尼用静观正念的方式调和身、心、息，从而根治一切疾病的根本。《摩诃止观》曰："阿伽陀药，功兼诸药。"也就是说，心病还须心药医。佛教的心药即能断金刚之般若智慧，也即无上正法，此是对治一切心病的"万应灵丹"。佛医学通过内观禅定等修行方法，以无染本性心（或称妙明真心）观照一切心病之形成、运作，从而直指人心，明心见性，勘破心病之实质和原理，疗愈心病、优化心质境界。这与西方心理学站在"问题心理"的角度来观察心病而不能彻底根治之的固有模式存在显著的差异。佛教的正念修行在心病疗愈上具有特殊的力量。正因如此，在近三十多年来，佛教的正念修行已广泛引起西方医学与心理学的兴趣，并成为推动世界心理学发展的第三次浪潮的重要因素。西方国家成功将佛教的正念修行带入医疗、健康照护、教育等主流社会领域，欧美地区至今已有 400 多家医疗院所和相关机构提供正念减压课程，以帮助各种身心疾病的患者学习运用自身的内在资源，活出更加幸福、圆满的人生。

综上所述，佛医心质学是指以三学、四谛、五蕴、八识、十二因缘等佛学理论和心质学理论为指导，以无染本心、涅槃真理为核心，以断惑消业、灭除病苦为原则，通过佛教的修行实践勘破心病的形成与运作，诠清心病的实质和原理，从而根除心病，提升心质境界，实现生命的整合，最终使人体身、心、灵内外全面协调的医学体系。

第二节　佛医心质学理论基础

具体而言，人的心质由心灵质、心识质、心意质三个层面构成。心灵质包含了灵性、悟性、气质等方面的特征。灵性，是指与生俱来的天赋智慧，是人对某些事物或领域具备天生擅长的能力或领悟力，与佛教的般若、顿悟等概念有着近似的内涵。悟性，是指一个人能够运用已有的认知去触通和领会其他未知事物的能力。佛教中所讲的渐悟就是指这方面的能力。气质，是个人生来就具有的心理活动的典型而稳定的动力特征，是人格的先天基础；也称禀性，即人的本性，是一个人与生俱来的资质。佛教的性具善恶论就是针对人的先天气质而言的。心识质包含了人的性格、品质、认知等方面的特征。性格，是指在先天气质的基础上，受后天环境影响而塑造出的相对稳定的对现实人生的态度，以及与这种态度相应的习惯化的行为方式，包括通过后天修养形成的道德、品行等，也指人在行为中对社会、他人以及周围事物所表现出来的稳定的思想行为倾向，是人的综合素质。认知，是指人通过感觉器官接受和选择来自环境的信息后所做出的对事物属性的反应，包括对事物的感觉、知觉、判断的倾向等，是后天形成的价值观、方法论、世界观的总和。佛教的唯识学有六根、六尘、六识（合称"十八界"）等概念，是关于人的认知理论和人格理论的论述。心意质包括情志、志欲、意识三个方面。情志包括情感和情绪；志欲指志向与欲望；意识包括思维、想法、心理活动等。这部分内容可与佛教的七情六欲、五蕴等概念相互融摄。

在心质的三个维度中，心灵质是最稳定的，它是人先天所具的，不受外界因素的干扰。佛教的因缘观将此解释为一种内在的因果关系，由各种业缘聚合而成，常涉及三世（本世、前世、来世）。心识质为后天形成的，能在教化和环境因素等影响下缓慢固化。心意质则属于一种非稳定、非固有的层面，易受环境触发而发生波动和变化。在心质的整体构成中，三者是一种对立统一的关系。一方面，稳定性越大，其在特定心质的形成过程中主导性越强；另一方面，组成心质的各个环节并非孤立存在的，一个环节的变化必然会直接或间接地引起其他环节的变化。

佛教的以心括物、心物一体涉及的心质思想浩博、深刻而玄远，几乎囊括了心质的全部内涵，且对许多问题亦做了精妙的论证和辨析。下面主要从佛学的角度阐释佛医心质学的理论基础。

一、 四谛说

四谛说是早期佛教的基础教义。早期佛教不同于当时其他沙门派别，它将关注点放在了世界本体论的探讨上，佛陀关心的问题主要集中在关于人的本质和人的解脱方面。佛教的全部学说，基本上是按照这一主题展开的，这一主题又集中在四谛说中。

四谛是佛陀悟道的核心，也是初转法轮的根本思想。所谓"谛"，有实在或真理的意思，是印度哲学通用的概念。四谛亦称四圣谛，意为四条真理，即苦、集、灭、道。四谛又可分为两部分，苦、集为一部分，灭、道为另一部分。苦、集二谛说明人生的本质及其形成的原因，灭、道二谛指明人生解脱的归宿和解脱之路。或者说，前者侧重于解释世间因果，后者侧重于创造出世间因果。四谛的这种组织结构，可能借鉴了印度医生治病的"四诀"，佛教把人生本身就看作一种病态。

（一）苦谛

何谓苦谛？就是把社会人生的本质判定为苦，并将这一判断视作真理的教义。佛教把人的感受分为三种：苦受、乐受、不苦不乐受。从根本上说，这一切感受都是苦。社会人生原是苦聚，全无幸福欢乐可言。这一教义，成了佛教的出发点。佛典中关于苦的分类很多，有四苦、五苦、八苦、九苦、十一苦等。《增一阿含经·四谛品》中有一个代表性的说法："彼云何名为苦谛？所谓苦谛者，生苦、老苦、病苦、死苦、忧悲恼苦、怨憎会苦、恩爱别离苦、所欲不得苦，取要言之，五盛阴苦。是谓名为苦谛。"此八苦可以分为两类：第一类是生、老、病、死，即认为人生的自然过程是苦；第二类是忧悲恼、怨憎会、恩爱别离和所欲不得，即把主观愿望不能得到满足说成是苦。《增一阿含经·四谛品》又将其归结为"五盛阴"。"五阴"是佛教对人的一种特殊称谓。"五盛阴"指对人身的爱和追求，以此为苦，也就是以人的存在本身为苦。这样，苦就具有普遍性，只要是一个活生生的人，苦就是必然的。

佛教以人生为苦的价值判断，并不等同于它偏向于宣扬一种悲观厌世的思想。苦与乐是人类特有的观念和感情，两者存在一定的相对性和界限。生、老、病、死是人生的自然规律，主观和客观的矛盾是人生过程中最普遍的现象。佛医学的任务，就在于正确地认识规律，正确地处理矛盾，最后战胜它们，为人类的幸福不断开拓光明的前程。佛教的人生哲学也始终贯穿着珍爱生命、珍惜人身的思想，佛典屡屡教训信徒人身难逢、人生可贵，要求人们利用这一为人的机会，好好修道积福，实现幸福圆满的人生。

（二）集谛

集谛是说明诸苦和人生原因的。人生的种种苦的根本原因在于人主观上的业和惑。业是指身、口、意等各种善恶之造作；惑是疑惑、思惑。集谛的内容相当丰富，大体可用佛教的"五阴聚合说""十二因缘说""业报轮回说"等理论加以概括。具体内容，我们将在后面详细介绍。

（三）灭谛

四谛中的灭谛提出了佛教出世间的最高理想——涅槃。涅槃，是梵文的音译，意译作灭度、圆寂等。它的原意是指火灭或风散。印度的其他一些宗教也采用这个术语，将之作为人生的理想目标。

在佛教的理论中，涅槃是指熄灭一切烦恼，从而超越生死、超越时空，与现实世界对立的一种境界。《杂阿含经》卷十八说："贪欲永尽，嗔恚永尽，愚痴永尽，一切诸烦恼永尽，是名涅槃。"涅槃的另一个含义是"不受后有"，即死后不会再生，超越了轮回。把这种说法推向极端就是"灰身灭智",即身不再生、智识全无。所以,在本质上,涅槃就是一种彻底的死亡状态。但是佛教坚决反对把涅槃理解为死亡,因为按佛教教义,死是可以与再生联系起来的,死亡不过是有情从一个轮回阶位到另一个轮回阶位的转变,而涅槃的根本特点就是不会再经历生死苦难。

涅槃寂静包含了佛教的至善,带有一定的宗教神秘性。尽管如此,佛教依然强调达到涅槃的必要性和可能性,且强调达到涅槃需要经历一个漫长的、多方面修习的艰苦过程。通向涅槃的全部修习方法和途径,就叫作道谛。

(四) 道谛

早期佛教规定的解脱之路,即通向涅槃之路,被总结为八正道(或曰"贤圣八道",即正见、正志、正语、正业、正命、正精进、正念、正定),从身、口、意三个方面规范佛教徒的日常思想行为;再简要一些,又被归纳为戒、定、慧三学,或扩展为三十七菩提分(即三十七道品,指佛陀教导众生修证圣果的三十七种途径和方法,分为七科,四念住、四正断、四神足、五根、五力、七觉支、八圣道支)。

戒是用来制恶的,是约束佛教徒日常生活的纪律,后来扩大为极其烦冗的律。定或译作禅定、止,是古印度普遍通行的一种宗教修习方法。从一般意义上说,定就是注意力集中,佛教经常把禅定当作聚精会神思考哲理、悟得真理和对治各种非佛教思想情绪的重要方法。禅定的"禅",是梵文音译"禅那"之略,意译为静虑、思维修,原指四禅定。四禅是诸定中最基本的一种,以离欲为前提,亦称四有色定。它们以"善一境性"为共性,按照思维活动的宁静程度和身心的感受程度划分为高下四等。大体来说,从初禅到四禅,是思维由粗到细,由借助语言寻伺达到完全凭借信仰支持即可本能活动的过程;感受也由有苦有乐升华到没有苦乐等区分的高度,最后连自我的呼吸都感受不到了,就是达到了第四禅。在四禅所达到的心地精进思考即能获得佛教的智慧。四禅之上,还有一种四无色定,所谓空无边处、识无边处、无所有处、非想非非想处,实是由禅定达到的四种不同的心理混沌状态。四禅与四无色定,总名八等至。据说,达到这些禅定的人,死后可以分别生于色界诸天和无色界诸天。色界的根本特点是无欲,无色界的根本特点是没有物质。此二界,再加上以有欲爱为根本特征的欲界,就是佛教关于世间三界的分类。

关于三学中的慧,佛教尤其重视慧解脱,修慧被看作起决定作用的环节。慧,或译为智、智慧,实际指考察人生和宇宙诸现象的一种特殊观点和思维方法。慧的发生,主要依靠经文和师长的教导，通过禅定沉思完成。

　　修道的目的都是断惑，即断灭感召三界果报的所有原因。所谓惑，即烦恼，实际包含世间一切思想观念、感情、欲望等，故要想彻底铲除它们，必须经过艰难历程。早期佛教依据断灭三界惑业的程度和仍须继续流转生死的处所、次数，设想出了 4 个阶段或 4 种果报，通称"道果"。得到这些道果的人与凡人不同，被称作"圣贤"或"贤人"。修行次第的 4 个果位是须陀洹（预流）、斯陀含（一来）、阿那含（不还）和阿罗汉。大体来说，前两种断惑所得的道果，还要再到欲界降生修习；第三种道果，只会再生于色界或无色界，而不会退还欲界；最后断灭一切惑业的阿罗汉，已超脱三界，不再降生轮回。所以阿罗汉（简称"罗汉"）亦译作杀贼、不生。实现了不生就达到了"无余涅槃"的境地，"无余涅槃"是佛教修持者的最高果位，又谓之"应供"。

二、　五蕴

　　蕴，是梵文 Skandha 的意译，是集合、聚集的意思。蕴，又作"阴"，有覆盖的意思，是指人们认识问题的色、受、想、行、识 5 个方面的障碍。佛教强调心理，认为精神第一性，即使精神派生而感觉到的物质世界（色界）也并非真实存在的，人身也无一个自我实体，只是由色蕴、受蕴、想蕴、行蕴、识蕴 5 种东西集合而成。①色蕴。凡具质碍作用的现象，统称作"色"。色相当于物质，但含少数精神现象。色蕴包括四大（地、水、火、风），由四大组成的感觉器官（眼、耳、鼻、舌、身）和感觉对象（色、声、香、味、触），以及所谓无表色（指起质碍作用的精神现象）等。②受蕴。指随感官生起的苦、乐、忧、喜等感情，这是以自我体验的态度表现出的情感过程。受蕴有三类：苦受、乐受和不苦不乐受。佛教尤其否定烦恼等负面、粗糙、原始的情绪，崇尚佛的理想完美的道德和情操等。③想蕴。想，谓取像、施设名言，相当于摄取表象，形成语言概念等思维活动。④行蕴。行，即造作，特指思想中决定和支配人的行为的那些因素，如目的、筹划、决断、心理趋向、意志等。⑤识蕴。识，即了别，指一切认识活动赖以发生的精神主体。早期佛教将识分为 6 种，即具有见、闻、嗅、味、触、思维作用的眼、耳、鼻、舌、身、意，通称"六识"。后来又增加了第七识意根（又名末那识）和第八识如来藏（又名阿赖耶识），统称"八识"。

　　五蕴所说的实物只有色蕴，其他受、想、行、识四蕴皆是心法。心理行为，只不过是五蕴暂时的偶然的积聚而已，并无实在的自我，亦无实在的宇宙。《般若波罗蜜多心经》说："照见五蕴皆空……是故空中无色，无受想行识。"色尘乃空，万物乃空，不仅身亦空，而且心亦空。万物万事仅仅是在虚幻中生生灭灭。《缘起圣道经》云："无明灭故，行即随灭；由行灭故，识亦随灭；由识灭故，名色随灭……由有灭故，生亦随灭；由识灭故，名色随灭……由有灭故，生亦随灭；由生灭故，老死愁叹，忧苦扰恼皆亦随灭，如是永灭纯大苦聚。"

三、 八识

唯识宗强调，观察方法有八识。八识即眼识（视觉）、耳识（听觉）、鼻识（嗅觉）、舌识（味觉）、身识（触觉）、意识（综合以上诸种感觉所形成的知觉，也涉及初级的知觉行为思维）、末那识（意识根本）、阿赖耶识（深藏的意识本源）。前五识相当于感知觉，后三识则重在探讨意识产生的根源。意识，有了别和思虑的作用；末那识，有思量义，相当于思维推理等高级认知活动；阿赖耶识，相当于潜意识（包括记忆）。当然这种认识根源不同于反映论的刺激产生行为，而是完全相反的认识。如风吹旗飘，乃由心动所生，人看见的是由心发出来的虚像。

四、 十二因缘

缘起说是佛教的标志性理论，用以解释人世间各种现象的发生和变化。缘起说的基本命题是"此有故彼有，此起故彼起"，也可以反向表述为"此无故彼无，此灭故彼灭"。意思是说，世界是普遍联系的，没有孤立存在的现象；任何现象都处在生灭变化中，世间没有永恒不变的事物。这些联系和变化只有在一定条件下才能生起，这就叫缘起。"缘"就是条件。《杂阿含经》卷二曰："有因有缘集世间，有因有缘世间集；有因有缘灭世间，有因有缘世间灭。"此句中的"因"指诸缘中起决定性作用的条件，离开因缘，就没有世间的一切。

十二因缘用缘起说解释人生本质及其流转过程，后人称之为"业感缘起"。因为是由十二个概念构成的一个前后相续的因果链条，所以十二因缘也叫作"十二支缘起"。这十二支可以由因推果，也可以由果追因，前者叫作"顺观"，后者叫作"逆观"。十二支，按照顺观的说法其关系如下。

痴，是人生和世俗世界的本原。痴亦译作"无明"，指愚昧无知，后来特指不明佛理。愚痴是造成诸业的根源，故曰痴是行缘。

行，是一个有特定意义的宗教概念，指过去诸业和推动诸业趋向果报的过程或力量。过去业行会引发识的产生，是谓行是识缘。

识，佛教对识的解释较杂，或谓淫识，或谓投生一刹那的精神体。早期汉译亦作"识神"，有灵魂的意思。由识可生成人的生命体，是谓识是名色缘。

名色，指肉体与精神的统一，即有意识活动的人体。生命体引起人的感知功能，是谓名色是六入缘。

六入，指眼、耳、鼻、舌、身、意6种感觉和认识功能。这种功能使人能够触受外界，故曰六入是触缘。

触，指肉体、精神与外界的直接接触。人通过与外界的接触可以获得各种各样的感受，是谓触是受缘。

受，谓苦乐感受，可泛指人的身体和心理的各种享受。人为满足个人的享受而生起各种贪爱心，是谓受是爱缘。

爱，主要指性爱和食欲，引申为一切贪欲。贪欲是促使人生起炽烈追求的直接动因，故曰爱是取缘。

取，指对人生和物欲的热切追求。由此必得后报的各种业行，是谓取是有缘。

有，是一个具有特定含义的宗教概念，指那些能够决定未来世果报的思想行为之总和，是未来世得生的原因，所谓有是生象。

生，是人生的开端。有生就有老死，故曰生是老死缘。

老死，是人生的终结。

在这十二支中，对人生和社会起最重要作用的是生、爱与痴。爱及其先后的触、受、取等支，构成了相当完整的心理分析和精神分析的理论体系。十二因缘是涉历过去、现在和未来三世的因果链条，现世的果必然有过去世的因，现世的因必将引出未来世的果，这就叫作"三世二重因果"（图59）。以十二因缘为哲学基础，又发展出佛教的业报轮回说。十二因缘和业报轮回说在理论上可以概括为无常和无我。无常，指法无常体，没有什么永恒不变的事物。无我，指人无独立永恒存在的实体。无常、无我之说是构成佛教空观的主要内容，也被视作苦的本质所在，是世间人生的真谛，也是佛教人生观的主要体现。这些思想都为佛医心质学分析心质的形成原因、诠释心质的构成要素、肃清心病的根源提供了重要的理论支撑。

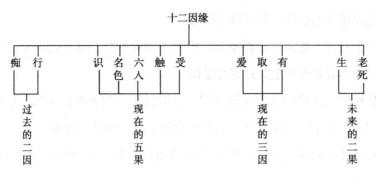

图 59　三世二重因果

第三节　身心灵整体健康

随着社会的发展，人们的生活水平和生活方式发生了巨大的变化，各种现代疾病也随之增多。现代社会人们不仅追求身体的健康，还追求心理的健康，即追求心、身、灵整体健康的全面健康观。医学模式也由过去单纯的生物模式，转向生物—心理—社会的医学模式。佛医学重视精神，强调心理效应、灵性因素在疾病过程中的重要作用，不仅主张局部的治疗，而且强调精神境界上的治疗。佛医学对现代医学上许多的难治之疾确实有着重要的精神治疗效果，这也是今天佛医学的一些特殊疗法在许多国家和地区流行且被重视的原因。

身、心、灵的整体健康观，是在近现代量子物理学引发的新科学观念产生的背景下提出来的。量子力学改变了牛顿物理学局部、机械地看待有机物、生命与健康的认知模式，认为人的身心不是截然分开的两个方面，而是一个整体。整体由局部组成，但局部之和并不等于局部相加，局部合成整体后还有灵性，有着整体的规律。概言之，身加心并不等同于心身一体的人，而是等同于一个有灵性贯穿其中的人。佛教的灵性观在健康中是很重要的。量子力学认为微观粒子具有"波粒二象性"，有一种动态的量子能。如果我们借用这个观点整体地、动态地看待生命和疾病现象，就可以发现能量高则健康，能量低则生病，无能量则死亡。佛医学倡导素食养生、静坐、气功、真言念诵、正念禅修等修行方式，就是为了从动态生命上保持能量、提高能量，强健身体和提高灵性。

具体而言，可以从以下几方面来说明身心灵整体健康观念。

一、 身体是身心灵整体健康的基础

为了达到身体的健康，可以采取自我修炼和调摄饮食等途径。目前比较流行的修身方式有瑜伽、静坐、放松等。静坐、参禅、修行时，脑子不胡思乱想，就可以减少不必要的能量消耗。因为七情六欲是消耗能量的。中医言"劳则气耗"，思想无穷，劳神劳心，就易耗伤精气。饮食方面应提倡素食饮食，食没有药物污染的新鲜果蔬、五谷杂粮。素食中含有丰富的矿物质、氨基酸、优质蛋白和微量元素等，其所含的这些物质都是对人体生命健康十分有益的。从人体器官构造上来看，人本质上也属于素食性动物。人的肠与脊柱长度的比例为7：1，这是素食性动物的特征，而食肉动物的肠与脊柱长度的比例为3：1。植物中富含的矿物质可以促进人体内生物电的传导，富含的钾元素有抑制癌细胞的作用。医学研究表明，许多疾病，如肿瘤、糖尿病、高血压、艾滋病、慢性疲劳症（困乏、对食物敏感、抵抗力低下）等，都与钾的摄入不足而钠的摄入过量有关。大鱼大肉、膏粱厚味和一些现代精细加工的白糖、白米、白面等，不易消化，缺少矿物质和能量，易导致冠心病、高血压、癌症、糖尿病等。

二、 心理是身心灵整体健康的中轴

心理是人在通常知觉状态的精神活动，上达于灵性，下基于身体，所以是身、心、灵整体健康的一个中轴。人心情开朗时，气血通畅，人的各种生理活动正常，身心健康无病。若遇重大心理障碍，气机不调，则百病丛生。因此，要想获得身心的康宁，就要善于调摄自己的心理，使自己保持一个良好的心情。一个人要活得开心，就要保证自己心理能量的充足。增加心理能量的基础就是有爱心，有博爱宽广的胸怀。有感恩心和慈善心，会帮助我们吸引生活中友善美好的事物，我们自然就会开心。相反地，嫉妒、嗔恨、厌恶、自私等负面心理也必将成为我们获得开心的重大阻碍。

三、 灵性是身心灵整体健康的因缘

人为万物之灵。灵性，并非指鬼神，佛教认为，它包括前世因缘、以前的业障、冲突的冤家等，是一种跨越时空维度的灵感智慧。有些疾病靠吃药治疗没有效果，而只有通过修身养性才能祛除。佛教认为，疾病的原因之一可能是灵性受损，"冤家"附身，而请走"冤家"的方法为皈依佛、法、僧。冥想佛光对我们的加持、保护和超度，可使我们得到解脱；持诵慈悲真言"唵嘛呢吧咪吽"，可影响我们的身、心、灵，特别是真言如"六字大明咒"有提高能量的功效。

修灵性的根基在于高尚的善缘，乐于助人，做有益于他人的事情。自私自利，损人利己，或工于心计，经常整人、害人，都将造成自己灵性的损伤。培养灵性可以随喜自己、他人和佛菩萨的功，这是聚集福报最容易的方法。想到自己或他人在过去、现在、未来所做一切有益于他人的事就心生欢喜，想到佛菩萨所做的一切有益于众生的事就心生欢喜，这样就能大大地提高我们的能量，净化和发展我们的灵性。福报大的人做事总能心想事成，也可使病自除，使自己的身心灵健康状态得以改善。

第四节　佛医心质学的回顾与展望

佛医心质学是一门新兴的学科。综观我们的佛医学发展历史和特点，无论是其产生之初的古印度佛医学，还是佛教自汉东传后与传统中医学结合形成的中国佛医学，无论是庞大复杂的理论教义，还是神秘善巧的实践操作，都体现着它的"心教"色彩。释迦牟尼创立佛教的初衷就是帮助众生超脱疾病和死亡，以及世间的诸种苦难。早期佛教的心质思想主要体现在四谛、八正道、十二因缘等原始教义中。西汉末年佛教传入中国，佛教在中国的发展和传播常常带有一种玄秘性和神圣感。如东汉末年牟融的《理惑论》记载有汉明帝梦中见佛，随后派使者去西域求取佛经，在从大月氏抄回佛经后，兴建白马寺的故事。唐代的武则天也自称是佛化身。中国佛教在隋唐时期形成了著名的八大宗派，八大宗派的创立依据各派在教义理解和修行方式上的差异和特点，如天台宗的"性具善恶"的心性理论，三论宗的"缘起性空论"和"中道观"，法相宗的"唯识无境"，华严宗的"三界唯心"，禅宗的"自性清净"和"明心见性"，净土宗"是心作佛，是心是佛"的心性思想，律宗的"诸法性空无我"的性空观和"诸法本相是空"的相空观及"诸法外尘本无，实唯有识"的唯识观等。这些理论都是心质思想的高度集中体现。元代信奉喇嘛教，喇嘛教以密宗传承为主要特色，常常以摩顶治病、念咒除疾的方法为人疗病，这也是一种显著的心质治疗特色。

近现代时期，大批学者纷纷展开了对佛教心理学思想、佛医学思想和佛教精神医学思想等的研究，并取得了丰硕的成果，撰写了大量优秀的学术著作，如《佛教心理学》，《从佛教谈心理建设》《佛学与医疗》《谈心地安禅》（慧律法师著，梵音佛学视听文化中心），《佛学大纲·佛教心理学》（谢蒙著，菩提树杂志社），《情与理》（圣严法师著，梵音佛学视听文化中心），《心灵的皈依处》（敬定法师著，梵音佛学视听文化中心），《人的病苦如何解脱》（胡秀卿著，梵音佛学视听文化中心），《禅悟》（杜冲著，梵音佛学视听文化中心），《心性篇》（星云著，巨龙文化事业有限公司），《印度佛教心意识说之研究》（马定波著，台北中正书局），《佛教的现代智慧》（霍韬晦著，法住文化），《身心灵整体健康》（雷久南著，琉璃光出版社），《生从何来，死从何去》《死亡的艺术》（慧律法师著，梵音佛学视听文化中心），《药师谱颂》（菩提迦耶合唱团，梵音佛学视听文化中心），《佛学疗痔（癌）经》（台北印刷厂），《心灵的画师》（除慧剑著，香港佛光出版社），《用佛疗心》（游乾桂著，中国友谊出版公司），《禅语空人心》《禅·生命的微笑》《清凉心·菩提行》（郑石岩著），《空镜救心》（张源侠著，中国戏剧出版社），《心理禅·东方人的心理疗法》（徐光兴著，文汇出版社），《宗教心理学》（梅复著，四川人民出版社），《从心理的动态到心理的静态》（星云著，香港佛光出版社）等。此外还发行了一些刊物，如中国佛教协会的《法音》、耕云禅学基金会的《中华禅学》、慧炬杂志社的《慧炬》、琉璃光养生世界杂志社的《琉璃光》、释演培佛教文化中心的《慈悲》、香港菩提学会的《菩提》、新加坡观音救苦会的《慈声季刊》、新加坡佛教总会的《南洋佛教》。

随着佛医学的发展，国内外也相继成立了许多以佛医为主的医疗机构。佛医医院以"医病，医人，医心"为宗旨，属于有佛教特色的非营利性综合医院。早期我国的佛医医疗事业主要集中在台湾地区和香港地区。20 世纪 80 年代后，台湾地区的佛教团体在当地发挥了积极重要的作用，其中影响力较大的是慈济功德会的慈善事业和医疗。1986 年慈济医院启用，随后又相继成立分院，目前慈济医院已成为第二大非政府医疗团体，至今共 8 所医院，总床位数 4000 多张，是台湾东部地区唯一的医学中心。在创办人证严上人的精神感召下，慈济医院本着"尊重生命"的理念，将慈济医疗人文融入医疗服务，提供"以病人为中心"的急重症医疗，开展社区医疗服务和照顾弱势群体的慈善医疗援助。

香港佛教医院成立于 1970 年，创办早期运营经费全部由佛教联合会自行筹措。1991 年香港佛教医院加入医院管理局，佛教联合会与特区政府代表共同组成管理委员会。2009 年，佛教联合会又与香港大学、香港医院管理局三方合作兴办中医临床教研中心，为市民提供现代化的优质中医服务。我国港台地区佛教医院的发展壮大充分发挥了佛医学利益人天的济世价值。

同时，我国其他地区佛教医疗事业也有一定的发展。1936 年 12 月，陈其昌得到上海佛教界人士印光、圆瑛等人的赞助，成立佛化医院。1937 年 11 月，中国佛教会鉴于当时上海时疫流行，特设立佛教时疫医院，院长为正道法师。改革开放以来，我国有多个省市的地方佛教协会及古刹名寺，先后创办了有益于社会的医药保健事业。如1980 年，青海塔尔寺创办了藏医医疗站；1987 年 5 月，福建省佛教协会在福州海潮寺主办福建省佛教中草药医院；1989 年，浙江省瑞安市佛教协会在岭岐宝坛寺设立施诊医疗室。但从目前的资料来看，这些佛教团体创办的医疗机构均为规模较小的诊（站）所，数量不多，影响也不大，而且诊疗方法也以中医为主，并没有真正意义上实施佛医诊疗。

1992 年 5 月，福建省率先成立了首家全民所有制的佛医研究机构——中国武夷佛教医药研究所，这标志着佛医事业上升到了官方认可的层面。该研究所成立之后，全力开展海峡两岸佛医学术交流，构建佛医理论与临床体系，主编了"中华佛医文化丛书"，并成功主办了 2 次国际佛医药学术大会，在海内外产生了积极的影响。

近年来，在国家政策的鼓励和支持下，国内开办了一些规模较大、流程科学、服务人性化、设备先进、医疗水平领先的佛与医结合的医疗机构。这些机构在形象上有别于一般肃穆古板的医院，在设计上追求"非医院化"，环境沉静、幽雅，能在无意间有效地缓解患者及其家属的压力。如 2018 年西安交通大学第一附属医院与大兴善寺合作开办的该院大兴善寺院区，主要为病人提供康复指导、心理疏导和临终关怀等服务。

此外，20 世纪中后期，西方医学界开始摒弃 17 世纪以来固守的身心二元论，进而拥抱东方文化中有关身心一体的哲学思维，并开展了身心医学、行为医学等新的医学研究。在这个新兴的研究潮流中，佛教的禅修，特别是超觉静坐、打禅及早期佛教的正念修行（或称内观修行）等，逐渐成为心理治疗及许多医学研究尤其是与减压相关的研究所关注的焦点。在美国、缅甸、锡兰等国家，四念处禅修开始复兴，禅修被当作应对生命中各种问题的方法，用来治疗多种身心疾病，如心脏病、溃疡、消化失调、高血压、气喘、长期偏头痛、心理疾病，甚至癌症等。

21 世纪，社会的医疗模式和健康观念都发生了很大的转变，追求身、心、灵的整体健康状态已成为社会各界的共识。当代的医疗模式和体制应从以医疗组织为中心的基本形式，逐渐过渡到以自我保健、自我调理为主体的形式；从注重体格的健康过渡到注重身、心、灵的协同健康；从注重个体的健康过渡到注重社会与环境的健康。佛医心质学主张寻因果、修心性、求涅槃、达自我、除烦恼，追求心灵的永恒，以超脱于生老病死的循环，其思想正顺应于 21 世纪健康医疗的大趋势。相信通过对佛教身心医学思想的进一步挖掘和研究，充分发挥佛医学心质疗法的优势特长，不仅可以使我国佛医事业繁荣发展，而且可以将我们的社会常态移向更大的明智与健康，为一切众生和我们的地球带来更大的利益。

第二章 佛医谈"心病"

第一节 心病的概念与范畴

心病，通常指心中之病。忧虑烦闷的心情、隐痛等郁结于心，难以释怀，终成一疾。从狭义的层面来讲，心病对应于现代心理学的心理疾病；从佛学深层面来说，正常人的贪、嗔、痴等无明烦恼也属于心病范畴。

随着现代社会压力的增大，心质类疾病所占比重越来越高，约占所有疾病的2/3，而单纯的躯体性疾病仅占1/3。焦虑症、抑郁症、失眠、神经官能症、精神分裂症，负面的情绪，偏颇的性格，以及语言、行为、心理的异常表现正困扰着人们的生活，癌症、心脑血管疾病等心身疾病也威胁着人们的健康。现代医学建构了非常精准、完善的身病研究和治疗系统，然而对于心质疾病却有着明显的疏漏，表现为认知上的局限性和分科太细、知识碎片化等诸多弊端。因而，深入研究探讨心质疾病，阐发其基本要义和深刻内涵，既是推动现代医学走向整合医学这一新发展趋势的重要力量，又为满足当今社会人们对身心灵整体健康的追求提供了可能性和必然性。

心质疾病具有相当丰富的总体内涵，各学科学者都从各自学科的角度对其进行过论述。

一、 中医心理学

中医学是一门注重整体观念、强调形神合一的学科，其基本理论中也始终贯穿着丰富的心身医学思想，其对于人体的心神形的认识也深具特色。中医心理学是20世纪80年代兴起的一门阐发中医学的心理思想的学科。经过不断的完善和调整，中医心理学当前已逐步具有了以"七论"为主体框架的基本理论体系。此"七论"，包括阐释个体心理与环境关系的"三才整体论"、说明生理与心理关系的"形神合一论"、强调人体生命活动最高主宰的"心主神明论"、分析感知觉过程中感官认知与心神关系的"心神认知论"、关于情志活动的内容及其与脏腑关系的"五脏情志论"、运用阴阳理论解释睡眠及梦境的"阴阳睡梦论"和探讨人格分型及其与体质关系的"人格体质论"。中医心理学研究的内容主要包括中医心理病机、心理诊断、心理治疗和心理卫生等。现将其对心病的部分研究成果介绍如下。

中医学对心病的定义包含了两个方面的内容。第一，精神、情志方面失调的病证，即神志病证，临床常见的有心悸、不寐、厥证、郁证、卑栗、脏躁、百合病、梅核气、健忘、癫狂、痫病、中风等。第二，情志因素引起的脏腑组织功能活动异常所致的形体病证，现代医学又称之为心身疾病。它涉及的范围较广，临床常见的有胸痹、哮喘、噎膈、呕吐、呃逆、泄泻、胃脘痛、腹痛、胁痛、积聚、臌胀、头痛、眩晕、消渴、遗精、月经病等。

中医心理学对心病的认识主要概括为以下几个方面。首先，情志是导致心理疾病发生的重要因素，"哀乐失时，殃咎必至""忧郁生疾"，人体的喜、怒、忧、思、恐五志太过都可为害而致病。情志内伤，既可引起神志方面的病证，也可引起形体方面的病证。同时，情志与疾病之间存在着特有的双向作用，即情志异常导致疾病，疾病可表现出异常的情志。其次，脏腑气血是情志活动的物质基础。中医学认为情志病的发病途径主要有二：其一，直接损伤相应脏腑，如《素问·举痛论》记载喜伤心、怒伤肝、忧伤肺、思伤脾、恐伤肾；其二，影响脏腑经络气机，如《素问·举痛论》记载怒则气上、喜则气缓、悲则气消、恐则气下、惊则气乱、思则气结。最后，导致情志异常的因素主要分内因和外因。外因主要指外界环境，包括政治、经济、工作、家庭等社会因素，以及气候、地理、饮食等自然环境。内因主要指个体的反应差异，由于个人的人格体质、意志勇怯、思想修养的差别及性格、年龄的不同，个体对情志的耐受性、敏感性等均有很大差异。

中医心理治疗继承了祖国医学的特色疗法（如以情胜情、劝说开导、移情易性、暗示解惑、顺情从欲、以习平惊、以意导引、澄心静志等意疗方法），将针灸方药运用到心神疾病的治疗当中，并介绍了中医心理护理、心理卫生在心理疾病防治过程中的重要作用。同时，中医心理治疗也主张借鉴现代心理疗法的几种重要治疗手段，如精神支持疗法、精神分析疗法、暗示催眠疗法、行为矫正疗法、生物反馈疗法及音乐治疗、游戏治疗、心理剧治疗等。

二、 现代心理学

现代心理学主要研究人的心理现象的一般规律和心理科学的基本原理。心病的概念，从狭义的层面来讲，对应于现代心理学的心理疾病。心理疾病，是内、外致病因素作用于人，造成脑功能障碍，从而破坏了人脑功能的完整性和个体与外部环境的统一性所致的。精神病是指严重的心理障碍疾病，基本症状是精神活动紊乱，导致认识、情感、意志、行为等方面的异常，以致使人不能维持正常精神生活，甚至做出危害自身和社会的行为。现代心理疾病在学术上大致可分为感觉障碍、知觉障碍、注意障碍、记忆障碍、思维障碍、情感障碍、意志障碍、行为障碍、意识障碍、智力障碍、人格障碍等。按照患者的年龄结构划分，现代心理疾病又可分为：①儿童常见的心理疾病，包括拔毛癖、多动症、习惯性尿裤、屎裤（儿童遗便症）、夜尿症、自闭症、精神发育迟滞、口吃、言语技能发育障碍、学习技能发育障碍、儿童抽动症、儿童退缩行为、阿斯佩格综合征、童年瓦解性障碍（婴儿痴呆）、雷特综合征、品行障碍、儿童选择性缄默、偏食、咬指甲、异食癖，以及一些具有儿童特点的儿童性别偏差（包括儿童异装癖）、儿童精神分裂症、儿童恐怖症、儿童情绪障碍（如焦虑症、抑郁症）等。②青少年常见心理疾病［如考试综合征、严格管束引发的反抗性焦虑症、恐怖症、学习逃避症、癔病（癔症）、强迫性神经症、师生恋（单相思）、恋爱挫折综合征］，以及大学生常见的心理障碍、网络综合征等。③成年人常见心理问题，包括工作适应疾病、职业性心理疾病以及性心理疾病（如花痴、露阴癖、窥阴癖、窥淫癖、异装癖、自恋癖、性厌恶、恋物癖、阳痿、早泄、过度手淫等）。④中老年人群常见心理疾病，如更年期精神病、更年期综合征、阿尔茨海默病、老年期谵妄、离退休综合征等。除此之外，按照疾病的性质和发生原因划分，心理疾病还包括了不良的习惯和嗜好（如偷窃癖、纵火狂、神经性呕吐、物质依赖、洁癖），以及神经症［如神经衰弱、焦虑症、疑病性神经症（疑病症）、癔病、强迫性神经症、恐怖性神经症、抑郁性神经症等］。

三、 中医心质学

中医心质学是以中国传统文化与中医基础理论为指导，研究人类心质特征、心质类型的生理及病理特点，分析心质疾病的产生与发展，运用心质分型指导疾病治疗、预防及养生的一门学科。中医心质学是一门新兴的学科，北京中医药大学李良松教授经过数十年的研究总结出了它的基本理论框架，并提出了著名的"九疗七明论"作为心质学临床治疗的核心指导。结合中国传统文化的哲学思想、佛学见性论、唯识论、中医心理学、灵性心理学等相关学科中关于心质学说的论述，中医心质学归纳了中国传统心质概念的公式：心质＝心理＋道德＋气质＋品格＋灵性。这一具有中国本土文化特色的心质学说，不仅囊括了西方心理学的内涵，还包括了对人道德层面、气质层面、品格层面和灵性层面的整体解析，将对人类精神的认知提升到灵性、悟性的层面。中医心质学从个人的内在心质出发，主要从心灵质、心意质、心识质三个维度探讨人类的心质特征，将人类的基本心质类型归纳为八类：阳光质、阴柔质、内敛质、外张质、敏感质、矛盾质、滞缓质和圆融质。同时，中医心质学在指导临床治疗方面又不脱离中医基础理论，它从阴阳学说出发，结合藏象、气血津液的基本理论以指导临床辨证论治及养生康复。

中医心质学说认为，心质疾病是指一个人由于其心质特征的长期存在，而出现思维、情感、行为等多方面的偏向性，最终发生的一系列生理及心理上的不适。心质疾病除包括现有的心理性疾病外，还包含介于正常人与患者之间的心质异常状况，如个体自觉不适而却无法查得异常的状态、个体某一性格特质的过度偏激状态、理解力的降低等。心质疾病的表现除了个人心质感觉上的不适外，亦包含个人生理上的病理化趋向性。

四、 佛医心质学

佛医学，简称佛医，是以古印度"医方明"为基础、佛学理论为指导，运用四大、三学等佛学体系，融合中国传统医药学的精粹，以悟证论治、调理心神、注重饮食为特征，以身、心、灵调理与诊治并重为特色，以启迪无上智慧、改善思想境界、开示药师法门、追求永恒真理为目标，最终使人达到身、心、灵的内外全面协调的一门学科。

佛医学认为，人的健康不仅是躯体的健康，而且是身、心、灵的整体健康。人真正的健康，要无病、无痛、无苦、无恼、无束缚、无染污、无迷失，无与别人相处的困难，亦无彼此的冲突与伤害，最终能达到一个圆满的境界。佛医学对身、心、灵整体健康的追求体现了佛教对精神世界的重视。佛教是心教，佛法即心法，因而佛学思想中也蕴含着丰富的心理学内容。从浩瀚的佛学经典中，我们可以看出，它对人类意识形态的分析和论证是极细致的，对精神和心理现象的体验是深刻的、关注范围是广阔的、思辨是细微的。佛教的五蕴皆空、寂灭烦恼、五情之欲、唯识八识、心之百法、心真如论、《心经》智慧、禅定观照、六根清净、十二因缘、六度彼岸、六道轮回、菩提开悟、五戒十戒、唯传一心、明心见性等，都包含着广泛的心质学思想。

佛教所称的身就是人的肉身，即色身，亦即有形质之身，它可以用以代指生命的存在。心的含义非常广泛，根据佛教的理念，"心"可作心法、心事，指远离对象仍具有思考（缘虑）之作用者。佛教中的心具体有三层含义：①指心王及心所法之总称，相当于五蕴中受、想、行、识四蕴；②指心王，属五位之一，相当于五蕴中的识蕴，指统一心之主体——六识或八识而言；③对于心、意、识三者，小乘"有部宗"等主张三者为同物之异名，然在大乘"唯识宗"中，心则指第八阿赖耶识，含有积集之义，乃诸法产生之根本体，故亦被称为集起心，即阿赖耶识蓄积种子而能生起现行之意。因此，心是身、心、灵整体健康的中轴。举《大方广佛华严经》七字释之，心观即心体、心相、心用、心果、心因、心功、心教七义。灵，倾向于指精神、意识、灵魂和灵性状态，它是一种微妙的不可言说的状态，比如人的禀赋、悟性、灵感等。灵性，并非指鬼神，但它包括前世因缘、以前的业障、冲突的冤家等，是跨越时间、空间的因果关系。

佛家讲心病的缘由为：横执我见，任性纵欲而已。由于烦恼的杂染，人的心灵、精神失调是患病的根本，身体各脏腑组织等失调是患病的枝叶，因此诊治疾病应当辨病论治、辨证论治相结合，从根本入手。佛教经典重视对心病的讲述，心病也是佛教医学关注和诊治的重点。如《四谛论》曰："心病者因邪妄起，谓忧烦等。此病亦有二种：一缘内境，名内门惑；二缘外为境，名外门惑。由名、因、处有差别故，品类多种。名差别者，谓贪、嗔、慢、痴、见、疑、谄曲、欺诳等。因差别者，谓净相、失相、有无等相为心病因。处差别者，谓色等六尘。如经说：色爱乃至法爱。"又如《大智度论》对心病的种类做了简要说明："种种内、外诸病，名为身病；淫欲、嗔恚、嫉妒、悭贪、忧愁、怖畏等种种烦恼，九十八结、五百缠、种种欲愿等，名为心病。"

灵性疾病是指由于某人的灵性受损、受干扰而表现出的一系列神志异常或失常，表现为言语及行为不自知、不自主或不自控，性格情绪异常的状态。灵性疾病的症状不一定出现在被确诊为精神或心理疾病的患者身上，其他疾病患者或者正常人也可出现灵性异常的状态。

佛医学认为，灵性疾病主要有因果方面的疾病、心理方面的疾病、精神方面的疾病、道德沦丧的疾病、修行方面的疾病、邪魔所致的疾病、恶业所致的疾病、智慧缺陷的疾病、信仰方面的疾病等。对于灵性疾病，通常可以通过患者的外在行为如语言、眼神、动作等的异常表现加以识别和判断。通常灵性受扰之人会出现以下现象：认为自己很伟大，常自以为是，自以为超于任何人，讲话常闭眼；眼珠转动、眼神怪异；有时自认为受佛、菩萨特别指示；思想无法集中、思绪混乱、心静不下来；情绪困扰严重，无法摆脱愤怒、怨恨等负面情绪，易怒、固执己见，乐观突然变悲观、节俭变挥霍；晚上不睡，白天睡觉，阴阳颠倒；无法安睡；没有胃口；经常梦见神佛指导；四肢会不自主抖动；易幻觉、幻听；常喃喃自语，言语无法自控，随意冲口而出；自觉身旁有无形的干扰；常忘记自己说过的话；气道阻塞严重；模仿心目中偶像的行为举止；喜欢批评别人修持；腹胀严重，无法排气；身体卒痛，百节酸痛等。这些表现和现象，可以作为判断灵性受扰受侵害、被外灵干扰的依据。

灵性疾病多由正气不足、心念不正、负面的心理、违背道德原则的行为、不恭敬神祇、无敬畏之心、乱自修行、伤害众生等损伤、干扰自己灵性所引起，与患者不良的起心动念有关。因此，如果我们能持戒护心，善护我们的心念，使心常安住在正知正念中，就可以保护自己的灵性和身体不致感召此类疾病而受到伤害。

第二节　佛医之心病因缘观

一、佛教病因说

依据《摩诃止观》对病因的论述，疾病的发生有以下几种因素：①四大不调；②饮食不节；③坐禅不节制；④鬼病；⑤魔病；⑥业病。《佛说佛医经》认为人罹患疾病主要有久坐不饭、食无贷、忧愁、疲极、嗔恚、淫佚、忍大便、忍小便、制上风、制下风 10 个原因。《大智度论》和《摩诃僧祇律》等佛教经典还记载了外在因缘引发疾病的病因观。外在的因缘，简单地说就是外来的致病因素，例如兵刃、刀器、杖棍、坠落或寒热等。

佛医学的病因观叙述了前世恶业报应的因果论和鬼魔发病的疾病观，这是它的奇特之处，它不是仅将对疾病的认识局限为此生此世，而是将其推及前世和其他空间众生，这种异度的时空观与现代中西医唯物主义的病理观有所差异。佛教论述的病因观十分强调心因性、精神性因素在发病中的主导作用。佛医学认为，疾病的原因与人身体的四大不调和人心的贪、嗔、痴三毒密切相关，而贪、嗔、痴三毒则是引发各种疾病的本质因素。《维摩诘经》曰："今我此病，皆从前世妄想颠倒诸烦恼生……何谓病本？谓有攀缘，从有攀缘，则为病本。何所攀缘？谓之三界。云何断攀缘？以无所得，若无所得，则无攀缘。何谓无所得？谓离二见。何谓二见？谓内见外见，是无所得。"对上文大概的理解是，我们现在的种种疾病都是过去的诸颠倒妄想和邪知邪见所造成的。众生执着我相，因而产生烦恼和疾病。一切疾病的根本原因是我们内心攀缘外境所产生的妄念，一切疾病都是我们过去的妄念所造成的。因此，对疾病总因的概括就是无明，无明是一切生死烦恼的根本。《菩萨璎珞本业经》曰："无明者，名不了一切法，迷法界而起三界业果。"业病、烦恼病都由无明而起。《摩诃止观》曰："无明心与法性合则有一切病相。"

二、心病之由，百一病恼

关于心病的由来，佛家一语道破之：横执我见，任性纵欲而已。若广论之，心病之因即四烦恼（我痴、我见、我憎、我爱）、三毒（贪欲、嗔恚、愚痴）、四倒（无常、常想；苦、乐想；无我、我想；不净、净想）等。由此而知，心病多由我执我见、我憎我爱、三毒四倒等烦恼起惑造业所致。略论之，曰惑、业苦流转不息；广论之，为十二因缘因果律，过去、现在、未来无始无终，这是人生恶性循环，亦即人生宇宙真谛。

佛学上的烦恼，从狭义来说，相当于现代心理学的负性情绪。它是一种否定的、粗糙的、原始的情绪，如人的憎恨、愤怒、忧愁、嫉妒、嗔恚、抑郁、苦恼、幽怨、厌恶、恐惧等。广义而言，佛学的烦恼远远大过一般烦恼的本义，不仅包括负面的情绪，还包括认知的缺陷、道德的低下、伦理的丧失、意志的薄弱、意向的偏执、欲望的过分、需要的偏失、人格的缺陷等。正所谓"贪、嗔、痴，曰染污，曰无明，皆烦恼之类"。

佛教对烦恼的分类有 6 种、20 种之说。谢蒙居士在《佛学大纲·佛教心理学》中指出烦恼有6种：一贪，二嗔，三慢，四无明，五疑，六不正见。言贪者，于有有具，染著为性，能障无贪，生苦为业；生苦者，谓由爱力取蕴生故。言嗔者，于苦苦具，憎恚为性，能障无嗔，不安隐生，恶行所依为业；不安者，心怀憎恚，多住苦故。言慢者，恃己于他，高举为性，能障不慢，生苦为业；生苦者，谓若有慢，于德有德，心不谦下，由此生死轮转无穷，受诸苦故。言无明者，于诸理事，迷暗为性，能障无痴，一切杂染所依为业；杂染所依者，由无明起痴邪贪等烦恼，随烦恼业，能招后生杂染法故。言疑者，于诸谛理，犹豫为性，能障不疑，善品为业；障善品者，以犹豫故，善不生也。言不正见者，即恶见，于诸谛理，颠倒推度，染慧为性，能障善见，招苦为业；盖恶见者，多受苦，故此见有五，谓身见、边见、邪见、见取、戒禁取也，此恶见合于前之贪、嗔、慢、无明、疑为六。至于将烦恼分为20种者，即一忿、二恨、三恼、四覆、五诳、六谄、七憍、八害、九嫉、十悭、十一无惭、十二无愧、十三不信、十四懈怠、十五放逸、十六惛沉、十七掉举、十八失念、十九不正知、二十散乱。

以上的贪、嗔、痴三烦恼又名本惑烦恼，本惑烦恼为一切烦恼的根本，可产生大、小随烦恼。随烦恼亦名随惑，是跟随根本烦恼而起的枝末烦恼，共有20种，计分3类，即小随烦恼10种、中随烦恼2种、大随烦恼8种。

小随烦恼10种如下。①忿，即对不顺自心之对境，引生气怒之情，而发为暴恶之行动。②恨，指对愤怒之事永远不忘，乃结怨之精神作用。③覆，即恐名誉将堕而隐藏自己之过恶，不发露悔过之行为或精神作用。④恼，指起嗔怒之心，追想过去之行事或现在不悦之事物，而心中懊恼之精神作用。⑤嫉，指对他人之善美等生起不悦之精神作用。⑥悭，《成实论》卷十"杂烦恼品"举出五悭，即住处悭、家悭、施悭、称赞悭、法悭，意指对住处、家宅、布施、称赞、法义等心存独占欲。此外，财悭、法悭，指吝于财物与教法而不愿施舍，称作二悭。⑦诳，即以种种手段迷惑他人之精神作用。⑧谄，即网取他意而无法如实显表自己之精神作用。亦指心曲不真，将自己本心隐藏而对他人却故意装出顺从之心理作用。⑨害，指欲损害他人之心。⑩憍，谓不对他人而仅对自己之种性、色力、财位、智才等有所染著，使心高举之精神作用，即对自己之长处产生傲慢自大之心理。此10种烦恼只局限于自身的作用，故名曰小随烦恼。

中随烦恼2种如下。①无惭，即对诸功德不崇敬，对有德之师长忌难不服，或对已过无羞耻心。②无愧，是对他人过失和社会物议不能反省策励的行为心理。无惭、无愧2种烦恼不仅能作用于自身，还能扩展到一切不善法上去，故名中随烦恼。

大随烦恼8种如下。①掉举，指心浮动不安之精神作用，为"惛沉"之对称。②惛沉，又作昏沉、惛、昏，指使身心沉迷、昏昧、沉郁、钝感、顽迷，而丧失进取、积极活动之精神作用。③不信，指内心污浊之精神作用。于四谛三宝等，未能忍许爱乐，自相浑浊，内心不澄净，称为不信。④懈怠，即懒惰之状态。除意谓不积极修善行之精神作用外，还有积极行恶之含义。⑤放逸，即放纵欲望而不精勤修习诸善之精神状态。⑥失念，指对于所缘境及诸善法不能明白记忆之精神作用。⑦散乱，即心于所缘之境流荡散乱之精神作用；亦即心若无一定，则起障碍正定的恶慧之作用。⑧不正知，指误解所观之境之精神作用。此8种烦恼涉及范围最大，不但涉及一切不善法，而且涉及有覆无记，故名大随烦恼。

无明烦恼是造成各种心病的根源，会阻碍智慧的发生，破坏人的心灵乃至身体的健康。因此，我们需要用一颗清净无染的本心去观照之，以勘破烦恼，去染转净，使我们的心灵复归于一种优质圆满的境界。

三、 百病由心造

佛医学思想以精神为中心，十分强调心因性、精神性因素在疾病中的作用。虽说佛医学认为四大不调、六道轮回、业障、三毒、烦恼数十种等因缘合集引起身病，但疾病之因以心为要，就是说百病由心造，四大不调为基本病机。《童蒙止观》说："由心识上缘，故令四大不调；若安心在下，四大自然调适，众病除矣。"《释迦如来应化录·维摩示疾》也分析道："现身有疾……为苦所恼，众病所集，是身如聚沫，不可撮摩；是身如泡，不得久立；是身如焰，从渴爱生；是身如芭蕉，中无有坚；是身如幻，从颠倒起；是身如梦，为虚妄见；是身如影，从业缘现；是身如响，属诸因缘；是身如浮云，须臾变灭；是身如电，念念不住；是身无主，为如地；是身无我，为如火；是身无寿，为如风；是身无人，为如水；是身不实，四大为家；是身为空，离我我所。"

心理与躯体的相互作用和相互影响存在着一种"心身共轭"的关系。我国科技部"十一五"国家科技支撑计划重点项目"亚健康状态的测量及诊断标准研究"，对全国8个省市的1.5万例对象进行了调查，内容涉及躯体、心理、社会等三大领域共15个方面。通过对数据进行"结构方程模型"处理发现，心理、躯体之间存在着明确的互动关系，且这种心身互动不是等同关系，其中心理对躯体的影响更为显著与强烈。统计结果提示，心理因素影响躯体领域的路径系数为 0.79，非常之高，而躯体领域影响心理因素的路径系数仅为 0.14，要小得多。社会因素对躯体的影响，常常并非直接作用，而是需要通过心理的"中介作用"，才能作用于躯体，其路径系数为 0.54，可见社会因素对躯体的影响也是比较强烈和明显的。"心身共轭"的关系很好地解释了某些生理心理疾病的发生原因。现代生理学认为，愤怒、忧愁、恐惧、悲伤、激动等心理反应会影响体内的生理变化，久而久之，造成不易被治愈的疾病，如精神疾病等。现代社会中心身疾病的发病比例越来越高，与人们生活节奏加快、压力加重、心理情绪负担增加等密切相关。心身疾病的范围也相当广泛，其可涉及心脑血管疾病、胃及十二指肠溃疡、胃神经官能症、慢性肝炎、慢性胆囊炎、支气管哮喘、糖尿病、类风湿性关节炎、原发性性功能障碍等，以及食管癌、胃癌等肿瘤内科心身疾病。

第三节　佛医视野下的心病治疗

西方主流心理学是一种倾向于科学主义的心理学，它以科学为基本价值取向，以实验主义、实证主义、个体主义为旨归，在研究方法、研究对象等方面存在着明显的偏执性和局限性。例如，西方心理学在研究过程中重方法而轻问题，主张和宣扬采用实证主义的研究方法（如实验室研究、量化研究、共同规律研究等），并将实证主义奉为绝对真理，对科学主义无法测量和研究的问题予以回避，忽视对现场研究、质化研究和特殊规律研究的探讨和整合。西方主流心理学的研究对象显得固定单一，它只重视研究对象的自然属性和可观察性，而忽视了个体所处的文化及社会历史背景，且缺乏对人的自身价值的关注。

此外，在心病的治疗方面，西方主流心理学提供了一套经典的治疗手段，如精神支持疗法、精神分析疗法、暗示催眠疗法、行为矫正疗法、生物反馈疗法等，但人们发现，这套体系在治疗实践中普遍存在不能根除疾病的现象。

佛医心质学的心身医学体系并非现代学科意义上的专门化的心理学，但其中所包含的多重内涵却诠释了心理疾病的形成、运作和实质，提供了"旁观"心病、"追溯"

病根等根治心理疾病的理论与方法。因此，现代心理学要扩大研究领域、丰富研究思路、多元化发展，离不开佛医哲学和宗教思维的指导。近现代西方主流心理学也认识和领悟到了佛教思想的益处，卡尔·荣格认为佛教"属于最高阶段的经验心理学"，并承认自己"从佛陀的玉语纶音中深得启发，获益良多"。由此可见，佛医心质学的心身医学思想可以为我们提供一套系统的心理学范式，以指导心病的治疗。佛医心质学注重心的功能与地位，探讨世俗心理之外的超越的心质境界，并且有着系统而新颖的研究和调控技术。从传统的四念住到近现代的内观禅，都直接针对人心问题来整合生命，它们不但对治疗心理疾病有着实际效果，还对应对现代人类精神危机、发掘意识的高级状态、实现生命的整合和超越有着积极、重要、独特的价值与影响。因此，我们认为佛医心质学是一门真正的具有整合意义和后现代意义特征的心理学。

下面我们从心病治疗的基本原理、基本方法、核心步骤等方面，对佛医心质学在心病治疗方面的作用和独特价值进行阐释和挖掘。

一、 心病治疗的基本原理

我们说，只有先认清问题，才能更好地解决问题。佛医学对心病的治疗实践也充分遵循了这一法则。佛医学治疗心病的方法实质上是以清净本性来观照生命，认清心理的结构、运作，勘破一切心病的根源。心病治疗的基本原理如下。

首先，以一颗清净无染的本性心来作为终极旁观者，透过起起伏伏的心念来认清意识的形成、运转，进而突破心理现象所设定的种种局限，认识和体证空性，显化和运用智慧。无染本性心是一种纯粹的、完美无瑕的、绝对清净的、圆满的、终极的"旁观性"智慧存在，《无碍解道》将其描述为"谓一切行之寂止，一切取之定弃，渴爱之灭尽、离欲、灭、涅槃。此是最上空"。此旁观者是一种永恒不变、超越妄想的生命的最完美境界，有了此清净、无染、圆满的观照者，便有了一切妄想执著之心是"心病"的基本判断标尺，也就有了解脱的最终标准和方向。

其次，要彻见一切心病皆是虚幻迷执，皆是人的本性迷失的实质。所谓心病，不过是无染本性对比下的虚幻执著，这种心病在本性面前是虚幻的，是大众的执持。心病之运作实际上就是自心对外界之思量、评价，如果不执著、评判外境，就可不受生死轮转之苦。只有回归到清净无染、自在圆融的本心状态，才能超越是非善恶评价的层面，使自心立于清净，不为所动。当空性被显化的时候，自然就不再受业力、烦恼的牵引和支配了。进一步说,当生命跳脱旧有模式,回归本真时,种种烦恼、心病不过是一个个虚假的幻相,始终不能撼动内在清净的生命本体。当生命回归本真时,生命中累累的负重,就能被瓦解、粉碎,而不再影响和支配我们的心理、行为。

最后,要彻见本心,实现本心的智慧起用——终极旁观者,认清心理疾病构成之虚妄,卸下顽固、腐化的心理重担。自我由经验、思维之固化形成,早就习惯用固定思维来界定、评价外物,并执假成真,根本无法意识到自身的局限。唯有深化对本心的认识、体证,发挥终极旁观者的觉知力量,才能从根源上摆脱业力的束缚,治疗心理疾病。

佛医学对心病的消解有别于现代心理学的做法,它跳出了用"问题心理"考察心理的固有模式,并起用人的清净无染本性心来旁观虚幻的心病,使人彻悟到空性之光是如实的、永恒的存在,而烦恼只是一种虚幻无常的现象,心病的实质乃烦恼无明心对清净光明心性本体的攀缘和荫覆。佛医学这种独特的视角和方法能够透视一切心理现象的本质并追溯其根源,从而为根治反复无常的心病提供可能。

二、 心病的对治法门

心病包含了累世的业因,从佛医心质学的角度来看,它不仅包含了心质的病理状态(即各种心理性疾病),还涉及一系列介于常人与患者之间的心质异常状况,如个体的负面的情绪、偏颇的性格、认知的缺陷、道德的低下、伦理的丧失、意志的薄弱、欲望的过分、人格的缺陷等众多不圆满的心质状态。因此,佛医在治疗心病时不仅仅局限于对疾病心质的纠偏,还必然对各种异常的不圆满心质状态进行优化和提升。佛医学有一套系统完整的治疗心病的方法。

《法句经》云:"一切行无常,依智观照时,则得厌离苦,此为清净道。一切行是苦,依智观照时,以得厌离苦,此为清净道。一切法无我,依智观照时,以得厌离苦,此为清净道。"佛教用观照的方法来体证空性的真实不虚,识见心理之虚妄与运作,从而达到治疗心理疾病的目的。我们之所以称心理是虚幻的,是因为人的意识存在着自身的局限性。佛经说,种种有情,各有各之业,为业之相续者,有业为胎藏,被缚于业,以业为所依。以业分别种种之有情,即有优、劣之性。人们因为业因各异,产生对世界迥异的看法,这就注定了我们会因形相而产生得失、苦乐之心,从而被局限、束缚在自我的意识世界中。这种由意识衍生的心理情绪不过是因缘而起的现象,本身就是无常、不定的。观照的基本原理就是认清这种意识的局限性和心理的虚幻性。观照的具体方法是，在观照的过程中对升起的心理情绪不认同、不评价，只是如实地观看它的发生以及"小我"如何说服、强化自我对情绪的认同，进而截断这种认同，不再"喂养"。当自我的这种心理驱动力消失后，我们对意识就有了内在的觉知，就能够意识到心理对自我的掌控，也就不会再从情绪、行为上给它存在的理由，来"喂养"、支撑这些老旧的心理情绪和反应模式，使烦恼及心理问题得到解决。

佛医学是以佛经为主导，以印度古代医学为背景发展起来的，传到中国后又吸收了一些中医学知识，形成了中国佛医学。从总体来说，佛医学认为"是身为灾，百一病恼"，一切的疾病问题都可以看作广义的精神问题，因此佛医十分强调精神治疗（或称心质治疗），这也是它的优势所在。历来的佛教著作中有许多与心病治疗相关的记载和论述。以狂病为例，《大智度论》云："狂者得正，云何为狂？答曰：先世作罪，破他坐禅，破坐禅舍，以诸咒术咒人令嗔斗诤淫欲，今世诸结使厚重。如婆罗门失其福田，其妇复死，即时狂发，裸形而走。又如翅舍伽侨昙比丘尼，本白衣时，七子皆死，大忧愁故，失心发狂。有人大嗔不能自制，成大痴狂。有愚痴人恶邪故，以灰涂身，拔发裸形，狂痴食粪。有人若风病、若热病，病重成狂。有人恶鬼所著，或有人痴饮雨水而狂。如是失心，如是种种，名为狂。得见佛故，狂即得正。"这里所说的狂病，与先世所造恶业有关，佛法的力量可使精神异常的患者恢复正常，这体现了佛教的一种信仰与皈依的治疗方法。《大智度论》还记述了破戒饮酒对灵性肉体所造成的障碍，云："酒会失去觉知之相，身心恶浊，智心动乱。惭愧已劫，失念而增嗔心，失观而毁宗教族。如是虽名为饮，实为死毒。不可嗔而嗔，不可笑而笑，不可哭而哭，不可打而打，不可语而语，与狂人无异，夺诸善功德，知愧者不饮。"这里强调了通过持戒修行来防治心病、对抗心魔。此外，颇有名的唐代无际大师在《心药方》中记载了"十味养心丸"，云："慈悲心一片，好肚肠一条，温柔半两，道理三分，信行要紧，中直一块，孝顺十分，老实一个，阴骘全用，方便不拘多少……"这也向我们提供了修善德、断恶业的修心养性的绝佳途径。佛教中有许多专门针对疾病治疗的书籍，有一些书籍便是讲述心质疾病治疗的。如《佛说观音救苦经》就被视为佛教的一部心疗专书。有人说，诵此经可得诸佛菩萨救度，离一切苦难病痛。此经所体现的也是一种信仰治疗。

不难看出，佛医学对心性问题的关注是非常显明的，佛医学中治疗心病的方式也是多种多样的。概括而言，佛医学中治疗心病的方法大体包括了佛教修行、瑜伽坐禅、正信佛教、禅定觉心、佛教气功、念术咒病等法门，其均具有独创性、系统性和广泛性，几乎涵盖所有临床心理学与中医心理学的现行主要方法，现简要制图如下（图60），以表述之。

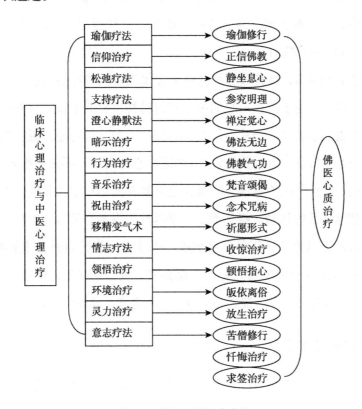

图60　佛医心质治疗方法

佛医就是通过以上众多方法来治疗复杂的心病的。通过选择某些形式的治疗方法，并进行反复不断的训练和修持，可以强化我们的觉知力和定力。例如，通过修习禅定，可以达到断灭心智、成就自性的了悟的境界，若长期不断地反复练习，就可立足此境永不退转。如是则我们的心常安住在空灵、自在的状态，一切因杂念、妄想而起的心病自然消逝。

第四节　佛医养生观——养心为要

佛教以解脱生死、觉悟成佛、弘法度生为首要目标，以慈悲思想为其普世价值观的展现，十分注重对众生生命的关爱与护养。佛教徒在日常修行的同时也致力于研究并掌握一定的养生之道，以帮助自己和他人解决身心健康和养生方面的问题，由此便逐渐形成了佛医学朴素深厚的养生文化。佛医学中所涉及的养生方式独特而又多样化，如医药养生、禅定（调神）养生、气功养生、饮食养生、德性养生、佛茶养生、佛乐养生、佛香养生、生活养生等。通过这些方法的修持和运用，可以实现对人的身心、德性及精神境界的修养和提升。

佛医学养生名目繁多，然其核心和特色主要体现在以"养心为要"的独特的养生观上。这一点同样也是基于佛教对心的关注和对精神世界的重视。佛教以心为决定众生苦乐沉浮的关键，强调"自治其心""自净其意"。如《法句经》说："莫贪莫好诤，亦莫嗜欲乐，思心不放逸，可以获大安。"佛医养心的内涵，不仅包括解决现实困扰，获得心灵慰藉的一般世俗化的意蕴，同时还上升到菩提心和空性见的高度，即包括获得超越时空、超越生死的智慧。概括而言，佛医养生以身心健康、灵性充盈、内外平衡为基本要求，以超越生死、获得涅槃解脱、成就无上菩提为最高境界和终极目标。具体来说，就是佛医养生要发四无量心，摒弃贪、嗔、痴三毒，修戒、定、慧三学，明四谛之理，知五蕴之法，立菩提之心，修八正真之道，证般若之觉悟等。

一、 佛医学的养生思想

佛医学的养生思想包含了佛医学的生命观、伦理观、自然观等层面的内容。佛医学的生命观是从生命本源来论述人的精神状态和身体状态与自然界及整个宇宙的整体关系。佛医学对生命的认识主要依据佛教的三世因果、缘起性空、四大、五蕴等学说。佛教所谈之生命，不仅指有形肉体的出生与死亡，还包含无形识神的存在。佛教将人的生命分成4个阶段：生有、本有、死有、中有。"有"，是指生命存有形式。所谓"生有"，是指受胎投生时刹那间的身心状态。所谓"本有"，是指从出生到濒死的全部过程。所谓"死有"，是指命终时刹那间的身心状态。所谓"中有"，又称"中阴"，是指从死后到再生之间的过渡识神。佛教认为生是值得喜悦的，但它也象征着痛苦的源头，因为在四大与五蕴合成肉体后，人就要不断地受到三毒的缠缚与八苦的煎熬，在不断变化的迁流中，经历起伏不断的人生历程。想要脱离生、老、病、死等种种人生的烦恼，就要了解这些烦恼的根源及其发展与变化，进一步去学习解决这些烦恼的正确方法。佛教强调生命到人间来，并非为了贪乐享受，而是要经由累世的修行，灭除生死之因，得闻佛法，进而证得诸行无常与诸法无我的生命境界。

佛医学养生的伦理，体现在"以病为师"的思想上。佛医学认为生病是最好的学习机会，人在生病的过程中能够知因识果，学习到正确的养生防病的知识及观念，更能在将来远离疾病的纠缠与苦恼。所以佛医讲"以病苦为师"，就能大彻大悟，彻悟到宇宙人生的真理。中国有句古话"人常想病，则尘心便减；人常想死，则道念自生"，讲的就是将疾病转为道用的道理。佛医学养生伦理还体现在要修学自利利他、广度有情的慈悲圆满的菩萨行上。在养生和治病等医事活动中，用慈悲的心去观照、爱护生病的众生，不仅以药物医治众生的身病，还以佛法医治众生心理上的疾病，使得众生的身心都能得到真正的解脱，如此自己也能成就最高的圆满佛果。

佛医学养生的自然观，主要体现在心净即佛土净的思想上。佛医学把心净视为佛土净的根本，《观无量寿经义疏》言："即佛土净，佛土者只由心，心垢故佛土垢，心净佛土净，百万品心故有百万品净土，佛心第一净故佛土第一净。"推而言之，就是说，心净则身安，一切疾病之起皆因迷失本心。心是身主，能一心修持三昧则众病自消，道心坚固，身体强健。

二、 佛医学的养生理论

佛医学养生的基本范畴和要诀可以概括为"五福"，这是佛医学养生的行为规范和指导原则，也是它所要实现的终极目标和境界。"五福"，从佛教的观点来解释，就是指长寿、富贵、康宁、好德、善终5种福德。只要具足这5种福德，就可以远离灾厄和疾病的痛苦，获得健康、长寿、幸福、美满的人生。要获得此圆满的人生，我们就要坚持不懈地修行和证悟。

佛教有一套系统而完整的养生理论，此理论可以为我们提供通往美满人生的借鉴和指导。佛医养生理论主要有以下几个方面。①具五缘，指按照持戒清净、衣食具足、闲居静处、息诸缘务、近善知识5种方法进行修行，以清净自心、养生修性。②呵五欲，呵除尘世间能蛊惑人心的财、色、名、食、睡五欲，以使意地清净自在、外尘不入。③弃五盖。五盖，指贪欲、嗔恚、睡眠、掉悔、疑。此五盖能盖覆人的自性清净心，因此要远离它以使内尘不起。④调五事，即调食令不饥不饱、调睡眠令不节不恣、调身令不缓不急、调息令不涩不滑、调心令不沉不浮。⑤要行五法，就是要具备5种方便法门：一是欲，"一切善法，欲为其本"，要"欲离世间一切妄想颠倒，欲得一切诸禅智慧法门"；二是精进，坚持禁戒，专行养生之正道而不懈怠；三是念，念想世间的物欲多是尘劳之源，念想健康、长寿、好德、善终是最难能可贵的福报；四是慧，用智慧比较疾病的苦与健康的乐，并远离疾病的伤害；五是一心，要一心分明，"明见世间可恶可患，善识定慧功德可尊可贵"，心如金刚而不被业障所阻。

佛医学认为病从业起，业由惑生。要使我们的身体和心念达到平静、自在、安详，就应该努力参究心性之理，提升自己的内在涵养和心质境界，化除自己错误的心念、观念，改变不良的行为习惯。

三、 佛医学的养生方式

佛医学的养生方式包括医药养生、禅定（调神）养生、气功养生、饮食养生、德性养生、佛茶养生、佛乐养生、佛香养生、生活养生等。

其中医药养生法包括药物、针灸、药香、洗浴、按摩、捏痛、灌肠、服水、火罐、嚼齿木等特色养生方法。佛典载论的药物达数千种，其中常用药物约 320 种。由于佛教戒律以不杀生为五戒之首，故佛教医药养生中使用的药物不含血肉有情之品，大多是草类、木类、矿物类药物。

禅定养生法又称调神养生，常用者有数息观、参话头、中道实相观等。数息观，即端身正坐以数呼吸的调神方法，这种方法可使心安定下来而杂念不起。心定了以后，就可以进一步用参话头的法门。所谓话头，就是说话之前那一念不生不灭的心。此心即人的本心本性，当中具足了如来的智慧德相。如能时时刻刻简单地提起一念，反照这"不生不灭"的地方，就能摒除心中的杂念，达到一念抵万念的作用，心中一切神通妙用也就自然现前。中道实相观，指不住苦乐两边，常行中道。一般普通人无一不在喜怒哀乐之中，无一不在明暗、动静、苦乐、祸福、得失、是非、善恶、美丑、欣厌、取舍等中过生活。常住中道就是要从两边的虚妄不实的梦境中超越出来，而安住在真善美实相的极乐世界之中。不起妄念，不落昏沉，不住无聊，不入无记等幻境，直上承当，即心是佛，全妄即真，了了分明，如如不动，常寂常照，行住坐卧不离当念，保持无念、无住、无相、无为的心性，即中道实相观。

佛医学的气功养生法有四念处观、易筋经等。四念处观，指 4 个安顿心念的处所，其要义为随缘如实地观察身受心法，即观身如身、观受如受、观心如心、观法如法，见身受心法本来无生。易筋经，顾名思义就是通过活动肌肉筋骨使全身经络气血畅通，从而增进健康、祛病延年的一种传统的养生方法。此法中的动作都是由各种劳动姿势演化而成的。活动要求意念、呼吸、动作紧密结合，摒除杂念，通过意识的专注，达到舒张、收缩适中。易筋经有十二式：一曰捣杵舂粮，二曰扁担挑粮，三曰扬风净粮，四曰换肩扛粮，五曰推袋垛粮，六曰牵牛拉粮，七曰背牵运粮，八曰盘箩卸粮，九曰围坑囤粮，十曰仆地护粮，十一曰屈体捡粮，十二曰弓身收粮。

另外，佛医学强调素食、少食、清淡饮食的饮食观，要求在生活上静身常动、劳逸结合，避免心劳和房劳等。以上都是值得提倡的养生方式。《大乘义章》还提出不净观、慈悲观、因缘观、数息观、念佛观、空观 6 种修心炼性的法门。从广义上来看，佛教的修行体系从皈依发心到戒、定、慧三学，三十七道品，大乘菩萨行六度等，均可锻炼人心，均是行之有效的养生理法。

第三章　心质与心性

第一节　佛性、心性的含义及特征

佛教哲学中有关心性、佛性内涵的论释较多。《唯识述记一本》曰："性者，体也。"《华严经探玄记》曰："性是因义。"《大乘义章》卷一曰："性者，释有四义。一者种子因本之义……二体义名性……三不改名性……四性别为性。"《大智度论》卷三十一曰："性名自有，不待因缘。"《黄檗山断际禅师传心法要》曰："诸佛菩萨与一切蠢动含灵，同此大涅槃性，性即是心，心即是佛，佛即是法。"又《黄檗山断际禅师宛陵录》曰："天真自性，本无迷悟。尽十方虚空界，元来是我一心体。"《禅源诸诠集都序》卷下曰："良由此宗（禅宗）所说本性，不但空寂，而自然常知，故应目为心也。"

由上可知，佛教认为，性主要有体、因、不改和性别4种义。其中，体之义在佛教中最为常用。性释为体，指本来具有的不发生变化的本性、实体。如《黄檗山断际禅师传心法要》中的"性即是心"，就是言性是心的本性、实体。佛教讲的法性、佛性等也都是实体、本性的意思。法性或佛性是天下万物或众生具有的本性，它不改不变，因为有它，万物或众生才都有成佛的可能，因此性的其他义实际上都与体之义有关。

一、佛性

佛性是一切众生成佛的根据。《实用佛学辞典》释佛性云："佛者，觉悟也，一切众生皆有觉悟之性，名为佛性。性者，不改之义也，通因果而不改自体是云性，如来之因，来之果，来之性不改。"该书将佛性归为3种相互关联之义，即体、因和果。《大般涅槃经》卷二十七"师子吼菩萨品第十一之一"说："佛性者有因，有因因；有果，有果果。有因者即十二因缘，因因者即是智慧。有果者即是阿耨多罗三藐三菩提，果果者即是无上大般涅槃。"该书将佛性归为4种相互关联的义，即因、智慧、阿耨多罗三藐三菩提和无上大般涅槃，而实际上阿耨多罗三藐三菩提和无上大般涅槃都是果。所以，佛性主要有以下4个相互关联之义。一是佛的法性，就是佛的本性、本体。如《佛性论》言"佛性者，即是人法二空所显真如"，"真如"即遍布于宇宙万物的真实本体，所以佛性就是通过万物实相空性所显的本体。二是成佛的因性，即成佛的种因或因缘要素，有十二因缘。三是佛的智慧，如《大般涅槃经》卷六"如来性品第四之三"说"广说众生悉有佛性，善知如来所有法藏"，虽有成佛种因，但需要佛的智慧来观照才能成就佛果。四是佛的境界，如《大般涅槃经》卷五"如来性品第四之二"言"佛性者即真解脱，真解脱者即是如来"，"真解脱"就是成就了佛果，达到了涅槃的境界，佛性与"真解脱""如来"都是同一的。

对于佛性，大乘佛教的争论点主要有佛性之有无，佛性是本有还是始有，佛性是净还是染，或是亦净亦染等。对于佛性之有无问题的认识，佛教的主流依据是《大般涅槃经》和《大乘起信论》。它认为，不仅"众生悉有佛性"，诸如草木、瓦砾等也都有佛性，甚至一阐提也具有佛性。印度佛教针对人的根性差异，提出五性各别说。所谓五性各别，是指如来种性、独觉种性、声闻种性、不定种性和无种性5种根性的分别。如来种性，指能观照人、法二空，获得大圆镜智、平等性智、妙观察智和成所作智这4种佛陀才具有的智慧，是人成佛的潜能，也称无漏种子。独觉种性，也称缘觉种性，指修习了佛教基本教义之后，通过自我思考和体悟来达到开悟的可能。独觉，指自我解脱、个人升华的潜能。声闻种性，指闻佛声教而得觉悟，是修习佛法、观照人心、获取智慧的潜能。不定种性，也称三乘不定性，具有声闻、独觉、菩萨三乘的无漏种子，但又修行不定，没有三乘的确定类别，对于要达到的果位亦不确定。无种性，即无有出世功德种性，简称无性。此种性无善根种子，不具三乘无漏种子，不信佛法，不受化度，不断烦恼、所知二障，不求解脱，甘溺生死轮回，虽能修习世间的善业，证得人或天的有漏果报，但永远不能成佛，故名无种性，也名一阐提，或人天乘性。五性各别说强调和区分了人与人在外在行为表现上的差异，但从本体而言，不管是圆满的如来种性，还是后4种不圆满的种性，都是平等的，没有差别。正如《杂阿含经》所言："四种姓者，皆悉平等，无有胜如差别之异。"

对于佛性是本有还是始有，佛教主流认为佛性是种因，是遍布于宇宙万物的真实本体，所以佛性是本有，而不是通过后天修行才有的。

对于佛性是染还是净的问题，中国佛教主流认为佛性本净，如禅宗的"自性清净"就是对佛性染净的一致认识。所谓自性清净，就是佛性本性清净、空寂，不为尘染。禅宗南宗慧能偈曰："菩提本无树，明镜亦非台。佛性常清净，何处有尘埃。"这里讲所谓"台""树"和"染"都是妄念，去除妄念则既无"树"和"台"，也无"染"。慧能又以云雾和日月星辰为喻，说："一切法尽在自性，自性常清净，日月常明。只为云覆盖，上明下暗，不能了见日月星辰，忽遇慧风吹散，卷尽云雾，万象森罗，一时皆现。世人性净，犹如清天。慧如日，智如月，智慧常明。于外著境，妄念浮云盖覆，自性不能明故，遇善知识，开真正法，吹却迷妄，内外明彻，于自性中万法皆见。"他还教人以"无念为宗，无相为体，无住为本"清净自心。另外，唯识宗、地论师、天台宗等则认为佛性具有染、净二性，如天台宗题名为"南岳思大禅师"的《大乘止观法门》依据《大乘起信论》说"众生、诸佛，悉具染、净二性"，智顗大师说"性之善恶，但是善恶之法门，性不可改，历三世无谁能毁，复不可断坏"。

二、 心性

佛教的心性思想主要体现在性寂说和性觉说两个方面。印度佛教尤其是大乘佛教的性寂说主要体现在如来藏、佛性、菩提心等概念中。性寂说在于解脱。何为解脱？《佛光大辞典》释云："广义言之，摆脱世俗任何束缚，于宗教精神上感到自由，均可以称之。"佛教认为人生痛苦的原因在于个体心中的贪欲与无知，东晋慧远大师说："夫因缘之所感，变化之所生，岂不由其道哉？无明为惑网之渊，贪爱为众累之府，二理俱游，冥为神用，吉凶悔吝，唯此之动。无明掩其照，故情想凝滞于外物；贪爱流其性，故四大结而成形。"无明即无知，贪爱即贪欲。无明与贪爱就是人生烦恼、迷惑和痛苦的根源。性寂说认为众生存在清静本性，正所谓"心性本净，客尘随烦恼之所染，说为不净"。如此，只有通过克服内心的贪欲与无知，在内心深处生发保持清静的愿力，在认清贪、嗔、痴三毒为干扰清静根源的基础上，方可挥慧剑斩群魔，从根本上消除一切可能染污本性的因缘，从而达到超越自我、获得幸福与解脱的目的。

性觉说在于智慧。相较于性寂说注重消除烦恼和痛苦，性觉说则重视智慧的开发。《大乘起信论》曰："所言觉义者，谓心体离念。离念相者，等虚空界，无所不遍，法界一相，即是如来平等法身。依此法身，说名本觉。"这里的"本觉"，指众生离念的、觉悟的清净本性，具有觉知真如智慧的功能和作用。本觉能朗照心体，觉知和认识一切境，包括客观事物——外境、主观的精神和本净的心体本身，正所谓显境知心。心性能显现万有的形象。"于自心体随相轮回涅槃种种不同之相，即于显时，刹那体性悉皆圆满，故名'大圆满'。"也就是说，心性所显现的不是一物或几物，而是宇宙间的一切物，即不管是一切染之物还是一切净之物（染净、轮涅诸相），统统都在心性显现的范畴，这就叫作心量周遍或无碍明现。这是一种彻底的可知论，并且这种可知性是离言绝思的。所谓离言绝思，是指光明朗现一切境是非名言的，既非用感性认识来进行认识，也非用概念、判断、推理的理性认识形式来进行认识，它是非名言的直觉，所以叫觉知，又叫作显现。这与《大乘起信论》以镜喻觉的"如实空镜"有着相似的内涵。佛教的性觉说是建立在自性清净本性的基础之上的，它引导人们认识自我，远离烦恼垢染，开发内心智慧，成就崇高的人格。佛本是觉者，一觉破万迷。觉如同阳光，能够破除种种思想的迷雾。觉者秉持"缘起性空"之念，不执著于一切幻境，认为名利地位、爱恨情仇都会使心灵蒙尘，一切万有都是空无的、暂时的，只有佛性才是永存的。因此，只有因觉成佛，才能得大自在和大解脱。所以说"心体离念"即觉者，内心要远离一切颠倒妄想，不为外相所执、所迷。

综上所述，佛教的心性论包含了相当丰富的内涵，如智慧与烦恼、顿悟与渐悟、世与出世、佛与众生、生死与涅槃、染净与善恶、精进与意志等，涉及心质各个层面的内容。从佛教哲学和心质学的角度来概括，佛教心性论的特点大致有性善、性真、性平等和性超越。虽然这种概括可能缺乏一定的深度、准确性和全面性，但它对于我们了解和认识自我却大有助益。人类历史上，对人性之善恶的认识一直争论不休，其中主张性恶的从一种功利、适应、非理性的角度，强调社会教化（如荀子的"化性起伪"）对人格的作用；主张性善的从一种超越、创造、积极的角度，强调先天本性与后天环境的关系。佛教主张性善，认为"一切众生，悉有佛性"，人的本性不仅是善，而且是最高的善。人生来便具足一切的功德，本性完美无缺，这是佛教对人性最基本的看法。因此，只要我们向内看、向着自己的本心去看，调适自己的心理，降伏自己的烦恼和无明，便能达到身心泰然自若的状态。性真，是说心真实不虚，本来存在，是自然、真实、永恒的，非自生也非他生，即所谓的"性具实相论"。《大乘起信论》认为，人生来便具有真如之心，这种真心是真实不虚、如如不动的万物本体，也是人心理现象生起的根本依据。佛教讲一心开二门，二门即心真如门和心生灭门，是恒住真如本体还是堕于生灭轮回取决于个人的修行。性平等是佛教中关于心性问题的一个特色内容，人人生而平等，没有佛陀、菩萨、阿罗汉、众生之分，更没有阶级、贵贱、高低之分。众生心中本有佛性，佛从众生中来，而佛、菩萨、阿罗汉等不同于众生，是后天修行和作为的结果。佛说大千世界中有无数个未来之佛，就是说人人都有成佛的可能。这种观点不仅体现了阶级平等、地位平等，更体现了一种精神平等、心性平等的思想。性超越是一种与世俗相对的，对小我与经验的超越，从而获得心灵的成长和精神的提升。佛教认为人的心性的意义在于超越世俗功利、烦恼与无明，从而达到体认本我真我，清净无为、澄明自在的最高人生状态。

第二节　性空观的发展

佛教以佛性为本体，而佛性的本质是永恒清净，清净即空寂。《坛经》云："本源空寂，离却邪见。"也就是说，空是佛教人生修养的最高境界，也是成佛的象征。性空观是佛教的传统思想，其发展大致经历了原始佛教性空观、部派佛教时期"阿毗达磨论典"的性空观、大乘佛教的性空观3个阶段。其中，大乘佛教的性空思想一直处于不断的革新中，又可分为早期大乘佛教般若学性空观、龙树的中道空观、中国佛教的性空观3个阶段。

原始佛教认为宇宙间万物都是因缘和合而生，缘灭则万物离散，世间没有永恒的存在。因为注重因缘，所以这种性空观被称为缘起性空观。"阿毗达磨论典"是部派佛教时期上座部特别是说一切有部学者综合、诠释佛法的作品。"阿毗达磨论典"的性空观是把事物分解为各种要素加以分析，并以此否定其实体性，故有人称"阿毗达磨论典"的性空观为析空观。以上两者都是小乘佛教的性空观，虽然它们主张空，但它们主张的空却不是彻底的空，仅仅是人无我。因此，这两种性空观只不过是佛教本空思想的萌芽。

在小乘佛教性空观的基础上，早期大乘佛教的般若学对佛教性空观做了进一步发展。般若学不仅继承了小乘佛教的人无我，而且进一步倡导法无我、一切皆空的思想。如《大品般若经》提出了否定一切的十八空，即内空、外空、内外空、空空、大空、第一义空、有为空、无为空、毕竟空、无始空、散空、性空、自相空、诸法空、不可得空、无法空、有法空、无法有法空。其他地方不仅明确提出五蕴、十二处、十八界、十二因缘等皆空，甚至说佛、佛法等也空。这样，宇宙的一切物质现象和精神现象都是空，体认空就真正达到了觉悟解脱，空已经成为佛教所追求的至高精神境界。

般若学的空观思想是在继承了小乘佛教的缘起论的基础上提出的，认为世间任何的生灭现象及体现生灭现象的主体都与因缘有关，在本质上都是由因缘造成的，是无自性的。凡属于因缘所生法，都是有，但此有离不开因缘，所以是假有，它如梦如幻、虚妄不实，是空无，故般若学称之"假有性空"。"假有性空"是般若学的基本思想。般若学不仅对假有进行否定，还对空加以否定。上面十八空中的空空及《大品般若经》强调的非有、非非有等将空也否定了。从此可以看出般若学空观思想的彻底性。

龙树的中道空观哲学将般若学的空观思想进一步发挥，并在般若学说二谛和不二法门的基础上提出了既不落于假与空两端又不离假与空两端的中道思想。《中论》开首就说："不生亦不灭，不常亦不断，不一亦不异，不来亦不出。能说是因缘，善灭诸戏论，我稽首礼佛，诸说中第一。"这里提出了八个"不"，这"八不"表明了观察问题和修行的方法原则，即不著二边。不著二边，就是什么都可以否定，什么也都可以肯定，而实际上却是什么也不肯定，什么也不否定。按照不著二边的原则观察问题就叫中观，按照不著二边的原则修行就是中道。般若学代表了早期大乘佛教的空观思想，龙树的中道空观哲学是对般若学的发展，二者虽然空得非常彻底，但却都否认事物自性的存在，主张无自性。如龙树菩萨《十二门论》说："众缘所生法，是即无自性，若无自性者，云何有是法？"如前所说，自性就是法性、佛性，是成佛的内因和可能性，否认自性也就等于否定了成佛的可能性，这就与佛教成佛这一最高修行目标相矛盾了。

这一矛盾在中国佛教中得到了解决。中国佛教的性空观融合了般若学和涅槃学的相关思想。般若学说主要阐明空的思想，涅槃学说则对佛性的思想多有论及，特别是《大般涅槃经》"一切众生，悉有佛性"的口号一出，立即引起一场有关佛性的讨论，讨论的结果是不仅承认"一切众生，悉有佛性"，而且承认"无情有性"。般若学的空观思想和涅槃学的佛性思想融合的结果，则是中国佛教一方面将佛性作为本体，认为佛性是自性，是成佛的内在依据，是有，另一方面认为佛性的性质是空寂，即所谓自性清净。如果从心性的空寂与觉性的角度来看，心性之空并不是绝对的虚无的顽空，而是空而有，这个有就是本觉。本觉之有不是假有，而是清净心性之体的固有属性，亦不具有本体论上实体之意。换句话说，本觉之有不是宇宙万有的本质，它仅仅是本净心性的一种属性——觉知或灵知。由此可概括地表述为：心性本空，但它的空明之妙用能显现一切相，所以其性相不空。这样，空与有就被统一起来，不再是对立的。如果说般若学空观思想破相显真，强调实相而无相，落脚于真空，那么佛性论则直显真性，强调无相而实相，落脚于妙有。般若学注重空掉假有，佛性注重论述真有。如果说般若学理论是破执有，明无常无我（小我），那么涅槃佛性理论则是破执无，示真常真我（大我），以确立成佛的根据和信念。大乘空、有二宗，各有所用，最终都为佛教所倡导的解脱服务。可以说天台宗的"三谛圆融"、华严宗的"理事圆融"、禅宗的"理事不二"之说等都可以作为空与有统一的代表。

第三节　佛教各宗派心性观

佛教各派对心性基本范畴的认识，各有侧重，但其认识都建立在对精神实体的讨论上。

一、天台宗

天台宗，又称法华宗，陈隋年间由智顗大师创于天台山。其心性论主要建立在"一心三观""圆融三谛"的基础上。天台宗根据《妙法莲华经》阐明诸法实相（万有即实相）的道理，采用《中论》所说的空相、假名、中道三事相即之意，建立了空、假、中三谛圆融，并止观双运（坐禅与读书求知并重）的认识和修行方法。它认为一切法具条件而产生，缘生故不会有生之自体，乃空（真谛）；诸法虽空，却有显现的相，这称为假（俗谛）；而这些都超不出法性，不须造作，森然具备，当处即真，所以为中。空、假、中同时存在，互不妨碍，各有别用而无次第，三谛一体，所以叫"圆融三谛"。天台宗认为世界的本源在心，否认外界客观事物的存在，认为一切皆空门。天台宗认为，一空一切空，假中皆空；一假一切假，空中皆假；一中一切中，空中皆中，此乃"三一无碍"。并举例说，明镜之光明即空、镜像即假、镜体即中，这成为佛教认识论上的至理妙言。

天台宗提倡止观，说止观是入涅槃之要门。止即定，观即慧，定、慧双修，可以见佛性、入涅槃（心理倾向性与需要）。修止的方法是把心系在鼻端或脐间（脐下一寸名丹田）等处，使粗乱的心静止下来（心理状态）。如果心不能静，则用观的方法。人静坐息心，无思无虑，入半睡眠状态（入定），但又不是完全熟睡（痴定），心中仍有观慧。

天台宗智顗大师以空有一如、空有一体圆融直观的中道方法观察心性，提出了影响极广的性具说。在他看来，从十如是（即事物的性、相、体、力、作、因、缘、果、报、本末究竟等十种性质或关系）、十法界〔即轮回六道和佛教四圣（声闻、缘觉、菩萨、佛）〕和三世间（五阴世间、有情世间、器世间）的角度进行观察和分类，世界有"三千"差别。"夫一心具十法界，一法界又具十法界、百法界；一界具三十种世间，百法界即具三千种世间。此三千在一念心。若无心而已，介尔有心，即具三千。亦不言一心在前，一切法在后；亦不言一切法在前，一心在后。"（《摩诃止观》）这三千差别是自然本有的存在，不是谁的创作，也无人能够消灭。三千差别世界虽然纷然杂陈，但一念具备，故称"一念三千"。"一念三千"是用来说明世界本体的。世间、出世间一切法各有自性，互相依赖，互相渗透，形成一个全体，不生不灭，遍存于人的一切心念之中。现实世界和人生之所以千差万别，是因为众生所作业不同，使本具的"三千"有隐有显，呈现的果报有了差别。这种本有的"三千"，也就是实相，或曰法性，"法性一心"本有"三千"，叫作"性具"。智顗大师所说"观念念心，无非法性、实相"，就含有这个意思。由此可以看出，天台宗既没有以心性去统摄法性，也没有以法性统摄心性，心性、法性是本来如此、本来统一的，是主客观融会无碍的。所以，在天台宗心性尚没有被赋予万法缘起之本体的地位，在此意义上也可以说天台宗是无本体论的。

"一念三千"说肯定了心性具足一切，善恶也当是心性本具，这一思想随后发展成了"性具善恶"之说。《观音玄义》曰："问：缘了既有性德善，亦有性德恶否？答：具。问：阐提与佛，断何等善恶？答：阐提断修善尽，但性善在；佛断修恶尽，但性恶在。"也就是说，众生与佛既同具染、净二性，又同具善、恶二性。一阐提人虽断修善，但仍具性善；佛虽断修恶，但本具性恶。在性具上，众生与佛是全面平等的。性具善恶乃智顗大师之独创，从性具善恶入手，则"一念三千"就更容易理解了，所谓"只一具字，弥显今宗"。天台宗中兴名僧湛然进一步推进了性具说，主张性具有各具和互具二义，各具谓随举一法，无不具足"三千"；互具谓"三千"诸法从本以来互具互摄，圆融无碍。不仅心具"三千"，而且色具"三千"，妄具"三千"，无有一法不圆具一切法。正是从这种万法本然圆具的思想出发，湛然主张佛性也是遍有的，有情无情皆有佛性。天台宗在与具说基础上，进一步推论真妄、净染、善恶、明与无明是一而二、二而一的，所谓"一色一香，无蜚中道""贪欲即是道"就是从体上不二、万法互具而言的。

二、 唯识宗

唯识宗，由唐代玄奘、窥基等人创立，主张"万法唯识"，故名。它认为用唯识观（观察方法唯有识所变现）的方法，可以洞察三相，达到转染（识）成净（智）而成佛的目的。依据《解深密经》和《瑜伽师地论》等，它又主张用三相，即依他起相（万法皆依他种种因缘而起）、遍计所执相（凡夫普遍妄计所迷执为有）和圆成实相（圆满成就的真实体相），来解释宇宙万有的性相，故又称法相宗。

法相，是对形形色色的物质现象和精神现象的总称，故又有万法之说。《成唯识论述记》说："唯谓简别，遮无外境；识谓能了，诠有内心。识体即唯，持业释也。识性识相，皆不离心。心所心王，以识为主。归心泯相，总言唯识。唯遮境有，执有者丧其真；识简心空，滞空者乖其实。"就是说，世界上没有真实的客观外物存在，一切外物现象都是由意识所派生的；主观意识方面，能起认识、了别作用的也不是眼、耳、心等生理器官，而是纯粹的精神作用，即所谓的识。这是他们进行烦琐抽象分析的出发点和结论——万法唯识。

在认知过程方面，唯识宗论述最细致、最深入的八识可为代表。唯识宗在感知觉的眼、耳、鼻、舌、身、意六识的基础上，增加了末那识和阿赖耶识，合称"八识"。前五识各以外界的色、声、香、味、触为对象，相当于感觉；第六识以整个事物为对象，相当于知觉。但是它们并不像现代心理学那样，把客观事物看成感知的源泉，而认为前五识是第六识所产生的。第六识是自我意识，其产生根源是第七识。第七识又必须根据第八识才能成为永恒的自我。阿赖耶识是藏识的意思，一切意识活动都是由这个永恒的精神本体产生的。一切的外物和现象，并不是其本来的样子（自相），而是依存于人的主观经验的，是变相。人的经验，又依存于第八识。一切活动构成新的经验又保存到第八识之中。积累的经验就是"种子"，经验所显现的现象就是"现行"，二者互为因果。实质上，第八识阿赖耶识就是变相的不死的灵魂。

唯识宗认为，人们不能解脱是因为执于颠倒妄想，而这种不正确的认识根源于阿赖耶识有染。心性本净，客尘所染，阿赖耶识自性清净但被污染，所以阿赖耶识又好像是种子库，既有本具的净种子，也有后来的染种子，二者共处一处，互相熏习。有净，所以人们本有正因佛性可以得解脱；有染，所以人们有无明颠倒，故需努力修习，由染转净。阿赖耶识化尽污染得到纯净，也就断尽烦恼无明及各种习气，这是第一类转依。一旦心识由染转净，那么就离开实我执、实法执等各种分别执著，转而自觉按世界本来的样子（如性、真如、如如）去理解世界，由此实行由迷转悟，这是第二类转依。这二类转依又互为因果。唯识学通过这种摄境归心破除对外境实有之执著和对自我实有之执著，从而驱除常人对身外之物的贪恋。只有不仅观万法唯识，而且观心识亦空，即超越八识，"转识成智"，才能渐臻佛果。

另外，还需要指出的是，唯识宗把人的意识分为两部分：一部分是能认识（能"了别"）的主体，叫作"见分"；另一部分是所认识（所"了别"）的有形相的外境，叫作"相分"。可见唯识宗是把心与性（理）分开看待的，心就是心识，是具体之心有染有净，而性是心之本性，是真如实相。唯识宗的法由心生，万法唯识强调了心性是永恒的绝对存在的本体地位，但并没有很好地解决心性自身的统一问题。这与天台宗、华严宗、禅宗把心与性（理）等同归一的观念存在根本的分歧，更与后来华严宗、禅宗的本心、真心说殊趣。

三、 华严宗

华严宗，由唐代高僧法藏所创，以宣传《华严经》立宗。心性论是围绕"法界缘起"这一中心思想展开的。所谓"法界"，为总相（共性、一般）和诸法之因，具体指一切众生本有的无二真心或如来藏自性清净心。华严宗以一真法界为世界的起源。如来藏随缘（起念）引生阿赖耶识，从而生起世界万有，善恶染净。因此，这一真心就是法界作为诸法之因的心体，它贯彻于一切事物和一切行为中，成为个别现象的共同本质，被称为心性或法性，所以法界缘起又叫性起缘起。华严宗认为万境缘起出自法界，法界归于一心，这就形成了华严宗"万法唯心"的观点。《华严经义海百门》认为："尘是心缘，心为尘因。因缘和合，幻相方生。"这是说，尘世的外界事物只是为主观认识的对象而存在（"缘"），主观认识（"心"）才是客观事物的基础（"因"），主观认识的对象和主观认识的作用发生关系（"因缘和合"），才会产生世界（"幻相"）。这里的"心"即心性、心体，是自性清净心，是纯善至净的圆明本觉真心。此心"在圣体而不增,处凡身而不减,虽有隐显之殊,而无差别之异"(法藏大师《修华严奥旨妄尽还源观》)。因此,华严宗的法界缘起乃净心缘起。按净心缘起的观点,华严宗认为一切诸法是自性清净心的现起,那么一切众生本来无不具足如来智慧,故众生本来是佛,一真法界本来如如。众生只不过因贪而迷,而有虚妄外境,众生只要离妄还源,转迷成悟,就可成佛。众生与佛一体不二,外境唯是一真法界之显现。另外,华严宗把代表世界本体和事物本质的如来藏概括为理,把代表现象世界个别事物的阿赖耶识概括为事,并通过十玄无碍、六相圆融阐述理为性、事为相的认识观,从这两个方面观察宇宙万物的互融、互具和互相为缘。这种互相摄入、重重无碍之所以可能,也正是因为性起缘起。

四、 禅宗

禅宗为达摩、弘忍、慧能等人所创,在中国影响最大。禅宗以专修禅定为主,后分为南、北二宗,分别有顿悟与渐悟的认识方法。禅宗强调"诸佛心第一"。达摩祖师在其《悟性论》中主张"直指人心,见性成佛",这是禅宗心性论的基本理论。也就是说,禅宗把成佛解脱的根本放在心性上,"深信含生,同一真性,但为客尘妄覆,不能显了"。此主张肯定了众生均本有真性(佛性),只要舍妄归真,便可成就涅槃。众生在"本性是佛"上都是一样的。《六祖坛经》对四乘说进行了解释,曰:"见闻读诵是小乘,悟法解义是中乘,依法修行是大乘,万法尽通,万法俱备,一切无杂,且离法相,作无所得,是最上乘。"最上乘离一切法相即心是佛,心外无佛。也就是说,我就是佛,一切法相都该被抛弃。净心则心绝妄念,不染尘劳。自悟即一切皆空,无有烦恼。这说明禅宗无须外求,只要静心修禅,自可领悟成佛。人的认知水平和修行程度,都存在于自己心中,"一切诸法皆由心造,但学无心诸缘顿息"。禅宗的主观唯心观是相当彻底的,这在南祖慧能那里得到了充分的体现。慧能所言"本来无一物,何处染尘埃",表明妄念无实性,只不过是一心之迷态而已,若心由迷转悟,则一真一切真。慧能禅不再讲本心客尘所染,避免了把心性实体化;同时也表明了他反对净染、真妄、心尘的二相分说,注重"无相"(无二相,无分别相)的归趣。慧能禅主张"但行直心,不着法相",即直明自心,直见自性,立处即真,顿悟成佛。其将定、慧双修融于"一行三昧"之中,这是一种最直接、最简明的,也是最高级、最难行的直觉主义。慧能禅的心性论开辟了"即心即性—即心即佛—明心见性—见性成佛"的解脱新途径。这种主观唯心的认识方法与现代心理学的认识方法是完全不同的。

第四节　禅宗心性论与心质治疗

禅宗心性学说是中国禅宗关于人心与人性的看法、观点和理论，其中蕴含了丰富的心质治疗思想。李良松教授在《中医心质学》一书中提出了心质治疗的"九疗七明"学说，其中"九疗"包括医药疗法、禅定疗法、心法疗法、饮食疗法、真言疗法、针灸疗法、礼乐疗法、瑜伽疗法、情境疗法，"七明"指德明、素明、内明、艺明、花明、声明、香明7种修心养性之学。在九疗七明学说中，除了医药疗法是比较明确地运用药物、针灸等方式外，其他各法均直接针对人的内心进行调节、引导、修复和治疗。尽管治疗形式是多样的，但九疗七明疗法从根本而言也是以心性为指导，通过对心的调整和修炼来实现的。从现代心理学的角度而言，许多的心理治疗方法也都借鉴了禅宗的心性思想。例如，产生于日本、流行于全世界的森田疗法与内观疗法，在美国非常流行的正念减压疗法，以及近年来出现的正念认知疗法与辩证行为疗法等，都是以禅宗的思想与方法为基础的。甚至有人将融合了东方精神训练元素（禅定、冥想等）的正念认知疗法等看作行为心理治疗的第3次革命。由此可见，禅宗的部分思想与方法在心质治疗上占有极为重要的地位。

一、　禅修与心质治疗

禅宗心性学说将"自性清净"作为人性的假设，"自性"是在当下的现实本性。禅宗认为每一个人的当下本性都是无烦恼、无妄念、无迷惑的，是清净、洁净的。众生的烦恼与苦难是因为无明所导致的。众生因为不能理解缘起的性质和万物的无常、无我，而产生种种分别的意识、执著的心理，迷失了自己的清净本性，从而生出诸多的烦恼与苦难。因此，以禅宗心性学说为基础的心质治疗核心就是破执观空，即通过明心见性和修心养性来达到认知的觉悟和行为的调节，具体可以通过禅修来实现。

当今社会的节奏很快，都市中的各种诱惑很容易扰乱人们的内心。现代医学对疾病的治疗过于依赖外物即药物、器械等以生物学、物理学为指导的治疗工具，较少运用内在的自我调控身心的方法。佛医学强调人的主观能动性，提倡自我调节身心平衡和开发人的智慧，并已在实践中整合出以禅定静坐为主要手段的禅修治疗体系，为当代医学治疗心质疾病提供了新的方法和思路。禅修是一种以禅宗心性学说为背景的针对人体内心的修炼，是通过自我坐禅的训练或禅师外在言语、话头的引导，在日常生活中可以随时祛除外界影响，清除对物质的过度追求的欲望，呈现内在真如自我的修行过程。

禅宗心性学说认为，通过在禅修中进行深层次的静思冥想，可以克制心中所生的烦恼和缓解负面的情绪，从而令内心达到恬淡平静的状态。禅修可以唤醒人们内心深处的善良、慈悲、充满正能量的一面，并能将这些积极向上的善念意识转化为实际行动，让人主动去行善行、做善事。长期坚持禅修会使人心中阴暗、负面的意识减少，从而变得更宽容谦卑、慈悲助人、心境安宁。在禅修进入到禅悦境界之后，人大脑中的思维活动会逐渐减少并趋于静止，修习者的注意力会凝聚在一个点（比如呼吸）上，这时修习者便能跳出自己内心的念头，站在第三者的角度去观察心中所起的念头。如此人们就会醒悟，原来那些看起来左右自己心境的念头是假的，是丛生的杂念。人要成为自我心灵的主宰，而不要轻易受到负面情绪的影响。禅修的训练可以使人的内心专注和放空，避免受到外在环境变化和妄念的干扰。

禅修的方法主要包括禅定、正念、对机锋、棒喝等。

（一）禅定

禅定是指在内心静虑状态下产生的思维和智慧，又称"止观"。止，就是定；定就是人的念头专注于一物而不散乱。观，即观达，观察妄惑，达到觉悟。六祖慧能释禅定云："外离相为禅，内不乱为定。外若著相，内心即乱。外若离相，心即不乱。本性自净自定，只为见境思境即乱。若见诸境心不乱者，是真定也。善知识，外离相即禅，内不乱即定。外禅内定，是为禅定。"于相而离相，于自境上不生心，无缚于善恶美丑乃至冤亲，此时心空寂一片，自然从虚妄中挣脱，见到清净之性。要达到禅定的境界，最根本的就是要内心不为外物所惑，从而达到精神世界的无所拘束。

修习禅定有许多具体的方法，总结起来主要有以下五个技术要点。

（1）调息观。即禅宗早期的安般守意法。指在静坐的过程中调和呼吸，忘却烦恼，安静平息。如果坐禅时不调整呼吸，心就不能安静下来，心不能安然意悦，当然也就不能入定。为了达到入定的目的，调息时要默数呼吸，一呼一吸为一次，从一数到十，再从头数起。这样不停地重复，渐渐地就能止息乱想，达到呼吸自然，绵绵若存，缓和地进入静虑冥思的境界。

（2）不净观。佛教认为，人的身体是个臭皮囊，是一个不清净的躯体，它是由父母的精血结合而成的，天生的种子就是不干净的。我们现在身体的七窍九孔流的都是不净的东西，体内也是各个污秽不净的内脏器官及组织等，如心、肝、脾、胃、脂肪、髓等。修习者想着人体的不净，眼观着不净之物，可以排除贪心欲望，舒缓激动、紧张的情绪，进而进入意念功法。比较贪心的人适合修不净观。

（3）慈悲观。在禅坐状态中，观想着众生皆有苦难、痛苦，要有怜悯、同情之心，祈祷一切众生远离灾难、永远安乐祥和，内心充满着无差别的慈爱感情，内心平静更能入定。

（4）因缘观。佛教指出人生有十二因缘，世界上的万事万物是因缘而起、因缘而灭的。人类是万物之一，也是因缘和合生成的。整个人生由十二个因缘相互连接，流转不息。十二因缘分别是无明、行、识、名色、六入、触、受、爱、取、有、生、老死，也就是说十二因缘由三世二重因果组成。这也说明个人的生命不仅受内部环境影响，而且受外界环境影响，要把人的健康放在社会大环境中考虑，只有了解外界环境，适应社会才能获得健康。

（5）念佛观。在禅定中，心中默念佛的名号，想象佛的功德与智慧，可以摆脱恐惧，消灭欲望，达到清净安静的心境。

禅宗在治疗心质疾病时强调对心的修炼，《释禅波罗蜜次第法门》卷四云："般若一观，能治五病。"《维摩诘经》卷一云"禅悦以为食"，意思是说在禅定中所获得的喜乐感能提供滋养人的食粮，使人身心健康。《瑜伽师地论·声闻地》云："修习禅定，至身心轻安，此起无间，能障乐断诸烦恼品心粗重性皆得灭除，能对治彼心调柔性、心轻安性皆得生起。"禅定可以调控身心，磨炼人的意志和人格，开发人的潜能智慧，从根本上断灭人的烦恼，将人的不清净的、受污染的内心转化为自在无妄的本心。故禅宗的修禅方法是疗治身心疾病的一味无形的良药。现代科学研究发现，僧禅们的脑电波与常人不同，坐禅中的人脑电波速度缓慢、呼吸频率减少，状态如同睡眠，但是大脑处于机动状态，随时可以醒来。现代生理学研究也表明，禅定可使修炼者的心脏、呼吸、循环、内分泌及神经系统发生显著变化，从而增强人体免疫力，提高身体自愈能力。禅宗以禅定来证悟心性，根除人的心病和妄念，为人们在当今浮躁的社会生活中寻找心灵的安居提供了方便之门。

（二）正念

正念也作无念，是指头脑中不起任何妄念。禅宗四祖道信认为，无念就是"亦不念佛，亦不捉心，亦不看心，亦不计心，亦不思维，亦不观行，亦不散乱，直任运"（《楞伽师资记》）。也就是说，正念是不执著于任何一念。念而无住，无所执著，这才是人的本性、自性。美国麻省理工学院乔·卡巴金博士（Jon Kabat – zinn）1979 年创立的在美国非常流行的正念减压疗法，就是通过对正念的发掘，使人们在坐禅或生活中体验清净的本性，实现对心理治疗的维持或者是从根本上进行预防的一种方法。正念减压疗法是一套严格、标准、系统的禅修程序，要求来访者在放松之后通过某些技术将注意力集中在当下，然后学会体验当下，对当下头脑中的任何想法均不给予任何评价，而只是接受，不执著于任何一个想法，即"连续不断地、不带评价地觉察当下每一秒所出现的身心现象于行、住、坐、卧，培养正念"。像这样连续训练一段时间，便会给人们的心身健康带来良好的变化。正念减压疗法在西方心理治疗学中已经成为一个典型的治疗范式，30 多年来治愈了大量的心理疾病患者，目前已在医疗、心理、教育、企业管理、政府、军队和司法等系统进行了全面推广。

此外，目前在国内外以正念为基础发展起来的还有正念认知疗法、正念复发预防、正念分娩与育儿、正念进食觉察训练、正念老人照护等，以应对不同社会层面的需要和目的。这对于减缓人性的苦难，以及深化对人的理智和心性本质的理解，将有着深刻且持续的贡献。

（三）对机锋

机锋，为禅林用语，又作"禅机"。机，指受教法所激发而活动的心之作用，或指契合真理之关键、机宜。锋，指活用禅机之敏锐状态。机锋，意谓师家或禅僧与他人对机或教化学人时，常以寓意深刻、无迹象可寻，乃至非逻辑性之言语来表现一己之境界或考验对方。机锋本义是弓上的机牙和箭锋，禅宗用以比喻敏捷而深刻的思辨和语句。机锋有如下的特点。①快捷如箭，不容犹豫思索。如"一宿觉"条中慧能与玄觉对答如流，妙语连珠。师曰："夫沙门者，具三千威仪，八万细行，行行无亏，名曰沙门。大德自何方而来，生大我慢？"觉曰："生死事大，无常迅速。"师曰："何不体取无生，了无速乎？"觉曰："体即无生，了本无速。"师曰："如是，如是。"玄觉方具威仪礼拜，须臾告辞。师曰："返太速乎？"觉曰："本自非动，岂有速耶？"师曰："谁知非动？"觉曰："仁者自生分别。"师曰："汝甚得无生之意。"觉曰："无生岂有意耶?"师曰:"无意谁当分别?"觉曰:"分别亦非意。"师曰:"善哉,少留一宿。"②如箭行无迹,要旁敲侧击,不许一语道破。如石头希迁禅师从曹溪到青原山参访行思禅师时,行思禅师问他:"你从哪里来?"石头希迁禅师回答:"我从曹溪来!"这句话很了不起,意思是说我是从师父六祖大师那里来的。行思禅师又问道:"你得到了什么?"石头希迁禅师回答:"我没有去的时候,也并没有失去什么啊!"(意思是未去以前,我的佛性本具,我还要得到什么呢?)行思禅师问:"既然没有得到什么,你又何必去曹溪呢?"石头希迁禅师回答:"若没有去曹溪,如何知道没有失去呢?"(意思是不到曹溪,我也不能认识自己本具的佛性)。③利如箭锋,直如箭行。如风吹幡动,一僧说是风动,一僧说是幡动,慧能却说仁者心动,直指人心,如石破天惊。④对机,如箭与弓上的机牙相对,一发中的。慧能所传三十六对法便属这一类。

禅宗心性学说中对机锋的修行方法灵活多样,不同根器的修行者可以采用适合他们的对答语言,这些对话可以是幽默风趣的,也可如针尖对麦芒般锋利。总之,这些机锋对话的效果是更好地帮助修行者开悟见性成佛。

(四)棒喝

棒喝是禅师在接引修行者悟道时运用的给予其当头一棒或者大喝一声的方法,可启发弟子迅速地破除执妄,顿悟佛法;或用来考察弟子的悟性,以醍醐灌顶,使其转迷开悟。棒喝是禅宗除了对机锋之外常用的开悟手段,这种方法虽然看上去有些荒诞,不可捉摸,但根本目的在于否定权威对思想的束缚以及神像崇拜,是一种言、语、行相结合的禅机,也是一种"不立文字"的宗旨实践,注重启迪人的心性。禅宗棒喝的教育对象有禅师的弟子、侍者或对禅宗感兴趣的居士。这些人大都已具备一定的禅学功底,因而对他们的教育不再是普通的道理说教,而是注重对其悟性的启发,引导他们在禅宗心性学说基础上顿悟更深的认识和体会。棒喝就是获得这种顿悟最快的形式。禅宗的棒喝是一种快速的启发式教育方法,是促使人开悟的方便法门。以德山棒、临济喝为代表的棒喝采用灵活的启明方式,直指本心,使人在自悟中明心见性。

二、 现代心理治疗与禅学

现代心理治疗是在良好的医患关系和融洽的资访交流的基础上,心理治疗师帮助有心理障碍的人塑造一个比较成熟、完善、坚强的能够面对现实生活和各种复杂现象的自我意识。心理治疗可缓解已经形成的心理矛盾、困惑与冲突,减少或改变个人的自我意识所产生的心理问题。禅法直指人的心性，揭示人的本心，不借助其他途径，也不依赖于外界环境和语言文字，以一种非逻辑的直接思维方式来反观人的本心。禅的体验是感悟到本性而又超越于本性的，是一种最高的精神境界。这种超越精神可以改变人的人生观和价值观，调和社会与人生的矛盾，净化人的心灵。心理治疗的着重点在于对象的、躯体的治疗，而禅修的着重点在于本体的、灵魂的拯救。两者的着重点存在一定的差别，但两者又是对立统一的，都是为了减轻来访者的困扰和痛苦，改善其精神面貌。现代心理治疗的许多方法与禅宗心性学说有着密切的联系，这也是禅宗心性学说当代价值的一种体现。

（一）静默疗法

静默疗法是指个体把自己的注意力或意识集中到一个物体、声音、意念而进行的一种训练。静默疗法的操作比较简单，一般是让练习者坐在一个安静的环境中，闭上双眼，集中注意力在一件事情或一个意念上；或者是让练习者做一些单调重复的动作，如用拇指重复接触其他四指等。静默疗法可以使练习者心情松弛、有应激效应、提高自信心，并梳理自己的心理世界和提高自己的心理健康水平。在这种静默心理之下，练习者的意识进入一个自由缥缈的状态，进入一个与自己内在的节律融合一致的状态。有时，练习者能够感受到围绕自己的烦恼、忧愁都已经烟消云散，能够感受到天地之灵气与天地合一。从技术原理和效果上来看，静默疗法与坐禅的调息观和念佛观有许多相同之处。

（二）精神分析疗法

精神分析疗法是 19 世纪奥地利精神病学家弗洛伊德创立的。弗洛伊德从动力学的角度把人的精神状态看作一个动态系统，这个系统就是人格。每个人格又由 3 个子系统构成，它们分别是本我、自我和超我。

本我是遗传而来的动物性本能，其目标是毫不掩饰地满足生物欲望，其内部充满了非理性、反社会和具有破坏性的冲动。本我是无意识的精神活动，遵循"快乐原则"。从弗洛伊德的人格结构理论来看佛教心性学说，不难得知，佛教中的本我指的是个体的七情五欲。七情是指喜、怒、哀、乐、爱、恶、欲 7 种情绪情感；五欲是指金钱欲、性欲、名誉欲、饮食欲和睡眠欲 5 种欲望。这些都是人为了满足本能需求而与生俱来的本能冲动。本我是人类一切活动的出发点，正如《杂阿含经》所言："一切众生类，悉皆求己利。"

自我是理性的、有意识的精神活动。它是通过与外界互动、受到教化而形成的，其作用在于防止无意识和非理性的本我因为盲目地追求满足而带来毁灭性的后果。它遵循"现实原则"。佛教中的自我包含了社会化和佛教化两个层面的含义和要求。社会化是指个体的行为遵循一定的社会准则；佛教化是指接受佛教的教化，主要为受戒。戒是佛教的日常行为规范，其中最基本的五条是远离杀生、远离不与取、远离欲邪行、远离虚妄语、远离放逸之因。此五戒是针对五欲而设的，反映出佛教有意识并且严苛地约束着本我。

超我来自内心的道德理念，是理想性的自我。佛教中的超我便是佛。在早期的中国佛教思想中，佛的本义是经过修持死后往生的，具有舍弃一切妄惑而到达至清至净的境界的神。随着禅宗心性学说的发展，佛由神而转向众生，正如六祖慧能大师所说："自性迷，佛即众生；自性悟，众生即佛。"佛是自身脱离迷妄状态、觉悟圆满的理想型人格。为佛者，全身心地投入终极关怀问题的解决中，以为众生觅得超脱生死、解脱诸苦之大道为理想，具有毅然舍弃荣华富贵、献身真理的精神，具有洞彻人生痛苦和人类文明缺陷的高度自觉，智慧圆满，以大众中的一员自居，等视一切众生，普度众生，无有休息。其典型代表人物便是释迦牟尼。

在提出人格结构说之后，弗洛伊德又提出了心理结构说。他把人的心理也划分为3个层面，即表层意识（consciousness）、中层前意识（preconscious）、深层潜意识（无意识），并提出了三者的关系。弗洛伊德的精神分析疗法要求患者进入自己的潜意识中，清除从出生以来积淀在潜意识中的"尘埃"，也就是让患者经过自省的分析，把潜意识（无意识）的症状隐意和动机揭露出来，真正地意识到症状的隐意而去领悟，并要求患者自己在理智和情感上接受。弗洛伊德的精神分析疗法是指向心灵的，其心理治疗是一个漫长的过程，要求治疗师和患者都要有耐心，要不断地分析、沟通、体验，逐渐地从根本上改变患者的思维模式。使潜意识的心理活动变为有意识的，意味着心灵的敞开与平静地面对，意识到它不占有任何东西，把潜意识的想象和冲突拉出来进行精神分析退化，从而达到心灵的净化。这个过程与禅宗的渐悟修行观有着相似之处。

在潜意识的基础上，弗洛伊德的弟子荣格则进一步提出了集体潜意识的概念。弗洛伊德的精神分析疗法是在"扫垃圾"，即通过自由联想的方式对潜意识领域的东西逐一地进行检查，然后再慢慢地退化掉；而荣格的集体潜意识论则是一种"招待垃圾"的方式。在荣格眼里"本来无一物"，即没有什么"垃圾"，只是人们认定这是"垃圾"，那么"垃圾"就存在了。荣格的集体潜意识论闪耀着空的观点。他认为，自我不过是一种复合的东西，是精神事实的复合体。由此可见，单个的自我是不存在的，自我的本质是空的，人的本质是社会关系的总和。同样，自我意识是意识海洋中的一块海藻，它的生命来自海洋，离不开海洋，最后又复归于海洋，它在漂流中所遇到的地方是它的意识域，如果它试图离开海洋，那它本身就会灭亡。意识脱离潜意识是一种病，个体潜意识与集体潜意识离开也是一种病，只有三者之间相互融合沟通，病才能从根本上消失。这种三者之间圆融无碍的状态，就是空的无我状态，与禅的顿悟的状态是一样的。

由上可以看出，精神分析学家探讨的潜意识、集体潜意识与禅悟颇相似，他们用自由联想的方式开悟，让患者的心灵从黑暗中醒来。正如海德格尔所说，"就让事物原来的面貌存在"。其实不论是患者还是修行者都无须改变什么，只要去尊重、理解一切事物的存在，就能够蜕变成一个全新的自然的人、一个身心协调健康的人。

（三）认知疗法

认知疗法是针对认知障碍的患者采用的一种疗法，主要治疗对象是抑郁症患者。认知疗法的中心内涵是，任何的情感障碍都是不正确的思想引发的，只要思想调整对了，情感也就随之正常了。对此，还有个恰当的比喻：忧郁的心情就像没有调好频道的收音机中传出的失真音乐，问题不在于收音机有没有坏，也不在于天气不好或电台信号受到了干扰，只要简单地把收音机的刻度调整一下就行了。当学会了调整心理频度时，忧郁或沮丧的心情也将烟消云散。这个道理看似很简单，但许多人都不能明白。认知疗法认为，患者的本性没有太大差别，只要调好自己的思想，改变对自己、对他人或对事情的态度和看法，就能改善已出现的心理问题。这种观点和慧能大师在《六祖坛经·忏悔品》中所说一致，其云："世人性本清净，万法从自性生。思量一切恶事，即生恶行；思量一切善事，即生善行。……自皈依者，除却自性中不善心、嫉妒心、谄曲心、吾我心、诳妄心、轻人心、慢他心、邪见心、贡高心，及一切时中不善之行，常自见己过，不说他人好恶，是自皈依。"这里的"心"是人们思想痛苦的根源。思想是情感的基础，想到悲，情即悲，想到善，情即善，所以不良的思维方式是产生心理问题的根源。贝克指出：心理困难和心理障碍的根源在于异常或歪曲的思维方式，通过发现、挖掘这些思维方式，加以分析、批判，再代之以合理的、现实的思维方式，就可以解除患者的痛苦，使之更好地适应环境。

（四）人本主义疗法

人本主义心理兴起于 20 世纪 50 年代，是美国主要心理学流派之一，它肯定人以及人的自我实现。人本主义疗法是以人为本的治疗方法。它首先是把患者当成一个完整的人，重视个体的存在，其次是分析患者在某个阶段的需求有没有得到满足，而后再帮助患者深化对自己的认识，尊重并鼓励患者找到自我价值与自我需求，并为实现自我理想去努力。人本主义疗法主要以马斯洛的自我实现理论和罗杰斯的三维患者中心疗法为主。马斯洛的自我实现理论以人的各种需要为基础，他认为人的需要包括 5 种，由低到高分别是生理需要、安全需要、爱的需要、尊重的需要和自我实现的需要。这些基本的需要支配着人的意识，如果需要得不到满足，意识感觉就会受到挫折、冲突，就有可能导致心理疾病。与马斯洛的需要满足论相对应的是禅修中的平常心，禅生活的精髓就是满足（或者称为知足）。禅师们吃饭、睡觉都很简单，不同于一般人百般挑拣或执著于感觉的好坏。禅师们的衣食住行都是自然而然、放心自适的，这是一种对佛道禅理的彻悟，体现的是一种高远的智慧和宽广的情怀。禅是一种安心的修行。随缘自在、超脱生死、以慈悲和爱等视一切众生等所体现出的都是禅的平常心。罗杰斯的以人为中心的疗法以尊重个体为前提，不论是在修行中还是在治疗中都强调独立自主的人格和自尊、自信的主体意识。认清自我和实现自我，用一种积极向上的心态面对生活和精神压力，相信自己是解决问题的关键，这一点与禅宗的佛性平等、自性是佛、人人皆可作佛的论点是一致的。

（五）森田疗法

森田疗法是日本精神病医生森田正马创立的一种心理治疗方法，其中最突出的治疗理念就是顺其自然。森田疗法的理论是森田正马通过对神经质的亲身体验（在创立森田体系之前，森田正马长期为神经症所困扰），以及以神经症病人的临床治疗为基础，概括出来的。森田疗法用不自然来概括神经质患者的心理活动特点。神经质患者经常把客观与主观、现实与理想、感性和理性混淆在一起。人的本质是与外界相接后会产生一系列的自然反应，如遇到困难和挫折时会郁闷、消沉，失恋时会伤心、难过，中了彩票时会高兴、快乐，而神经质患者希望自己没有喜怒哀乐，导致产生强迫症状，然后又通过幻想意志去制服强迫，这是违背人性意识活动的。森田疗法的基本治疗原则是让患者知道"有症状也无所谓"，要正常地去工作和生活，不要介意症状的存在，在面对现实所发生的一切时，要顺其自然，坦然接受，不要去压抑或逃避自己的情感。

同时，森田疗法重视个体的自发活动，主张通过个体自己的行动、体验去产生领悟，从而走出心理阴影。也就是说，不只是用大脑去想象，还要实际不断地去干些什么，亲身去体验自己的成绩，让每天都充实起来。森田疗法顺其自然和重视主体实践的特点与禅林生活于世间求解脱、融心任运、顺应自然的本质是相通的。

第四章　心质与心识

心质学是一门在我国传统文化基础上建立起来的本土心理学。心质的心识质层面包涵了人的性格、品质、认知等方面的内容。在我国的文化思想中，佛教的唯识学对这部分问题的讨论最为深入和严密。

唯识学是大乘佛教的主要流派之一，形成于公元 3 世纪左右的古印度。我国唯识学主要起源于唐代，玄奘大师西行取经回国后创立了"法相唯识宗"。唯识学发展到近现代已成为一门显学，一大批著名学者包括欧阳竟无、王恩洋、吕徵、太虚大师等都致力于研究唯识学，掀起了一股唯识学研究的热潮，对当代文化和学术产生了非常深远的影响。

如果说佛教是一门关于人心和人生的学问，那么佛教的唯识学就是一门关于分析人类心识成分与意识结构的专门学问，也是关于人的认知成分、结构、过程和人格理论的专门学问。"唯"是决定主宰之义；"识"是了别之义，也就是指人的心识具有了解分辨的能力。在佛学理论中，唯识学无疑是最庞大、精细、严密和富有逻辑性的理论分支。在 2000 余年的发展历程中，唯识学家们根据对心法的观察与分析，建立了一套规模宏大的心识理论，对人类心理活动规律有着深刻的认识。

唯识学研究的"识"即相当于人的认知功能。识是一种主体性的精神活动，主要具备 3 种功能：分别、造业和受报。其中最能体现识的认知功能的是分别，也就是把作用于我们内心的外界事物分别开来，形成不同的认识。分别的过程又包含着自相、随念和计度这 3 个过程，分别相当于表象、记忆和思维的过程。从这点来看，识的活动过程与人的认知加工过程是很接近的，心识的过程就是外境作用于我们内根，在我们内心形成一定形相，我们将这些形相与已有经验记忆相匹配，然后做出推断和区分的过程。识也与认知存在差异性，主要表现在心识活动的独立性上面。一般认知心理学认为，认知是必须依附于大脑或人体器官的活动，而唯识学认为这些只是认知产生的辅助性的"根"而已，显露于外的器官称为"扶尘根"，隐藏于内的神经系统称为

"净色根"，认知活动不由这些"根"决定，而是由识这个精神主体本身所决定。此外，识的造业和受报的功能，证明了识不仅是一种认知，而且是生命活动的主体。识具有直接性和现实性，它是自明的，也是认知的起点，唯识义就是从识开始，最终回归于识本身的。唯识学无时无刻不在突出着识的重要性，只有了解了我们心识的活动规律，才能认识到外境和内心活动的本质，才能不对境产生迷惑和执著。

唯识学理论系统的研究是以"五位百法"为核心展开的。《成唯识论》卷七说："识言总显一切有情，各有八识，六位心所，所变相见，分位差别，及彼空理所显真如，识自相故，识相应故，二所变故，三分位故，四实性故，如是诸法皆不离识，总立识名。"此句的意思是，人的最根本的心识活动有 8 种，即眼识、耳识、鼻识、舌识、身识、意识、末那识及阿赖耶识，此八识是一切心理现象的主体和来源。此八识中又以阿赖耶识为重，意指人类心理活动的主体和根本动力产生的主导与先决条件，是物质和精神现象产生的基础，所以有"三界唯心，万法唯识"之说。除了识以外，人类的心理活动还有 51 个心所作为心的附属功能与活动。此外，宇宙还由 11 种色法、14 种不相应行法及 6 种无为法构成。这"五位百法"共同构成了宇宙万有及心理总体，是唯识学主要的研究对象。

唯识学是一门独特的认知心理学，它从分析人的心识活动入手，逐步揭开人类认知的本质，然后又超越于认知，将认知转化成智慧，以对人的心性、人格、智慧进行改善和提升，从而解决人们现实生活中所面临的种种心理健康问题、社会适应问题、创造性问题及人生成长问题等。

下面从唯识学的认知结构、认知实质、认知超越与实际应用 3 个方面对唯识学的认知思想和理论体系进行解析。

第一节　认知结构观

唯识学将人类的认知活动分为心王和心所两个范畴。

一、八识心王——认知的主体

心王指眼识、耳识、鼻识、舌识、身识、意识、末那识、阿赖耶识 8 种识，是精神活动的主体。根据精神活动的层次，八识又可分为心、意、识。《成唯识论》说："集起名心，思量名意，了别名识，是三别义。"集起，代表着造业和受报的过程，表明心是所有认知活动的主体。思量，相当于思维推理等高级认知活动。了别，是领纳分别之义，相当于感知觉。《俱舍论》又说："心、意、识三名所诠，义虽有异，而体是一。"这说明心、意、识三者的活动本体上是一致的，代表着人类认知活动的总和。八识完整地构成了我们心理活动的主体，也构建出了一个系统的认知结构。八识心王的结构、性质、作用和代表的心质学意义如图61所示。

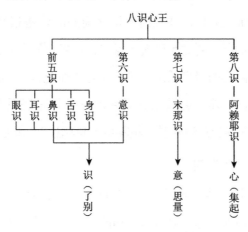

图61　八识心王

（一）前五识：感知觉

前五识指眼识、耳识、鼻识、舌识和身识，相当于心理学中的5种感觉功能。在人类认知结构中，它们处于最底端，也是最基础的组成部分。

眼识，指眼根缘色境所生之识，也就是我们的视觉系统所获得的外界信息。眼识的形成依赖于眼根，也就是我们的眼睛、视觉神经等。眼睛所认知的对象是色境，也就是事物的形象、境地。

耳识，指耳根缘声境所生之识，也就是我们的听觉系统所获得的信息。耳识的形成依赖于耳朵、听觉神经、听觉感受器等耳根。耳朵所感觉的对象是声音，包括有情生命发出的声音和无情器物发出的声音。

鼻识，指鼻根缘香境所生之识，也就是我们的嗅觉系统所获得的信息。鼻识的生起依赖于鼻根，也就是我们的鼻子、嗅觉神经、嗅觉感受器等。鼻识觉知的对象是香境，也就是气味。

舌识，指舌根缘味境所生之识，也就是我们的味觉系统所品尝到的味道。佛教一般认为有酸、苦、甜、辣、咸、淡 6 种味道。

身识，指身根触境所生之识，也就是我们的触觉系统所获取的信息。身识的范围很广泛，触觉、动觉、内脏觉等都属于身识。身根是我们身体中最大的感受器官，包括皮肤、内脏、神经网等。身识感知的对象是触境，包括冷暖、大小、疼痛、舒适、粗硬、柔软等。

前五识虽然活动简单，但是担负着接收外界信息、形成初步印象等任务，是后面高级认知活动的基础。总的来说，前五识的活动存在以下特征：第一，前五识只是接收外界信息，而不进行加工处理，并且前五识之间的活动是相对独立的；第二，唯识学不仅认识到了五识活动所需要的 5 种人体器官，并将它们命名为"扶尘根"，而且还认识到形成感觉需要有内在的器官系统，将之称为"净色根"（相当于现代生理学中的神经系统）；第三，器官、外界刺激和感觉活动三者总是联系在一起的，缺一不可。《八识规矩颂》所说"性界受三恒转易，根随信等总相连"，就是此意。

（二）意识：了别与思虑

第六识名为意识，是人类心理活动的综合中心。人的思考、判断、记忆、决定，乃至喜怒哀乐的情绪作用等，都是第六识的功能。意识是比前五识更高级的心理现象，决定着人类心理活动的大部分过程。如果从心理学的角度来理解，意识大概等于我们的认知能力、区别能力、思虑能力、感受能力等。当前五识获取了外界的信息之后，意识就会对它们进行综合处理。总之，对一切事物的认识与了别，包括对物质现象、心理现象、社会现象、文化现象、抽象定义、客观规律，乃至禅定心理状态、涅槃心理状态等的认识与了别，都属于意识。意识在我们身心活动中也起到极为重要的作用。我们的日常生活、科学探索、生产劳动都离不开意识的认知、支配、思维、计划乃至行动。就算是参禅修行，所依靠的也是意识，用意识去认识"五位百法"，从而进入更高的境界。

关于意识的种类，《唯识三十颂》说："意识常现起，除生无想天，及无心二定，睡眠与闷绝。"这说明意识活动的范围极广泛，除无想、无心二定，深度睡眠及闷绝外，一切的心理活动中都包含了意识的现起。无想、无心二定，指禅修过程中停息了意识活动的无想定和灭尽定。根据意识状态的特征，意识大概可以划分为以下几种。

（1）五俱意识。又称明了意识。是人在清醒状态下认知外界事物时的意识状态。五俱意识与前五识共同作用。在前五识获取感觉信息后，五俱意识对这些信息进行整合、分析、提取等，相当于心理学中的知觉、注意、思维等心理过程。

（2）独头意识。指不根据前五识的感觉信息而独自生起的意识。又可分为以下几种。①散位独头意识，指没有感觉刺激而独自生起的回忆过去、想象未来等心理活动，是日常生活中常见的意识状态。②梦中独头意识，指做梦时的意识。与前文讲的深度睡眠状态相区别，深度睡眠时没有意识发生，做梦时却有分别意识，这一点与现代心理学关于睡眠的研究比较契合。③狂乱独头意识，指醉酒、精神病、幻觉等非正常意识状态。④定中独头意识，指修习禅定后进入的专心、澄明、寂静的意识状态。在这种意识状态中人会获得更加清晰的觉知，更加敏锐的注意力，更加高深的观察能力，乃至一些超能力。

（3）假眠意识。指西方所说的催眠中的意识状态。这种状态似睡眠而非睡眠，所以称为假眠。通过念咒、药物、迷信活动等方式可以进入这种意识状态。佛教在几千年前就涉及了精神病、幻觉、催眠（假眠）、药物等意识状态，这与超个人心理学研究的转换的意识状态很相近。

（4）临终意识。也就是现代西方所热衷探讨的濒死体验。《中阴得度》详细描绘了这种意识状态。

总之，眼识、耳识、鼻识、舌识、身识、意识前六识是小乘佛教所信奉的心识的分类。它们大抵属于外显的心理活动，是我们日常生活中经常能感受到的心理体验。单就前六识来说，它们构成了佛家对心理认知能力的认识。特别是第六识——意识，作为一个分析、处理、思虑信息的场所，在我们日常心理活动中有着重大的作用。当代认知心理学把人的认知过程看成是一个信息接收、处理和反应的过程，前六识的作用与之颇为相似。眼识、耳识、鼻识、舌识、身识负责的是信息的接收，意识负责的是信息的处理、整合，以及后面形成感受、反应、行为。因此，可以说前六识可以形成一个完整的认知加工的过程。

唯识学对人类认知的理解绝不限于外显的功能，而是更深入地挖掘了人类内心最深处、最隐晦难见的部分，这就是第七识末那识和第八识阿赖耶识。这两识是个体感知不到的心理现象，按照心理学的说法，就是属于无意识的心理活动。在西方提出无意识概念的2000多年前，佛教就对人类所不能觉知的心理活动进行了详细的描述与说明，并认为它们是人格认知、心理行为活动的根本力量所在。更为可贵的是，它们还蕴藏着人们成佛或者人性成长的根本潜能。

（三）末那识：自我中心

末那识，是思量、审衡的意思。思量、审衡些什么呢？末那识以阿赖耶识为依据，把阿赖耶识所攀缘作用的过程看作我的过程。也就是说，末那识将阿赖耶识当作主体，把前六识所认知的信息当作客体，因而形成自我中心的倾向，再用这种倾向来评审前六识获得的信息对我的好坏及意义，并通过思量来影响、制约前六识的认知活动。

《唯识三十颂》云："依彼所缘彼，思量为性相，四烦恼常俱：谓我痴我见，并我爱我慢。"这说明唯识学认为，末那识是一个人自我中心意识升起的根源，是我痴、我见、我爱、我慢等诸烦恼无明的根源。因此，心理意识发展到末那识的阶段，已经有了强烈的善恶之分。顽固地生活在自我利益之中，带着主观偏见去看待世界，这是我们内心烦恼生起的根本原因，也是世界上诸多矛盾的根本原因。

末那识的活动，我们是体认不到的，它可以通过无意识的活动影响我们日常的意识活动。我们内心深处对外界信息的思量与审衡是天生的能力，用唯识学的话来说，就是我们的根本心阿赖耶识也藏有末那识的种子。《瑜伽师地论》说："意者，谓从阿赖耶识种子所生，还缘彼识。"也就是说，我们阿赖耶识中天生就有思量、审衡的种子，当前六识的认知活动发生时，思量、审衡的种子也就成了末那识。

末那识是在心理活动的动态过程中发生作用的，并没有一个不变的主体或器质性住所。当心理现象发生时，末那识的功用便突显；当心理现象熄灭时，末那识也就不存在了。因而禅定的修持方法，就是通过熄灭纷扰的心理活动以控制末那识的作用，从而远离自私、烦恼、纠缠等。在末那识审衡、思量的过程中，会伴随发生许多相应的心理功能与状态，包括 4 种最根本的活动——我痴、我见、我爱、我慢，以及其他心理状态。我痴：错误地执著于自我的观念，而对佛教的无常无我一无所知。因为有自我的观念，所以便会以自我为中心，导致凡事都从自我利益的角度出发。我见：执著于种种错误的观念，而对佛法真理无明。我爱：因为审衡、思量，所以会对某物产生贪欲，也会对自我产生爱护之情。我慢：抬高自我的地位，骄傲自大。另外，末那识中还会产生所谓八大烦恼等心理现象。八大烦恼，即不信、惛沉、掉举、懈怠、放逸、失念、散乱、不正知。可见，末那识生起时所伴随的都是些不好的心理状态，也正是我们禅修时应该控制的心理现象。

（四）阿赖耶识

阿赖耶识，为储藏的意思，所以也称为"藏识"。阿赖耶识是心识的最根本、最主要的部分，是所有心理现象生起的依据和本源，因此，阿赖耶识又称为"心"。阿赖耶识里储藏的识称为"种子"，种子在一定条件下能够生起诸种身心现象，就像植物的种子能够在阳光、土壤、雨露等条件下生长成植物一样。种子来源于"习气"，也就是来源于之前的身心活动产生的业力作用对当下与未来心理活动的一种潜在势能。阿赖耶识就是储藏这些种子的场所。具体来说，阿赖耶识有能藏、所藏与执藏3种含义。第一，能藏，就是能够储藏的意思，就像仓库一样拥有一定的空间，可以储藏所有的种子。第二，所藏，就是说阿赖耶识是被我们的身心活动所熏染出来的，善的身心活动能够熏染出善的种子，恶的身心活动会熏染出恶的种子。心识行为活动在结束后并不是不存在了，而是会在种子内留下痕迹，成为业力的寄托。因此，我们前七识的心理活动是势能，阿赖耶识是所藏。第三，执藏，就是我爱执藏，即末那识把阿赖耶识执著为主体我，从而将他与其他事物区分开来。末那识执阿赖耶识为常、主宰、自我，是如如不动的本体，所以用这种自我的观念去指挥前六识的认知活动，造成我爱、我慢、我痴等自我偏见。

阿赖耶识是人类关于心灵内在结构理论中最深厚的认识。它是所有心理活动的发起点和支配、协调力量，也是身心活动的回归处。阿赖耶识中没有心念的存在，它的成分只有种子。也就是说，阿赖耶识中没有心理活动，只有心理潜能。所谓心理潜能（或称心理势能），就是以无意识的形式发动和影响人们的外显心理活动，而这些无意识的形式就是所谓的种子。阿赖耶识就像电脑的硬盘一样，只以储存各种数据为目的，本身没有能力去判别善恶和对错，也无法用于分析、运算、判别等，只有储藏种子这一个功能。它所储存的内容是个体所意识不到的，以一种心理潜能的方式影响着我们的身心行为。

总之，末那识与阿赖耶识可谓是唯识学的核心思想，也是唯识学的创造性理论。早在2000多年前，唯识学者们就提出了无意识心理活动的概念，这比西方至少早了2000年。当然，我们要做的不是比谁更悠久，而是比谁能对心理现象有更好的揭示与说明，谁更有心理学价值。从这点来看，首先，末那识和阿赖耶识揭示了心理活动的深度性。在我们认知活动与意识活动背后存在着对表层心理活动进行控制的力量，而这些力量是我们觉察不到的。这就是一种深度的心理学，不仅仅是对外显心理的说明，也是对内隐和无意识心理的揭示。其次，末那识和阿赖耶识揭示了心理活动的高度性。决定我们心理活动的力量，不仅仅有作为自私自利的自我，更含有一切善法的善良本性，那就是"无漏种子"。这两种力量都是与生俱来的，但是善良、澄明、清净的本性占据有更重要的地位。人性的根本是佛性，人性存在着超越的可能。所以说，佛教不是一个悲观消极的宗教，而是一个超越的、积极的宗教。最后，末那识和阿赖耶识揭示了心理活动的因果规律性。心理活动因果联系的载体就是种子。每一种心念的出现都不是偶然的，它在出现、发展、变异、寂灭之后，也不是什么都没有了，而是以种子的形式存在于我们的生命之中。这是对我们心理的因缘规律的揭示，也是对我们心理规律深度的挖掘。

附："种子"——认知的推动力

种子，就是一种具有"生果"功能的物质。就像植物的种子能够生出植物花果一样，人心中的种子可以生起所有的心理和行为。我们日常的任何行为，无论是善的还是恶的，都不会消失，都将以种子的形式存留于第八识中。好的行为会留下好的种子，不好的行为会留下不好的种子。无论是好的种子还是不好的种子，都会对人以后的生活产生影响，成为以后身心活动的依据。这种心理势能与能量的累积叫作种子的熏习过程。知识都是在实践中获得的，是后天累积的结果。同样，成佛修行也不是天生的，也是后天身心行为累积的结果。每一次身心活动都会积成一个种子储存在阿赖耶识当中，这叫作"现行熏种子"。种子会在条件具备下生出另外一种身心活动，成为心理活动的力量与势能，这叫作"种子熏现行"。当种子累积到一定程度时，一个人的人格特征也就形成了。种子与心理活动相互熏习的这个特性，使得我们的心理活动具有一定的循环倾向。如果动心起念，贪求外物，就会累积许多贪、嗔、痴的种子，从此陷于烦恼物欲的污泥中难以自拔。如果一心行善，保持清净无为的人生态度，同时又努力修行，就会累积许多成佛的种子，为美好人格的塑造乃至成佛解脱提供可能。

（一）种子活动的规则

《成唯识论》云："由一切种识，如是如是变，以辗转力故，彼彼分别生。"阿赖耶识摄藏一切种子，当种子机缘具足时会产生现行，又由现行变为种子，因为有种子，身心的各种活动就产生了。种子由潜在状态成为现行状态，必然有其规则性。当种子处于潜在状态时，其本身也在不停地活动。种子由潜在状态成为现行状态的规则共有六项，称为种子六义，详述如下。

第一，刹那灭。种子是一直处在发展变化中的，不会停息。当某种身心行为生起时，种子就随之生出；当身心行为停止时，种子就处于潜在状态。第二，恒随转。种子灭后，即刻就有另一新种子生起，新种子的性质与原来的种子是非常近似的。就像某个心念熄灭后，立即会有新的心念生起，如此念念相续，构成了我们的意识流一样，种子之间的作用也是相续的，这样才能保证我们身心活动的连续感和统一感。第三，果俱有。当种子生起现行，变现为万有时，能生的种子与所生的结果同时存在，和合不离。也就是说，生起某种身心活动的种子和这种身心活动所创造的种子是同时存在的，构成了我们身心活动的因和果。第四，待众缘。种子有时藏在第八识中不生，因为种子必须在很多条件的推动下才能发生作用。种子要生成某种心理活动，必须要在一定的外境当中，要在心理活动指向某个对象时。各方条件因缘和合才能生起某种心理现象。种子只是心的内在作用。第五，性决定。种子的性质决定所呈现的状态。善的种子生出善的身心活动，恶的种子生出恶的身心活动。同样，善的身心活动也积累善的种子，恶的身心活动积累恶的种子。第六，引自果。种子与现起的果，必然具有相同的性质。一种种子生起一类身心活动，而不是一种种子可以生出所有的身心活动。

总之，所有的种子都藏在第八识中，包括过去的、现在的、未来的行为种子。过去的行为，已经以种子的状态藏在第八识中；现在的行为，正在变成种子，即将藏于第八识中；未来的行为，也将会以种子的形式藏于第八识中。积累的种子，则以无意识的形式影响着我们后续的心识行为。

（二）种子的类型

种子的分类有很多，最主要的大体可分为有漏种子与无漏种子两种。有漏种子是世间的种子，也就是世俗的知识经验。无漏种子是出世间的种子，也就是人成佛的心理潜能。有漏种子显而易见，是人们日常心理现象产生的根源，也是人经验积累的重要手段。无漏种子虽然人人有之，却不是每一个人都能见到它，只有得道修行、净心诚意时才能见到它。

有漏种子又可分为名言种子与业种子两种类型。名言，指名称、概念。名言种子，就是人们使用语言、概念时熏习阿赖耶识所形成的种子。这类种子体现着人类对客观事物的理解与分别，是人类智能的独特体现，也是人类知识经验累积的手段。当然，名言种子也是导致人们主客二分、分别认识的根源。业种子是作为身心行为的业力积累而存在的。名言种子特别容易受到前六识的善与恶的影响，凡是被善或恶所影响的种子，都叫作"业种子"。业种子是我们所做的善、恶业熏习阿赖耶识所形成的种子。

业种子相续到成熟时，能招生死果报。

无漏种子是出世间的种子，也是一个人成佛的内在依据。《楞伽经》卷四云："刹那者，名识藏，如来藏意俱生，识习气刹那；无漏习气非刹那，非凡愚所觉。"也就是说，无漏种子是存储在阿赖耶识中不生不灭的成佛潜能，一般人察觉不到它，只有通过修行才会使它发生作用。无漏种子的实质是说明人们成佛的内在潜能。无漏种子是心性本觉说的理论依据。一切众生皆有佛性，只是有的个体没有意识到它，没有去发掘它、利用它的差异。再说，人成佛不在于外力，只在于自己的内心。加强身心修养，挖掘内心中的潜能与力量，便能塑造美好人格，获得无上智慧。

二、 心所法——认知的附属功能

心所法，是心所有法的简称。此法从心法中生起，从属于心法，故称心所法。心所法共有6类51种，遍行心所与别境心所分析了心法生起时的心理活动，是对相应心理活动的描述；善心所、烦恼心所、随烦恼心所、不定心所分析了心理状态性质的善恶，是对心理状态的描述。总之，心所法涉及对认知活动描述的很多方面，包括一般心理、特殊心理、情意心理、心理性质等，具有极高的心理学价值。心王是作为认知活动的主体而存在的，是发起认知现象背后的推动力量、感受主体。心所法则是从属于心王的心理现象或心理功能，心法活动时，心所就会相应生起。因此，心所是作为心法的功能存在的，心法要依赖于心所法才能认知外境、接受信息。

（一）遍行心所法：一般心理活动

遍行心所，指任何认知作用发生时所生起的心理活动。无论是哪种心法发生作用，都会有遍行心所相应生起。遍行心所法一共有5种。①作意：相当于心理学中的注意。作意的作用是将心理活动的焦点指引向某个对象，引导心识去攀缘外境。作意是认知活动生起的前提基础，例如，把注意力投向一朵花，才会引发出后面对花的认知。②触：指心与外境相接触，开始信息加工的作用。触是根、境、识三种现象在一定条件下所形成的。例如，眼睛看到花，便产生了眼根与花境的接触。③受：指感受、情绪，对所领略的对象产生一定的感受，相当于五蕴中的受蕴。例如，在看到一朵花之后，产生美好、喜爱等感受。④想：指推想、认知概念，相当于五蕴中的想蕴。人取外界事物的种种形象，进行推想、认知，并给予种种名称概念，就是想的过程。比如看到花的形象后，把它认知为花的名称、定义、概念等，而不是把它认知为树。⑤思：指一定的造作，有意识或有目的的决议、思考、选择等心理活动，相当于心理学上所说的意志，也相当于五蕴中的行蕴。比如认知一朵花之后，决定是多看一会儿，还是把它摘走的过程。

遍行心所是在所有的心识现象和认知现象发生时都会有的心理活动，相当于一般心理过程。5种遍行心所形成了一个信息加工的过程，如下图（图62）所示。

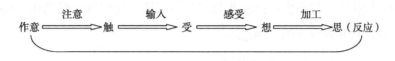

图62　遍行心所信息加工图

（二）别境心所法：特殊心理活动

别境心所，就是在特殊情境下生起的心理活动。与遍行心所描述的一般心理活动不同，别境心所描述的是心理活动的特殊状态。别境心所共有5种。①欲：对所喜欢的境界或事物产生欲求，并努力地追求这些事物。②胜解：对所接触的境界做出明确的判断，没有犹豫和动摇。③念：相当于记忆，指对过去学习过的事物、道理铭记不忘。④定：对所观察的境界，能够摄心专注，令心念不散失。⑤慧：对所观察的境界，能思维明白其合理与否，相当于现代所说的精密的推理能力和正确的抉择能力。

别境心所法关心的是特殊的心理状态，而不是人人每时每刻都能经历到的心理状态。唯识学列举出的这5种心理状态，虽然不是人人具有，但是仍然可以通过内省觉察到。密宗所关心的濒死体验、死后意识、暗示意识等，就更难琢磨了，相当于超个人心理学所关注的意识的转换状态。

（三）善心所：正性心理状态

善心所，指与一切善心相对应的自性清净、远离污染的心理状态。善可以分为4类：一是自性善，就是自性清净；二是相应善，指自性善相应而起的善的心理活动；三是等起善，指相应的善的行为；四是胜义善，指涅槃。唯识学把善心所分为11类。①信：对佛、法、僧三宝全然崇敬或钦慕，毫无疑惑，信任自己、他人和自然万物，生出精进爱慕之心。②精进：勇敢不退地断恶修善，有精心恒存之志。③惭：羞耻之心，也就是对所为的过错，内心感到羞耻而防止重犯的心理活动。④愧：由于社会舆论的影响，怕因作恶犯错而被他人责备、讥讽等。惭是来自内心的自省，愧则是来自他人的影响。⑤无贪：对欲界、色界、无色界等没有爱染，并且能将自己所拥有的惠施于人，广行布施。⑥无嗔：对于任何施加于自身的痛苦和造成痛苦的起因，心中不生嗔恨愤怒的心理状态。⑦无痴：对一切事理都能理解明了，并能遵循佛陀教法作善止恶的心理状态。⑧轻安：远离烦恼无明，身心处于轻快安适的状态，主要是在禅定中获得。轻安能激发进一步的修习，并且能持续进行。⑨不放逸：指严格约束自己，不放纵，不松懈的心理状态。⑩行舍：不动心，使心离开各种分别执著，达到不偏颇、平等正直的心理状态。⑪不害：指慈悲为怀，不破坏一切事物，能利乐一切有情的心理状态，是善良慈悲者应有的一种心理。

（四）烦恼心所：负性心理状态

烦恼，指扰乱众生身心，使之迷惑、痛苦、不得寂静的心理状态，与清净相对立。烦恼的心理状态是佛教要控制和去除的主要对象，超越烦恼，自然会获得涅槃寂静和无上智慧。烦恼有很多种，唯识学列举了贪、嗔、痴、慢、疑、恶见 6 种最根本的烦恼和 20 种随烦恼。这部分内容前文已详细阐述，兹不赘述。

（五）不定心所：善恶不定的心理活动

不定心所，就是其善恶性质不定，其性质取决于同何种心理活动发生联系。不定心所分为睡眠、悔、寻、伺 4 种。①睡眠：身心处于昏昧沉重的状态。若调摄身心，起居规律，便是善；若睡眠无度或昼夜颠倒，耽误正业，就是恶。所以这是一种没有确定性的心理状态。②悔：指对先前行为的追悔心理。能事善、悔善，亦能事恶、悔恶，故不定。③寻：即寻求，就是对事理的粗略思考。④伺：即伺察，指对事理的精细观察。

总之，51 种心所描述的是在心王发动认知或思维作用时，伴随生起的附属功能，它们的活动服务于我们心的认知、思考、筹划等活动。所以，心王与心所的关系，就是主宰与附属的关系，每一心王发生作用时，必然有一种或多种心所作为其辅助共同作用。心所虽然是心王的附属，但是在理论和实践上却与心王具有同等重要的意义。心所作为一种心理活动或者心理状态，对我们的认知、思维等过程和善、恶、不定等心理状态做了全面的描述和分类。在实践上，善、恶等心所是我们自净其心时的关键，发扬善的心理、控制恶的心理，于心念发动处控制自己的心理行为，可去恶从善。所以，对心所的分析与说明，不仅是对心理现象的分析与说明，更是让我们保持心质健康、塑造道德人格的重要手段。

第二节　认知的实质——唯识无境

唯识学用"唯识无境"4 个字回答了人类认知活动的本质和机制问题。所谓唯识，就是说人们所认识的对象仅仅是意识自身的标记，这种标记却是我们心理活动的来源。唯识学突出心识的重要性，认为一切现象都离不了识，心理活动的本体是识，其他宇宙万物要被人所认知也要通过识。什么是无境呢？境，就是我们通过八识所了别认知的对象，如色、香、味、触、法等。我们头脑中产生的对境的认知并不是真实的外境，而是一种似外境，是思维的主观形态、外境的主观影像，所以说唯识无境，有的只是似外境。我们头脑中所认知的世界都是虚幻的，都只是我们心识的了别和映现，所以并不能反映外境的本质。

唯识无境理论的实质是讨论识、认知对象以及认知器官之间的关系。所谓唯识无境，就是说人类认知功能的生起不主要依赖于外界，也不完全依赖于身体器官，其主体在于人类所含有的识。识是人类认知的根本，也是认知对象发生作用的依据，离了这个识，认知不能生起，外界的存在就没有意义了。外界现象在人脑中的存在实质上是识虚构出来的，没有离心识而独立存在的外境，这是唯识无境理论的根本观点。

下面从认知生起的过程、认知对象的特点、认知的层次分类等角度来阐释唯识无境观。

一、认知的形成——根境因缘生识

唯识学有一套独特的认识论，对认知产生过程中认知主体、认知对象等角色的关系也有着不同于现代心理学的理解。在唯识学中，认知主体是根，认知对象是境，它们之间共同作用便会产生认知现象，这叫作"根境因缘生识"。心识产生于客观事物对感觉器官的刺激。一个认知镜像的产生需要具备多方面的条件，如外界刺激、感官以及对刺激进行分析的意识，只有各种条件皆具备，并且由因缘把它们和合起来，一个心识才会产生。这个过程与当今认知心理学的基本程序是相符合的，但这种认知的内涵又远远超过我们当今所说的认知。

认知的产生首先需要的是根，也就是我们的感觉器官，包括眼、耳、鼻、舌、身、意 6 种。它们是认知产生的前提，负责信息的输入，也是认知主体和客体之间的中介。有了感觉器官，还要有一定的认知对象，那就是境。境也有 6 种，即色、声、香、味、触、法。色就是眼睛能看到的，声就是耳朵能听到的，香就是鼻子能闻到的，味就是舌头能尝到的，触就是皮肤能够感触到的，法就是意根能够觉知到的。六境与六根在一定因缘条件下接触，六境就会作用于六根，六根就能对六境做出反应，而这反应就是六识。六识包括眼识、耳识、鼻识、舌识、身识、意识。六识相当于心理学中所讲的感知觉，是感官对刺激的反应。六根、六境、六识合起来就是佛教中常讲的十八界。小乘佛教也把意根和意识排除在感知范围之外，认为意根是由心脏的功能发出的。

识不能孤起，必须依根仗境才能生起，故根为识的基础。光有根，识依然不能生成，识的生成还需要与一定的外界对象相接触。根与境相接触产生识的过程可以用佛教的因缘法则来诠释。《杂阿含经》说："有因有缘集世间，有因有缘世间集。有因有缘灭世间，有因有缘世间灭。"这说明因缘是世间所有现象生起坏灭的根本规则。所谓因缘，指事物生起的各种原因和条件。因，是主要原因；缘，是辅助条件。根与境只有在一定因缘下才能结合。这种说法表明，认知活动的生起必须依赖一定的因缘。根是因，境是缘，然后根、境在某种情况下相互接触，才会生起一定的认知活动。

当然，唯识学对认知现象产生的描述与当今心理学存在不同。虽然两者都认为认知活动中必须有认知对象，但是现代心理学主张认知对象具有客观存在的真实性，认知的根本动力在人的大脑，而唯识学认为人的认知功能具有独立性，也就是没有器物依据的识。所谓的神经中枢与大脑，只是起辅助作用的根。识依赖于根，但又不是完全由它所决定的。识有其独特的独立性，是一种没有器物依据的认识功能。识是主体性的，而非识体性的，是从内在觉知中去寻找真实性的存在。二者之间存在分歧的原因在于，现代心理学注重的是身体和物质，而唯识学注重的是心识功能。

二、 认知能力的层次——三自性

三自性学说是唯识学的理论，概括了凡圣认知的不同性质，同时论证了真理的实然与谬误的因由。《解深密经》说："谓诸法相略有三种，何等为三？一者遍计所执相，二者依他起相，三者圆成实相。云何诸法遍计所执相？谓一切法名假安立自性差别，乃至为令随起言说。云何诸法依他起相？谓一切法缘生自性，则此有故彼有，此生故彼生，谓无明缘行，乃至召集纯大苦蕴。云何诸法圆成实相？谓一切法平等真如。"所谓三自性，一是遍计所执自性，二是依他起自性，三是圆成实自性。只看到了事物外在的相貌和言语上的描述，是遍计所执性；看到了事物内在的规律与联系，知晓了因缘和合，是依他起性；看到了事物中最高的真理，用平等智慧的眼光去看待世间万物，是圆成实性。

（1）遍计所执性。《成唯识论》说："周遍计度，故名遍计，品类众多，说为彼彼。谓能遍计，虚妄分别。即由彼彼虚妄分别遍计种种所遍计物，谓所妄执蕴、界、处等，若法若我，自性差别。"也就是说，普通人由于普遍观察思量而产生虚妄分别，把世间一切物区分为主体和客体，并将此现象执著为实有。然而这种认知境界只是"依名言，假立自性，为欲随顺世间言说故"（《显扬圣教论》）。一般人认知到的现象界实际上只是语言及其意义的世界，是人为设施和意识所构建出来的，并非实体。

（2）依他起性。依是依托，他是其他条件，一切事物都是依托于其他条件而存在的。《成唯识论》说："众缘所生心、心所体……皆依他起，依他众缘而得起故。"心、心所等现象的产生依赖于其他条件的存在，故心、心所等现象如虚如幻，而非固定永远不变之实在。这种存在的认知是非有非无的，它确实存在于现象界，但是又是无自性的、虚幻的，故《唯识三十颂》说"缘合则生，缘尽则灭"。

（3）圆成实性。圆满成就真实之性。《成唯识论》说："二空所显圆满成就诸法真实性，名圆成实。显此遍常，体非虚谬。"去掉妄情执著后所认知到的真如法性、事物的根本规律，知晓诸法真如、其体不生不灭。事物的真如性是绝对的，不同于遍计所执性的虚妄与依他起性的束缚，是我法二空后显示的真理。

唯识学常用蛇、绳、麻的譬喻来形容三自性在认知层次上的差异。遍计所执之人在黑夜中看到绳，则执著于外形，信以为蛇，遂心生恐怖；依他起性之人则能看到这是似蛇之绳；圆成实性之人则能透过现象认识到其本质，即绳为因缘假合而成，其本质为麻。可见，执著于事物的言语和相貌都是低级的认知，只有认识到事物的本质特征，用二空假有的观点去看待，才是诸法实相。

三、 认知功能的层次——四分说

八识在起了别、思量作用时，其诸识自体必定起四种差别，这种差别叫作"四分"。分，是分限区域的意思，也就是外界事物映现于认知主体之前的相貌形态。

（1）相分。相，就是认知对象的形相，与其本体相对应。我们脑海中形成的认知信息并不是事物的本体，而是事物的相，我们头脑中加工的是认知对象的影像，这就是相分。事物的本体存在于我们的身体之外，我们的认知器官并不能把事物的本体纳入我们的头脑中，我们纳入脑中的只是一种影像、一种投影，并不是客观实在的东西。比如，我们看一朵花，并不是把花移植到我们的头脑中，而只是把花的形象、影像纳入头脑中。又比如，一面镜子照映外物，镜子里的影像并不是物体本身，而只是一种相分。

（2）见分。见，就是见照、了别。见分，就是对所领受的感觉信息进行思虑、分别，比如对所领受的花的形象进一步进行加工、分别、定义。见分相当于信息内部加工的过程，有着经验的参与。如果说相分中的事物是外界事物在头脑中的显现，那么见分就加入了主观的理解，更加脱离了事物的本来相貌。

（3）自证分。自证分就是对见分后的信息进行再加工。相分、见分之后所加工的信息，虽然对外界对象有个比较好的领悟，但是尚不能自知见分，也就是说，我们内心作为认知的主体，并没有形成对信息的感知。相分、见分只是自动化的加工程序，像机器一样，只有到达自证分，才算是有了认知的主体，也就是说，只有到达自证分，自体才能证知自己的认识活动。

（4）证自证分。对自证分所加工的信息再次进行自证，相当于心理学所讲的元认知，也就是对自己认知过程的感知与内省。我们的信息加工过程可以受到内省意识的控制与觉知，我们可通过这种觉知来对认知过程进行感受、调整、控制，这就是证自证分的作用。

人们的认识所直接面对的并不是客观对象，而是识体上变现出来的相、见二分。自证分作为认知主体又会对相、见二分进行反思、审定，接着证自证分作为认知主体又对其本身活动进行反省和监控。因此，将这4个层次联系起来可以看出，唯识学并不是将关注点放在认识主体如何形成对客观事物的正确反映上，而是深入细致地探究认知主体的心理过程，发掘认知的实质。人的认知并不是对外界事物的直接反映，而是头脑中的影像显现，受我们主观和经验的影响，因而说"境不离识"。人类的认知活动就是由识变现出内境的过程，对内境属性的分析就构成了三自性理论。

四、 认知对象的真实性——三类境

唯识学认为，每一种心识活动都必须有认知对象的配合才能生起，反过来，依认知对象而产生的心识又会对认知对象产生认识作用。唯识学将认知对象分为三类：性境、独影境与带质境。"性境不随心，独影唯从见，带质通情本，性种等随应"，进一步完善了"唯识无境"的论证过程。

（1）性境。就是真实的、客观存在的认知对象。何为性境？从实中生，有实体用，能缘之心得彼自相。可见，真实存在的认知对象都属于性境，包括前五识所攀缘的色、声、香、味、触五尘，以及第八识所缘的种子、根身、器等。性境的特性是不随心，也就是不以人的主观意志为转移。无论如何，它都是客观存在的。

（2）独影境。就是主观颠倒而生起的影像。它不是来源于外界对象，而是独自升起的影像，故称为独影。又可分为二种。①有质独影。如闭起眼睛，遐想古刹晚钟、湖光山色。这在心理学上是一种实有物的影像重现。②无质独影。属于一种幻想、幻相，如龟毛、兔角等的假想境。这种认知对象大概相当于心理学中幻觉、幻想的内容。

（3）带质境。虽然来源于客观对象，但并不是对客观对象的如实反映，而是一种相似的认知。"带"有二义：一是挟带，二是相似。我们在认知此境时，虽然是指向其本质存在的，但变现在头脑中的相却与此境的自相不相符，而是一种类似的相貌。这种认知对象具有极大的主观性，经过我们的知识和情感的渲染以后，已非事物的本来相貌。

三类境考察的是认知对象的划分。认知的兴起需要一定的对象作为客体，这个客体可以是真实存在的外境（性境），也可以是不依赖于外境而主观生起的影像（独影境），或者是不真实反映外境的似外境（带质境）。三类境与认知四分说一起，说明了我们从认知所获得的信息与外界实物并不完全相同，而唯识学与心理学所分析的对象就是内心所获得的影像，并不是外界实物。这就从认知内容和对象上进一步论证了"唯识无境"。

总之，唯识学通过三自性、四分说、三类境、根境因缘生识等理论，从不同的角度来论证为何唯识是无境的。在我们的心识与外境的相互作用中，心识占据了主导地位，决定着其他的产生。从识的产生角度上来说，识有两大功能：缘境与变境。缘境是指识能攀缘认知对象，是生起认知的基础。变境是说识能变现出认知的境地，生出一种似外境以供我们进行信息加工。所以，在认知过程中，境是虚幻的，识是真实的，我们的内识在认知中发挥着主导作用。从认知对象的角度来说，识所缘的境就是前面提到的三类境。我们的眼、耳、鼻、舌、身、意等八识在攀缘外境时，心识与对象之间的相互作用就产生似外境，似外境不是脱离物本体的事物，而是人们头脑中显示出来的外境的影像，又叫"遍计所执境"。识为什么能变境呢？这涉及前文所讲到的四分。识的相分、见分是指识能够像镜子一样反映外物，自证分与证自证分是指识作为认知对象的转变。识相分外境并不是说心外本来无外境存在，而是说识不能真正地反映外境，因为外境是因缘变化的，人的心识也是因缘变化的，心识所反映的外境自然不是外境本身，而是识生出的境。

唯识学对心识现象生起的分析，在于描述心识的种类及心识与外境的关系，继而推导出外境皆由识所转化的观点，所以说"三界唯心，万法唯识"。"唯识无境"中的"境"，并不是否认客观事物的存在，而是说我们认知到的客观事物实质上是一种心识现象。这是对我们认知现象的又一次创新性解读，具有深远的心理学意义。

第三节　认知的超越——转识成智

唯识学把识置于人类心理、身体活动的核心地位，认为识是人类身心活动的根本所在。我们通过识完成了对客观世界的体认和感知，从而构建了世界和生命的意义。

国学大师方东美说，假使你讲唯识而执著于识，认为识是真实的，这可以说是一个根本错误的思想。唯识学最后的目的在于转识成智，所以不是唯识学而是唯智学。唯识学纷繁复杂的理论，归根到底是为修行和解脱服务的。转识成智就是指人可以通过修行把日常的认知活动转变为具有超越意义的大智慧，从而摆脱各种烦恼等负面的认知，改善自身的心质状态，进入涅槃的境界，成就圆满人格。这是唯识学的终极目标，是对人类认知的超越。

一、　为何要转识成智

佛教讲转识成智，是由对识和智的理解及其差异所决定的。前文分析过，识是一种了别、分析，表示通过对事物的了别与分解而产生认知。它有认识外界、理解外界的作用，同时也可在我们脑中变现出外境，使人执著为真。特别是经过末那识的污染作用之后，现行便永远带有主体我的性质，产生了自我中心。因此，任何识都是自我的，没有普遍性可言。另外，识把一切都执取为我的和非我，这是烦恼产生的根源，这两者在唯识学上被称为所知与烦恼二障。《成唯识论述记》云:"由烦恼障障大涅槃,流转生死。由所知障障大菩提,不悟大觉。"也就是说,识中产生的二障阻碍着人们的人格成长,克服二障,即获得佛性。

智,本义是对事、理的判断或取舍,又作"智慧",后来比较多地指断灭烦恼的精神作用。《大乘义章》曰:"慧心安法,名之为忍。于境决断,说之为智。"佛教以智与识相对。识是对世间法的了别与知解;智是指超世间的智慧,是对世界本质的直接体悟,是成佛觉悟的依据。智是对世界的把握,不在主客对立的格局中实现。智不仅包含了知识与经验,而且也包含了超经验的、超现实的人生智慧,这种智慧是指引我们摆脱烦恼苦闷、获得人格成长和精神升华的根本力量。它理解外物,不是在时空范畴下作用、理解其相对相,或理解其作为现象的性质,而是把握其本质、本性。它理解外物,不是通过思辨作用,而是通过直觉作用,即在这种智慧的直觉作用中,当下直接地把握事物的本质。与世俗智慧相比,佛家之智有其独到之处。①它是能够斩断烦恼的根本力量。烦恼来源于不正知及贪恋执著。获得般若智慧后,对一切事物的本质都已洞悉明了,自然不会贪恋之,也就不会产生种种烦恼。②它是一种中道的生活实践。为了获得般若,必须要进入中道,不执著于有、无,不采取极端的方式纵欲或禁欲,而是以一种平常自在的态度去生活。③它是一种超越言语、超越二元对立的存在。般若智慧是超越二元对立(是非、黑白)的,不能以区别是非之心去衡审它,因为它的标准不在外界,而只是一心。它也是超越言语概念的,只能通过亲身去体证。

我们日常认知活动的识没有很多美好的相状。我们的心识现象以内根为依托、以外境为条件,在内心攀缘外境时不可避免地会有贪着与爱恋,这对我们的心理造成了污染。另外,末那识以阿赖耶识为自我中心,处处以私利为重,造成了无尽的烦恼与苦闷。因此,识与智的区别主要体现在以下几个方面。第一,识是主、客二元的区别性认知,而智则是物我一体的不二境界。识是了别义,是依于根、境二分而产生的,故形成了主体与客体的区分、外物与自我的对立。智则超越主、客二元,以等量齐观的角度去审视物体,与外界融为一体的。第二,识是有污染、有烦恼的,而智是超越了烦恼无明的,是一种绝对的清净。在识的状态中,末那识的衡审思量引起了对外境的执著,以致产生种种烦恼,心处在不断的变动之中。智则进入了绝对清净的境地,已扫除外界的干扰,内心如如不动。第三,识是逻辑分析的思维模式,而智是直觉体悟的思维模式。识需要不断地思量外境,通过分析推理获得一定的信息。智则通过直觉体悟的内心修行来获得信息。第四，从功能上讲，识是为世俗功用服务的，是作用于外界的，而智是为修行解脱服务的，体现着人格的最高境界。总之，识是有分别的具体认识，有局限、有染污，是生命成长的局限；智是超分别的直觉体悟，究极、纯净，是觉悟的智慧。因此，任何发菩提心、有志于学道修行的人，只有通过把世俗的识转为超越的智，才能进入佛教修行的涅槃状态，达到人格的完满境界。

因此，我们的识并不是完美无缺的，需要被改进，以提高我们的生命境界。如何改进我们的识呢？那就是把我们具有污染的识转化成绝对清净的智慧。转识成智就是将有污染的8种妄识转成清静、无漏的4种智慧，即将前五识（眼、耳、鼻、舌、身识）转为成所作智，将意识转为妙观察智，将末那识转为平等性智，将阿赖耶识转为大圆镜智。

二、 如何转识成智

众生的生命之所以有污染、缺陷，是因为众生的一切活动都是随顺染污认知的活动，染污的认知掌握了生命方向的主动权。要想改变这一现状，就必须让生命主权从染污的认知活动中挣脱出来，必须与染污的八识针锋相对，逆流而上，只有这样才有可能导归于清净的生命世界。将作为一般认知活动的八识净化是有一定过程的，具体来说，就是通过修行，将八识转化为成所作智、妙观察智、平等性智和大圆镜智。《大乘庄严经论》指出："四智镜不动，三智之所依者，一切诸佛有四种智：一者镜智，二者平等智，三者观智，四者作事智。彼镜智以不动为相，恒为余三智之所依止。何以故？三智动故。八、七、六、五识，次第转得故者，转第八识得镜智，转第七识得平等智，转第六识得观智，转前五识得所作智。"这段话讲出了转识成智的具体概念、特性及内容。

（一）眼、耳、鼻、舌、身识转为成所作智

眼、耳、鼻、舌、身识，是指人通过5种感官对认知对象发生作用所获取的认知信息，它们可以转依为成所作智。所谓成所作智，就是成就本愿力所应做的一切事业的智慧。简言之，就是根据眼、耳、鼻、舌、身五识所得的智慧，能于十方以身、口、意三业为众生行善，成就本愿力所应做的事情。

《成唯识论》曰："彼作事智于一切世界中，作种种变化事，无量无边不可思议。如此等业，皆为利益一切众生故。"该书认为眼、耳、鼻、舌、身5种感官除了能接收信息以外，还能传达信息。成所作智在接收信息时，不会因为信息对我的利弊而舍弃、厌恶，不会产生贪、嗔、痴的心理活动。在传达信息时，主要包括身、口、意三种方式。身，就是行为，具有成所作智的行为应该是以身作则、利于他人、为善好施。口，就是言语，具有了成所作智的言语就是不恶言相向、不讥讽刺激、不责备怒骂，而是处处为善、积累口德。意，就是内心的心理活动，不仅应该在行为上为善，在内心中也要保持慈悲。

（二）意识转为妙观察智

意识是具有逻辑推理的认识能力，可转依为妙观察智。所谓妙观察智，是指在认知外境时能够清晰明了、圆融无碍，尤擅认识万法的自相与共相，且能应机说法、断惑解疑、教化众生、予人利乐。《成唯识论》这样解释："妙观察智相应心品，谓此心品善观诸法自相共相，无碍而转，摄观无量总持定门及所发生功德珍宝。于大众会能现无边作用差别，皆得自在，雨大法雨，断一切疑，令诸有情皆获利乐。"从此文可知，妙观察智主要有如下特点。第一，能够真实地认识到各种事物的真实面目。妙观察智的活动是无障碍的。第二，能够通过禅定对具体事物进行观察，了解事物的本质与活动规律。虽然妙观察智的活动众多，然而它又是专注的、不散漫的，要通过禅定状态才能体现出来。第三，妙观察智具足一切功德珍宝，这体现在能说法利生，慧辨无量上。得到妙观察智以后，思维会更加灵敏，更能抓住事物的本质，不管是在日常生活中还是在与人交流时都能灵活运用之。

（三）末那识转为平等性智

末那识是人类的自我中心所在，把万事万物归结于我与非我，但是通过修行，末那识也能转依为平等性智。也就是我们在观照一切事物时，包括山川大地、自他有情，都以平等的眼光来看待，不生起差别之心，不执著于我的得失，不执著于对于我的利益。获得平等性智的人，能摄受一切有情同于自体，具有自他生命息息相关的情怀等无私的、超然的大心境。

《成唯识论》说："平等性智相应心品，谓此心品观一切法，自他有情皆悉平等，大慈悲等恒共相应，随诸有情所乐，示现受用身土影像差别。"这种平等是对一切事物的平等，完全没有自我中心、自我私欲。佛教也列举了 10 种完全的平等性智：相差平等、领受缘起平等、离异相非相平等、大慈平等、大悲平等、随乐示现平等、敬受所说平等、世间寂静一味平等、苦乐一味平等、功德无量平等。达到这些平等之后，便能通达最清最净之境地，证得无上菩提。

（四）阿赖耶识转为大圆镜智

阿赖耶识是八识的根本，含有一切心理现象生起的种子。八识中有有漏种子和无漏种子两种。通过对有漏种子的积累和对无漏种子的体认，可以获得大圆镜智。这种智慧离弃了一切分别，清净无染，像大圆镜一样光明，可以照映一切事物的根本道理。《大乘庄严经论》对此智做了详尽的描述，云："镜智缘无分，相续恒不断，不愚诸所识，诸相不现前。"大圆镜智具备4种特性：①镜智是从整体上把握对象，在空间上不做任何分别，"于一切境界不作分段缘"；②镜智在时间上不分过、现、未，相续不断，"于一切时常行不断绝"；③镜智在认知上正确彻底，没有一丝愚昧，"了尽一切境界，障永尽"；④镜智的相状微细难知，是圆满无分别的认识。

《成唯识论》云："此心品离诸分别，所缘行相微细难知，不妄不愚一切境相，性相清净，离诸杂染，如大圆镜现众色像。"此智像大圆镜般如实清净地反映着宇宙万有，包括平等性智、妙观察智和成所作智。八识可转依为四智，八识、四智二者相互呼应、相互对照。八识是人类认知的一般结构，而四智是解脱者所具有的认知特点。成所作智有利于世俗功用；妙观察智是圆融地认知整个世界；平等性智是克服自我中心性的法宝；大圆镜智是以上三智生起的根本。把认知转化为此4种智慧，便能如实地把握宇宙人生的规律，达到涅槃的境界。

三、 转识成智的过程

转识成智是一个人人格境界、精神层次成长的过程，要获得圆满的智慧，就要经过长期艰苦的学习和修行。一般认为转识成智的修行可分为5个阶段：资粮位、加行位、通达位、修习位和究竟位。

（1）资粮位。积聚修习佛法的资粮，指在初发菩提心时修习布施、持戒等种种善行，以获得福德和智慧作为修道的资粮。也可以说，资粮位就是在外部行为上行善好施、与人方便，积累善的功德。

（2）加行位。指见道之后倍加修习，坚定信仰，铲除疑惑。加行位又包括煖、顶、忍与世第一法4个等级。煖位指修习四寻思观（名、义、自性、差别），了解到宇宙万物离开识本身都是不存在的，也就是"皆自心所变，假施设有，实不可得"。顶位对上述看法的理解达到极致。忍位就是确认、理解、顺应、认可这种宇宙真理，获得如实之智。菩萨在发如实智时印可二取皆空，达到异生有漏法中最胜故，为世第一法位。越过这一阶段，就为出世间法。

（3）通达位。即能够以无分别智体会真如之理，得见中道。这一阶段的菩萨"为断除障，证得转依，复数修习无分别智"，能够断除烦恼、所知二障，从而舍弃虚妄的心识。

（4）修习位。指成就无所得的空，证得不可思议的大智慧，达到出世间智。此阶段修十胜行、断十重障、证十真如，真正达到欢喜、无垢、无我的大涅槃境界。

（5）究竟位。即究竟断惑证理的无学位，也就是不属于任何境界、任何层次，但又在任何境界中来去自如。不可说有，不可说无，是为究竟。诸漏永净、清净圆明，是为无漏。获得成所作智、妙观察智、平等性智和大圆镜智，可成就无上菩提。到究竟涅槃，转识成智的过程也就圆满完成了。

唯识宗五位说糅合了原始佛教与中观派对人格阶段的基本思想，着重从识的消退和智的获得方面来考察一个修道者的人格发展历程。首先，五位说更详尽地考察了圣者境界的层次与内容，通达、修习、究竟三个阶位层层递进，环环相扣。其次，五位说用智慧来衡量人格发展的层次，并着重区分出有漏之智和无漏之智。最后，五位说既强调识的重要性，又倡导中道无分别之观，更糅合了原始佛教涅槃菩提思想，是一种综合性的人格阶段观。

第五章　心质与心量

第一节　意念与心能

近 30 多年，随着西方医学的发展，泛自然医学应运而生。泛自然医学包括分子医学、量子医学和心理生理医学等，分别从物质、能量和信念 3 个层面揭示了人体生命活动的规律和实质。能量医学的原理源自量子物理学，量子物理学认为，宇宙的能量以光、声、电、热、动、磁 6 种表现形式源源不断地产生着，无处不在，无时不有。宇宙磁场组成了宇宙的万物，宇宙的万物都是能量在磁场的作用下构成的。人是自然进化的产物，因此人体自身也存在着这 6 种形式的能量，人体不断地发散、吸收及传导能量频率波，且生命借此生生不息。

能量的概念颇类似于中国古代哲学和中医学所讲的气。中国古代哲学将宇宙中原始混沌的状态及存在于其中的能量称为气，中医学也认为百病由气生、治病之根本在于调气。能量医学是一种治病求本的医学，它将宇宙、自然和人体的能量有机地结合起来用以调理人体，从而达到人体自身能量平衡，人与自然、宇宙之能量相和谐的状态，达到天人合一的健康状态。

那么，在生活中，我们应该如何使用能量，让我们的身体更健康、生命更强大呢？

一、意念磁场的神秘性质

我们意念的产生会传递出一种能量频率，形成能量磁场。

意念磁场可以作用于人的身体功能磁场，也就是说人的身体状态与心理意识存在着紧密的关联。我们身体是由器官组成的，器官又是由数以亿计的组织、细胞、水（或者说体液）组成的。实验研究发现，细胞、水等物质都是有记忆的。美国亚利桑那大学心理学家加里·施瓦茨（Gary Schwartz）把接受器官移植后的个体产生的记忆、性格、爱好及某些行为的改变称为"细胞记忆"。他的研究证实，至少有10%的人体主要器官移植患者，包括心脏、肺脏、肾脏和肝脏移植患者，都或多或少地保留了器官捐赠者生前的性格和爱好，还有些人甚至继承了捐赠者的智慧和天分。加里·施瓦茨教授认为，人体的所有主要器官都具有某种细胞记忆功能。关于水的记忆，可见于日本江本胜博士（Masaru Emoto）著述的《隐藏于水中的信息》一书中。该书通过大量的水结晶图片向人们充分地展示了水有记忆，正、负不同的能量对水分子有不同的影响。"爱"字以及带有正能量的音乐、画面、语言、文字、颜色等，皆可使水分子呈现完整的六角形雪花状结晶；而"恨"字以及带有负能量的音乐、画面、语言、文字、颜色等，则可使水分子呈现出变形的、扭曲的、不完整的圈状，伴有散在的点状结晶。该书提到，对于采于严重污染的湖泊的水标本，通过祈祷发放正能量后，它的结晶可由原来的扭曲和不完整的圈及点状变为丰满、完整及美丽的雪花状。如果用能量心理学的术语来解读江本胜博士的发现，可以说：水有记忆，水有情绪。作为体液约占体重60%的人体来讲，体液是情绪记忆的一个重要载体。因此，关于身心关系，我们可以做出这样的推论：不同的能量波刺激人体可产生不同的情绪记忆，这些记忆像录像或照片一样被存入人的潜意识中，同时也被长期地保留在人的体液和细胞中，进而会对人体的器官功能和健康状态产生影响。

意念磁场可以产生力的作用，这就是意念力。意念力的效果等同于物理范畴的力的效果。不同的意识层级有不同的能量指数，对人体的影响也自然不同。医学博士大卫·郝肯斯（David Hawkins）在《能力与强力》一书中公布了不同情绪的能量水平，将能量等级通过肌肉测试划定在 0 ~ 1000 的范围：0 级为死亡的人，没有情绪；羞愧耻辱的能量指数为 20，悲伤的能量指数为 75，恐惧的能量指数为 100，愤怒的能量指数为 150，骄傲的能量指数为 175，宽容的能量指数为 350，爱的能量指数为 500，和平（或平和）的能量指数为 600，开悟正觉的能量指数为 700 ~ 1000。负面情绪的低能量可以成为致病原因，它对人体的影响不仅仅限于无形的、功能上的，亦可以是有形的、器质性的，甚至有时可以置人于死地。高意识层次的能量则有愈病能力，它拥有足够的智慧和能量去寻求健康，甚至无须高科技医疗行为的介入。

当两个意念磁场同向时，较弱的意念磁场会和较强的意念磁场产生共鸣，从而使得两种磁场达到同频共振，使两种意念磁场同时得到增强。所以，当两个志趣相投的人在一起谈话时，会越谈越开心，越谈越兴奋。当两个意念磁场方向不一致时，较弱的意念磁场会被较强的意念磁场吞没，较强的意念磁场也会因为反方向的磁场而被弱化。所以当两个志趣不投的人在一起时，两个人都会觉得浑身不自在。人的意念磁场会相互产生干涉作用，任何意念磁场的干涉都会形成感觉，直接反馈给人。这正是我们所说的气场，以及气场给别人的影响。当两个已经建立心理联系的人中的一个人向另一人发送脑磁波时，则另一人会接收到该脑磁波，发讯者和收讯者的脑磁波会出现同步化现象。意念磁场可以影响随机事件的发生。意念磁场能够吸引和意念特征相一致的事情、环境和人群。也就是说，你关注什么，就会将什么吸引进你的生活。任何你给予能量和关注的事物都会来到你身边，不论你关注的是好的还是不好的。

一个人思考的专注力越大（如修道、冥想），欲望越强烈，那么他的意念磁场的强度就越大，意念力也就越强。

二、 能量对疾病治疗的影响

生命体是由最基础的细胞构成的，能量强则细胞活跃，生命体自然充满活力。能量弱，则细胞活力衰减，发病的概率就会增加。

禅修对疾病的治疗，是通过在禅修状态下激发人体能量的愈病力来实现的。禅修强调心要清静，防止起心动念，这样就极大程度地减少了能量的消耗，使身体处于高能量的状态之下。禅修者之所以能以内观修行治愈疾病，按佛教的说法，是因为内观修行所修得的生灭智或更高的内观阶智。这种智慧使禅修者具备强而有力的七觉支法（也称为"涅槃原素"），七觉支法可引生好的、健康的色法，取代不好的、坏的色法。更形象一点的描述就是，觉支法与禅修者内在的不净及毒素发生作用，并在冲突与交争之后，最终战胜疾病，使内在的不净逐渐消失，身体得以痊愈。即使尚未达到生灭智，当禅修者的内观定力增强时，禅修者也可能感受到病情趋向缓和。这就是为什么正念禅修在治疗心血管性疾病、肿瘤、心理疾病等方面会取得如此显著的疗效。

还有一些德高望重的老中医，有着菩萨一样的心肠，病人到他那里，还没看病，还没吃药，就感觉病已经好了三分。为什么？这是因为老中医这种充满祥和之气的能量场让病人感到心情舒畅，心情舒畅，病自然就容易好了。

身体发生疾病，大多是因为经络不通。经络不通，从根上讲，其实就是心里有障碍。心有一处不通，则身体就会对应有一条经络堵塞。心是掌管信息的，而信息和能量是不可分割的，故能量通道堵塞了，首先要从心来调整。那么什么东西会堵塞我们的心呢？怨、恨、恼、怒、烦，贪、嗔、痴、慢、疑，就是堵塞我们清净内心的罪魁祸首。我们要解除身体的痛苦，首先就是要解除内心的罪恶，保持一颗无私无欲的清净心。

当我们生病的时候，心中也应该观想如何能够重获健康，而不是感想如何去治那个病。想不生病和想健康表面上看是一回事，其实完全不同。想如何健康，那就会很快健康。总是去想吃哪个药能治这个病，总是担心失去健康，想疾病会如何如何，那就可能永远被那个疾病缠绕。为什么？因为载有那个疾病信息的能量，会被心中所想的那个疾病信息吸引，就会总是被这些不良的信息包围。观想健康，心中所获得的能量也是积极向上的，疾病的信息就会在不知不觉中消退了。

三、 如何拥有无限的能量

我们要如何才能提高自己的能量呢？当充满欢喜心、慈悲心、包容心的时候，时空的能量会源源不断地流入身体；当打开智慧之门，法喜充满的时候，获得的能量将超乎想象；当一个人真正发一个大的善愿后，便会在瞬间得到无限的能量。反之，当内心充满怨恨、恐惧、无奈、嫉妒、烦恼、虚荣的时候，能量就会迅速流失，甚至加速人的衰老与死亡。

智慧也是一种能量，而且是一种高级的、看不见的能量。一个人能力的强弱，取决于他的智慧。这就是伟人有那么大的号召力，做事能成功的根本原因。他们的内心蕴藏着无穷的智慧，他们心念一动，就会调动大量的能量来帮助自己完成想要完成的事业。智慧的能量需要我们在极虚、极静状态下才能获取。一个人若静不下来、虚不下来，那就没有什么大智慧可言。另外，一个人拥有的能量大小也往往和他的心量成正比，心量有多大，他能吸取的能量就有多大。能量越大，则能力就越强。

所以，无论何时何地，我们都应该明白心念的重要性。善念能感召健康和吉祥，恶念能感召疾病和灾难。修行善的心念，就是让自己健康长寿、快乐幸福、增长智慧，让内心充满祥和，建造一个充满祥和的能量场。

第二节 看破、放下、自在

一、放下执著

关于放下执著，有一个佛学小故事，简述如下。

唐朝李翱拜访南泉禅师，问道："古时候，有一个人，在一个玻璃瓶里饲养着一只小鹅。后来鹅渐渐地长大，却没有办法从瓶中出来。这个人不想把瓶打破，同时也不想伤害鹅，请问禅师，假如是您的话，要怎么办？"

这个时候，南泉禅师突然叫道："李翱！"

李翱自然地回答道："在！"

南泉禅师微笑地道："出来了！"

李翱马上开悟，即刻向南泉禅师施礼答谢。

这个故事叫"南泉救鹅"。李翱提出的这个问题，说明他对这个问题的执著。换句话说，是他的自我被框着，不能出来，他自己就是那只被困在瓶中的鹅。南泉禅师唤他，使他回到自性上来，因而禅师便说"出来了"。回到自性，就是破除对现实外相的执著。放下执著，放下妄想，才能获得解脱。所以，李翱受到启发，顿时开悟。

人的自性本是天真自然，无染无缚的，只因妄自分别，终日为名利枷锁所囚，即如瓶中之鹅，何能安然而出？只有认识自我，明白自性本来清净无染，逍遥自在，才能跳出烦恼的深坑，重获自由自在的生活。

怀海禅师有一段精妙的论述："一切诸法，本不自空，不自言色，亦不言是非垢净，亦无心系缚人。但人自虚妄计著，作若干种解，起若干种知见。若垢净心尽，不住系缚，不住解脱，无一切有为无为解，平等心量。对于生死，其心自在，毕竟不与虚幻尘劳、蕴界生死诸人和合。迥然无寄，一切不拘，去留无碍，往来生死如开门相似。"怀海禅师的这一段话是对安心的阐释。人的忧愁、恐惧来自"虚妄计著""若干种解"与"若干种知见"，若放下头脑中的东西，平等心量，去留无碍，回归自然，我们的心灵也将会回归自在。

生活在尘俗世界的我们总是被太多的外界东西所束缚，我们放不下名利，放不下金钱，放不下事业，放不下爱情，放不下身家，放不下虚荣和面子，内心永远被各种枷锁和桎梏缠绕，在黑暗中轮回挣扎，不得自在和轻安。然而，这一切都应该放下。我们内心里那些执著的东西、在乎的东西、挂碍和放不下的东西，都应该被全部清扫出去。因为你所在乎的那些东西就是你的困扰，你所执著的东西就是你的障碍，你所渴望得到的东西会把你变成它的奴隶。当你把这些东西统统从内心深处清扫出去的时候，你会发现这个世界异常美好，你的人生会变得非常开阔，你会发现来自生命本身的真正的幸福和快乐。

就像我们常说的拜佛也是一种放下，拜佛可以让我们获得轻松和舒适，放下许多自己所把持的人性的软弱。放下自我的执著、虚妄和傲慢，在形于内的敬畏和形于外的拜忏中，你会发现生命崭新的意义和智慧。

二、忏悔

佛医教导人们解脱之道有 3 句真言：忏悔，清净当下思绪心念，净化我执；宽恕，彻底忘记过去经验，原谅自他；大爱，敞开心灵拥抱未来，以心去爱。这 3 句话是解脱之道，是无上甚深的教义和真理。遵循这 3 句话，深入践行，持之以恒，就能明心见性，超脱生死轮回，得大自在。

佛医修行忏悔，就是要修正转变思维记忆中不如法的错误观念。忏悔，即用当下清净的身心如实地坦承内心贪、嗔、痴、慢、疑的妄念和习气，将自己袒露在真诚的、纯然无造作的心性中。因而，忏悔是向纯洁的信仰忏悔，向威严的真理忏悔，向信任我却被我蒙蔽的朋友忏悔。通过虔诚的忏悔可以消业障，祝愿所有无始劫来你身边的冤亲债主、伤害你的人和你伤害的人，因为他们都是与你有缘的。忏悔还可以破除两种生死障碍：第一，所知障，也就是人类的意识思维、记忆观念；第二，烦恼障，即人的心灵觉知与体验感受。

那么如何忏悔呢？我们应该深刻地忏悔自己的傲慢、我执、贪婪等罪恶，直面自己的虚荣，将内心中卑鄙、胆怯的感受坦诚地暴露出来。当这些习气和感受慢慢地被暴露出来后，它就不是你的了，你否定了它，它就无法控制你了。最终你会发现，自己的心会在忏悔、出离中得到清净。六根色尘清净了，意识思维就不会再相续，内心的体验觉受也会随之消散。现实的自我慢慢消失后，内心深处的光明就会如同虚空般广袤，明亮如同太阳般的觉性就会展现，这时你就会发现，那些攀缘的妄想、习气和欲望在觉性光明中，不过是如同沧海上的一粒气泡。

三、 宽恕

宽恕，是指清净自心，理解所有伤害我们的人。我们所有的修行皆以宽恕作为基础，以包容作为精进，以理解增长智慧，以忍辱作为功德。宽恕是指宽恕过去的一切罪恶，原谅伤害你以及你伤害别人的所有情绪体验，彻底遗忘曾经的一切经历，不留纤毫痕迹。"去爱你心中的敌人，要知道，任何敌人，皆是心性中仇恨情绪所幻现，觉知的错愕，显现出爱与恨。仇恨的心投射仇恨的相，犹如海水泛起的波浪。敌人与你的仇恨，原本是一体，爱你的仇敌，就是宽恕你自己。消散了仇恨的浪花，安抚觉知的错愕，宁静平和的情绪，那就是我。"

有时候我们恼怒、怨恨，百死不悔地想报复，这往往是因为心灵造就的业在牵引你的神识。要宽恕自己的痛苦，原谅别人的过错，让心灵彻底放弃对于自己的珍爱。当我们不再去向其他人索取，你就会发现内心的自由、清净、理性、独立，你会体谅一切人、宽恕一切人。因为你是一个付出者，而不是索取者。内心对世界和他人有所索取之人往往都是虚弱的。只有克制住自己的需求，彻底地放弃自我的虚荣，才能够看到他人的疾苦，理解别人的烦恼，这就是修行。珍惜生命中与我们相遇的人，无论是兄弟、姐妹、夫妻，还是对手、仇敌等，他们都是与我们有缘的人。

一切善缘恶缘，皆是我们成就解脱的助缘。为什么这么说呢？因为我们宽恕自己与他人，就是在修行忍辱。佛经云："若起瞋恚，自烧其身；其心噤毒，颜色变异；他人所弃，皆悉惊避；众人不爱，轻毁鄙贱；身坏命终，堕于地狱；以瞋恚故，无恶不作。""忍者如宝，应善护之。如是忍者，能破瞋恚；正法忍光，犹如炬火，能灭瞋暗，如盲者眼；贫正法者之财贿，除邪见之贫穷；犹如父母，利益其子。"《正法念处经》道出了能忍之人的5种功德：①不诤不怼，此初功德；②一切无能偷盗其物，此二功德；③一切人爱，此三功德；④多有悲心，此四功德；⑤身坏命终，得生善道天世界中。《佛说轮转五道罪福报应经》亦云："为人端正，颜色妙好，辉容第一，身体柔软，口气香洁，人见姿容，无不欢喜，视之无厌，从忍辱中来。"可见，修行忍辱是一件有殊胜利益和功德的事情，它让我们变得更加的慈悲与宽容。

唯有看破世态的虚妄和无常，才能破除自心的晦暗无明。放下了，心就自在了，胸怀也会变得豁达和洒脱。我们应该有这样的一种气度和境界。

第三节　大　爱

　　爱，即人类主动给予的幸福感，是指一个人主动地以自己所能，无条件尊重、支持、保护和满足他人无法独立实现的人性需求，包括思想意识、精神体验、行为状态、物质需求等。爱的本质是无条件地给予，而非索取和得到。爱是纯正的正义。爱是对喜欢、认同、尊重的高度升华，不同层次的爱对应着不同层次的感受和结果。

　　爱，是这个世界的灵魂，是一种生命现象，属于整个生命系统。因为爱，我们才觉得美好，生命才拥有了智慧、期待和求索。爱，出自心灵，出自本然，是生命最美、最自然、最渴望的情愫和状态，是一个生命对另一个生命或事物的珍重、眷顾和牵念，是对世界的怜惜和悲悯。

　　我们常说的爱包括父爱、母爱、爱情、友爱、亲情、博爱等情感。爱在文化、艺术、哲学、宗教等领域都是一个普遍而永恒的主题。爱是一种善行，一种慈恩，是无我、是理解、是宽恕、是包容、是奉献、是忍耐、是谦让。爱的表现应该由近而远，善的行动应该由小而大。爱与善都必须由内而外，由自己而别人。爱的范围以自己为中心点不断地扩大，从自己、家庭、亲戚朋友这个圈子，慢慢扩展到国家、社会、地球上的一草一木，以及山河湖泊。一切的生命物质都是我们应该爱护的对象。

　　佛教是充满了利他精神的。释迦牟尼佛为了拯救众生的苦难、度化众生的心灵，毅然舍弃了释迦族太子的身份，舍弃了世人欣羡的富贵和名位，踏上了追求真理的道路。这是一种多么伟大的慈悲，多么超然的胸怀。菩萨为了利益无量众生，使一切众生得到真理和究竟解脱而修行，如阿弥陀佛发四十八大愿、药师佛发十二大愿及普贤菩萨行愿等。圣人以无我无畏的菩萨道慈悲众生，为了究竟佛法圆满智慧，为了利益众生离苦得乐和救赎无明众生，去行施大菩萨无限的智慧和光明觉性，把利益众生作为成就证悟和圆觉的法门。

　　佛教的所有修行，从根本上来讲，都是基于利他慈善精神的。大乘佛教讲布施，布施是六度万行中的第一条，包括布施饮食、医药、钱财、书籍、玩具、衣物等，但凡大众有需要的都去布施。布施有 3 种。第一种是法布施，即以清净心为人宣说如来正法，令闻者得法乐，资长善根之功。第二种是财布施，此又分两类，一是内财施，即以自己头目脑髓，以至整个色身施于众生，如释迦牟尼在因地中行菩萨道，曾割肉喂鹰、舍身饲虎；二是外财施，即以自己所拥有的衣食财物施予有情，令彼不受饥寒的痛苦。第三种是无畏布施，即众生若有种种灾难怖畏之事，能够安慰他们，帮助他们免去内心的怖畏。

佛教的本怀是大爱和无私。释迦牟尼佛说："诸恶勿作，诸善奉行，自净其意，是为佛教。"我们在依法修行时，千万不能忽略了爱的力量。如果心中无爱，虽然身心逐渐清净，内心圣境逐渐彰显，但是因为固守自我心地境界的安定，从而对于人间越来越冷漠，看待事物，总是以因果论去衡量，恒定世间对错，也不自觉地用善有善报、恶有恶报的理论来回避现实，其目的还是在潜意识中不自觉地维护切身的利益。如果是这样，那就真正走向了最大的偏见和误区，与佛教精神背道而驰了。修行之人不应该修行成为冷酷的机械。修行的目的在于修一颗无私的、奉献的心，看到心灵的真爱和大爱。作为一个追求真理的人，不应该将真理束之高阁。真理绝对不会凌驾于众生灵魂之上，真理永远在平凡普通的真诚、包容、理解、接纳中呈现爱的纯美。佛教让我们认识自心，并不是让我们回避社会的矛盾。真正的大德高僧，一定是在人间展现慈悲善良心地的大善人。心中装着他人，能够切身利益他人，唯独不考虑自身的人，就是真正的神灵。或许他尚未听闻究竟佛法，不能明心见性，可是无我慈悲的心已经是证无我空性的大菩萨。

一个心中有大爱的人，他的心量也必然是"心包太虚，量周沙界"的。心量大，他的愿力就大。愿是心之所至。愿力大，则心中所愿之事都能心想事成，人生的成就也就越大。所以我们修行博爱之心，就是在增长自己的功德和福慧力。爱是无私的、纯洁的、温暖的，是通往天国的光阶。爱能够战胜死亡、扭转因果，能够照亮灵魂的黑暗，驱散心灵深处隐藏的魔鬼。我们应该以爱的名义善待世界、包容世界，让大爱的长明灯永远照亮人间！

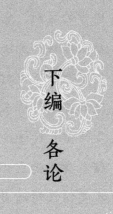

下编　各论

本书的下编着重介绍佛医心质学的现实意义，即如何运用佛医的观点去认识和调节心质。为了让读者更好地理解心质的概念以及心质和生活的种种联系，本部分第六章将讲解人类的异化现象及其诱发机制。只有在理解异化的基础上，才能明白研究心质和心质驯化的意义。异化是伴随着人类实践产生的，是意识在其本体面前茫然不知的状态，也是人类改造自然过程中新意识的产生和旧意识的更新时所不可避免的现象。异化是人类无知地高度设计自己的过程，同时也是自我保护的机制。异化现象没有退步和进步的区别，它是人类认识自然和改造自然过程中的"守恒定律"，具有事后认知性，无法预测、无法预警。当然，若能够割离异化现象，便也会导致平衡状态被打破的结局。但是我们可以通过驯化心质、改变认知的方式减弱异化带给人类的负面影响。本部分第七章将介绍异化产生的原因和人类情绪。情绪是自然选择赋予人类的保护机制。为了保证应激的迅速，情绪本身不受意识和思考的管控，这种特质也是情绪引发人类异化的原因。人类信任情绪并容易迷失在情绪中，对此，我们需要做的不是抹杀情绪，而是认识情绪。情绪产生的原因是诱发人类体验，但是伴随着社会化的加深，人类逐渐去野蛮化，便逐渐在情绪后和体验前进化出一种用思考判断的能力，这本身就是一种异化过程（异化了情绪的保护机制），但却是一种人类社会的进步。其中的矛盾点在于：第一，人类在这种理性的思考过程中容易弱化情绪自我保护机制的作用，也就是认识不到我为什么要产生情绪，同时人类在这种理性思考的过程中建立了游戏规则，也就是法律和规矩；第二，由于这是理性而非感性的过程，人类本质上无法用理性克服直观感受，这也就带来了所谓的情绪失控。我们将在第七章和第八章着重研究和探讨这两点矛盾，在第七章讨论情绪，在第八章讨论在认识异化和情绪的基础上佛医心质学的现实意义，同时提出了假情绪的产生原因和意义。虽然情绪不是心质，但在探讨的过程中我们发现，心质变化既包括初生的未经改变和驯化的原始状态，也包括异化后的结果状态，当然还包括无数个无定型的中间状态。当然，这样描述只是为了更好地表达，事实上心质不容易被分割，它是那个决定"你是你"的东西。驯化心质会让人跳出自己的立场来看问题和看世界，让人不仅明白这个身体是我，还明白谁是我。所以，驯化心质会起到调控情绪的作用，也就会解决现代社会中的某些情志疾病。心质来源于先天，遗传决定的那一部分心质则决定了情绪的先天主题，如果后天不去认知心质的存在，也不对其进行干预与驯化，那么被放任自由的心质也许会导致心理疾病，甚至反社会行为的产生。所以，人有必要像认识自己的身体一样认识心质，有些人清楚地知道自己怕冷或者容易上火，但并不一定清楚自己愤怒或者悲伤的由来及程度。当你明白异化的社会存在的问题和情绪是异化的诱因之后，你将会接受心质的观念，从而理解心质驯化的重要性。第九章是在第八章的理解基础上，结合佛教的体用观点，讲述如何从佛医的角度着眼，帮助解决超越身体层面的非健康或非平衡状态。之后的第十、第十一、第十二章从佛医实践的角度出发介绍心质驯化的主要方法，即四念处、八正道、九疗和七明。

第六章　心质与自我

第一节　西方学者关于自我的认知

在黑格尔的异化概念中，观念正是通过对象性的异化过程使自己具体和丰富起来，实现对其自身的否定之否定，从而在超越了对象化的必然性之后进入"自由王国"的。对黑格尔来说，异化概念等同于对象化、外在化或外化。它是观念自我否定和自我发展的逻辑路径，精神或者观念"外化它自己，在这种外化过程里把自己建立为对象，或者说把对象建立为自身，自我意识同样又扬弃了这种外在化和对象化，把它收回到自身中，因而在它的异化里就是自己本身，这就是意识的辩证运动"。也就是说，意识为了显现存在价值就必须对象化、外物化，而在对象化了之后，具象的意识再重新回到意识里，成为意识自身。黑格尔用意识的双重否定解释了意识形成的辩证运动，从积极的方面来看待异化，但异化并不完全是观念的肯定与否定、意识的外化与复归过程，它还包括对象和意识的辩证统一中引发的人类内在世界的改观。意识螺旋上升式推进，导致人类价值观、审美观和世界观的不断推翻和重建（保守一点说是修葺）。这也是黑格尔哲学的矛盾之处，他用过于抽象的概念去解读人类本质的异化或外化，虽然证实了意识或者精神是在从抽象到具象、从具象到抽象不断运动着的，但是却割裂了人类的内在世界和社会，也就忽略了意识的思辨运动的价值。人类需要用对象化过程去定义世界，去跟世界产生联系。黑格尔认为，感性的具体存在物，只有作为概念存在于意识中才能获得具体的规定性，才是真实的存在。一个事物，一个现象，虽然它客观地存在着，但是如果不和人的意识发生关系，它就不能构成知识，那么，它只是一个自在物，而并非真实地存在着。这种认识带着浓重的唯心主义色彩，但并不影响我们对异化概念的阐述。异化是建立在外化的基础上的。外化是意识自我丰富的过程，在这个过程中有对象化和规定性，再自我扬弃回归到意识自身。异化即"意识面对着自己，变成了谜，它的活动的结果，在它自己的面前，不再是它的活动了"。

书读此处之时，请你放眼你所处的环境，除非你是一个探险家，否则你读书的地点应该在图书馆或者书房、教室里。我的意思是，置身于人类改造自然的成果中，带着你所处环境与原始人所处理的有何不同这杆标尺来观察，你会发现桌椅板凳、书本背包、笔记本电脑都是人类智慧的产物，蕴含着人类的意识。我们创造这些平常之物的动力源自我们实践后意识到的问题，这便是意识的外化。我们清晰地知道创造他们的初衷。再比如，人类将意识对象化，创造出了一种工具——刀，但现在这种工具却对人类自己产生了威胁。创造刀具的初衷不是用于自杀，而是用于防卫，现在这种用刀具伤害人的行为被明令禁止了，这说明意识没有异化，因为人类本身能够控制自己对刀具的认识。我的举例是层层递进的，下面再来讨论费尔巴哈用尽一生心血想要探究的人的异化——上帝。简单来说，没有一个基督徒否认上帝的存在，也就是说没有否认上帝而又信仰基督教的人。费尔巴哈认为上帝的存在是人类的异化，人类通过想象力和幻想来解释历史发展过程中的一切超出人类认知的现象，在这种情况下，人类用想象力创造出了上帝。很显然，这样做的初衷应该是获得一种慰藉或者对未知的内容进行解释，但是上帝却反过来控制住了人类，换句话说，虔诚的基督徒往往因为听命于上帝，而放弃了对人类本质的拷问。虽然信仰在某种意义上有助于社会的稳定，但听命于人类异化出来的虚无是非理性的，这便进一步使意识在现实活动面前变得"虚无化"。再举一例，对于演员来说，"演戏是假的，情感是真的"这句话并不矛盾，这就是演员存在的意义。人类为了愉悦自己创造了文学戏剧作品，这里的愉悦是广义的，是共情的基础。演员在预设情境里所做的没有社会学意义的活动，也可以被称为一种实践，这种活动仅仅是作品的一环。现代社会愈演愈烈的追星活动可以说也是一种异化，大部分人的愉悦感来自演员的人设，而不是现实生活中的演员本人，而这个人设的成立是建立在演员的营造和粉丝的幻想上的，粉丝迷恋上了自己的幻想而模糊了演员存在的本质意义，这无疑也是非理性的。

上述皆是人类在外化自己意识的过程中自我阻断了意识的复归过程的行为，都可以理解成人类的异化行为。简言之，创造初衷的自我放弃，意识的对象回归到意识本身的过程被截断，意识在对象化的意识面前消退便是人类的异化。当然并不是所有的异化行为都是消极的，黑格尔的哲学对异化积极面进行阐释，认为意识的扬弃和复归是社会进步的动力；费尔巴哈则是从异化的消极意义上进行思辨的。

异化还有更隐蔽的行为，这种隐蔽趋势特质是由人类的社会存在和生理需求决定的。人的社会性是建立在生产合作的基础上的，人类社会由个人生产过渡到合作生产，是以人获得了利益为前提的。保有劳动产品是一种情绪诱因，可以让人产生安全可靠的情绪，到了后期，经过实践和思考，还会让人产生高兴、幸福和满足的情绪，所以在情绪的驱使下，剥削行为就产生了。当生产资料属于社会上的少部分人时，阶级也就产生了。劳动产品竟然与劳动者处于对立面上了，也就是说劳动者得不到劳动产品，但是会有"相应的"报酬，这样马克思所说的劳动异化就产生了。所以我们有必要来分析一下劳动的本质：合作带来利益——合作劳动——劳动产品增量、加倍——饱腹带来安全感——幸福满足——占有欲——通过占有生产资料、控制劳动产品产生剥削——劳动产品与劳动者异化。很明显，最初的劳动只是为了生存，而剥削和阶级产生后，社会联系趋于紧密和井然有序，劳动本身也变得更加有效，这不是一种褒扬，而仅是对规则形成过程的阐述。这个阶段个人的权利和义务趋于相对的对等，但是从根本来说，这个异化建立起的根基却是不和谐的，这个异化不仅仅是意识的外化或者说对象化，而是一种对象化后的意识与本质疏远的过程。也就是说，对象化的意识重新回归到意识本身的过程中有阻断，这个阻断就是人类自己的情绪。其实，情绪的产生、存在与表达都与人类的利益有直接关系，都是利己的。合作劳动建立在交流之上，人类通过创造语言、动作和表情进行交流，感受刺激所产生的认知和想法的表达方式就是发出不同情绪信号，产生不同的生理反应（表现在心率、出汗、体温、血流速度等上）、肢体动作和表情。比如最早的合作关系一定是建立在平和友好的情绪架构上的，不然根据自然选择的原理，合作就形成不了，人类也不可能社会化。再者，愤怒和恐吓的情绪也是如此，用愤怒的表达来阻止外界的干扰，从而促进有效合作或者保护人身财产安全。

可以说情绪的产生和表达是产生异化的原因。在意识输出的过程中，也就是在意识对象化、外化的过程中是伴有情绪的输出的，情绪就是这一过程的外在表达状态。在对象化的意识复归的过程中，这种原本利己的情绪表达就出现了两种作用机制，在利己的前提下，也促生干扰。比如人类意识外化产生上帝，人类在上帝的庇护下无比安心，这种情绪是利己的，但同样这种情绪也加速了上帝的异化，因为安心、愉悦、自慰、寄托这种情绪的膨胀会衍生出无比信任。同理关于偶像的产生，符合审美观的外表和才华横溢是你意识的对象化，而如果没有情绪，这个对象化的意识复归后，你将把偶像定义成让人身心愉悦的事物。反之，人类创造了核武器，如果不是产生核武器杀伤力的事实引起情绪的自动评估系群变化，人类就不会谈核色变。这些异化都是建立在情绪的作用机制上的。

第二节　佛教中的我

我是人类最理所当然的情感，人类创作使用我去界定其他情感。不论是在书面上还是在口头上，如果没有作为主语的我，似乎就无法捕捉由这个有机体发出的动作和情感，只有在自我感的基础上，人类才能感受和感知。我是不言自明的，通常没有人会刻意去学习如何成为我。动物有分辨物我的本能，而人则不仅仅停留在分辨的层面，人类理所当然地把自己置身于食物链之外，由此便足以见得分别心之深。对于婴孩，这种我执并不是功利性的，而是俱生的动物本能。不了解社会法则的婴孩在区分人我的时候可以遵循心中真正的喜好，有奶就笑，没奶就哭，烦恼不住，因为此时婴孩还未进入社会，还未与社会联系，而人一旦有了社会习性，便开始与最原始简单的自由属性背道而驰。

我的执念是在受到社会的熏陶之后自然升起的感觉，生活实践和体验让人不得不寻找生存空间，而又不断产生欲求。世界上很少有人能享受冯虚御风、遗世独立的感觉。社会熏习了人群，让人固执地认定世间只有那一小部分是我，无论是身体层面的，还是思想层面的，我只是自然界中渺小而无力的存在，所以我需要跟和我一样的人去发现问题、解决问题。于是人类就编织了社会，以期共同解决问题，因为追求效率而产生了工具理性和法律。又因为这些待解决的问题不仅包括温饱和安全层面的问题，还有诸如心理层面的满足与幸福等其他层面的问题，有一些具有情感温度的问题往往源自我。在现代社会里，这类问题被话语化，以便提供保障和交流，以期以程式化方式迅速地解决，由此而来的成果就是依据社会人的性质而设定的伦理道德。一旦这些问题达到了被设定和被执行的层面，工具理性就相应显现，我这个层面的问题就与温饱和安全问题无异，这也是为什么有些人对社会生活表现出无能为力。很多人不曾思考过自我的发现是什么感觉，也不知该从何处开始思考，不知如何处理那些看上去无源的恐慌、不满、空虚等情绪，也不曾思考为什么学习、为什么工作、为什么会嫉妒或者为什么会害怕孤独。如果我们能够相续，达到那种历历孤明的状态，就能明了当前变成过去、未来即将到来的过程，并不起过去心、现在心和未来心。或许我们可以了解社会是什么，为什么人创造了社会但又受制于社会，为什么人会受制于为人知和不为人知的那些习性和规则。为人知的习性和规则指那些公知公认的保护人身安全的规则和那些被制定的以保护人类情感不受破坏的规则；不为人知的习性和规则则是下意识的反应，还没有被话语化的人类活动。

在人的一生中，婴儿、儿童、少年、中年、老年的每一个阶段的我相都不尽相同，因为社会对我的影响不尽相同。我被定义为那个指挥并操控着有机实体运作的机制和动力；我更像一种容器，集聚收拢着那些分别心和执著心，这种容器壁厚而坚硬，不容易被打破，我执也不容易被放下。瓶子就是划分物我和人我的保障，在瓶子存在的前提下，一切因我而起的偏见均存在。我是一种不依赖实践的、先验性的存在，但大部分人从不刻意去感知并定义它，却又不能够脱离它而活着，这就像佛教说的“俱生我执”。我是一种本能，不需要学习，同时你还可以用任何语言去指代它，它亦独立于语言之上。从这一层面上来说，我是一种生物的保护机制，有我的存在就可以给有机体提供安全保障。

人类会创造历史，这是众所周知的事情。人类将发生过的事情定义为历史，史实生于人类经验积累的自救活动，这种回顾过去、描述情境的过程被智力开发成一种价值，从而独立于经验积累的自救活动，这个过程叫作历史。在看天吃饭的年代，人类从不会浪费每一次行为的开发，所以人类的历史行为一定是致用的。学史读史，才能以史为鉴，才能趋利避害。人类历史行为的意义不在我们这次的讨论范围内，但是从定义历史开始，人类就试图解读发生过的事情、总结其中的规律，营造情境，区分并定义其好坏，学习其中的经验，预留刻板印象。以上这些行为都是人类生活的方式，一旦这些方式需要被传递和表达，就必须发明可以被广泛接受的信息处理的图式。如果说利用自然和改造自然是人类的实践本能和悟性，那么将这些本能和悟性作为信息传递则是人类的发明和创造。所以有人相信科学，因为他们偏爱通过事实呈现出信息的传递方式；有人相信宗教，因为他们偏爱用佛教、基督教、伊斯兰教等的语言和观点呈现传递信息的方式。在这一个层面上来说，不论科学还是宗教或是其他不为人知的理论，都在用独创的一种图式去解释世界和人体，他们的目的相同，只是在方法上有些淹没了人类作为动物的本性和本能，过于强调社会性。

本节阐述的是以佛教的语言表达人类对我的探究，其实就是运用佛教的观点来阐述人类对自己的发觉、认知和社会性的养成。社会性的养成是被多数人认可的理智的养成，是人类根据理性设定的判断一个人正常与否的基本准则。通过阅读上文，我们清楚：实验室内外发现并阐述的内容没有真假之分，并不是你看到了结果就得到了答案。科学的话语分主观与客观，因为需要客观存在去验证答案，而佛教则不需要用这些话语去解释人类遭受的一切，所以一个信奉客观事实的科学狂人和一个被误解的玄学家只是在用不同的话术来帮助世人理解现象、答疑解惑、改善生活。

可是一直以来，无数神经学专家、心理学专家和社会学专家等还是醉心于挖掘我到底是什么。因为人生于世，很难一尘不染。人类发明了很多体系试图去理解并阐述诸如"什么是我"和"我在干什么"的问题，但万变不离其宗，这些理论都是基于对人类行为的观察进行的方式和动机规律的总结。有些西方哲学认为"我思故我在"，在探究"我是什么"的问题上，他们找到了人类思考我的行为、意识等问题的工具与方法。佛教唯识宗认为万法唯识，提出用识的概念来阐述看上去变幻莫测的万事万物。尽管使用现代语言系统去接收和理解这一套思想体系和表达方式有些困难，因为无论是在词汇上还是在语序上唯识宗的阐述都已经变得佶屈聱牙，但我们并不能因此就用科学的话语去定性它是伪科学。现代科学和佛教的区分只是解释问题的角度不同。故佛教所有的观点是没有先验性的，都是伴随着经验产生的，是解答人类行为的一种思想和语言工具。下面从八识的角度对佛教之于我的观点进行探讨。

在了解"我"这个名词之前，我们需要首先了解八识，因为八识是了解我的工具，就像是渡河的舟。《佛说五蕴皆空经》言："色不是我，若是我者，色不应病及受苦恼。我欲如是色，我不欲如是色。既不如是，随情所欲。是故当知，色不是我，受想行识，亦复如是。"《大乘百法明门论》记载，心法即眼识（能观）、耳识（能听）、鼻识（能嗅）、舌识（能尝）、身识（能触）、意识（能知诸法）、末那识（又名传送识、染污识、染净依，即根本意识，能分析诸法）和阿赖耶识（又名无没识、含藏识，能藏诸法，永为种子）。六识，是依著眼、耳、鼻、舌、身、意六根，对色、声、香、味、触、法六境，能产生见、闻、嗅、味、触、知等了别作用的眼识、耳识、鼻识、舌识、身识、意识。前五识的作用单纯而明显，符合人类的认知习惯。前五识看得见，摸得着，皆是以五根（可以理解为感觉器官）为所依、以五境为所缘的，有 5 个相似点：

俱依色根，同缘色境，俱但缘现在，俱现量得，俱有间断。第六识能思，能了别外境的对象，能了别色法。第六识不仅能了别现在的事理，还能了别过去、未来的事理；不仅能做刹那了别，还能做相续不断的了别；能造作业果。如果没有第六识的了别，那么当你手持一朵红色芍药花，也只能闻香、看色形、触碰感受形质，而不能将其归纳成一朵花、一朵红色的花、一朵红色的芍药花，也不能对其产生喜恶，更不能将其转成相储存在阿赖耶识中。因为前五识完全是一种直觉性的感受，它不分善恶，不分好坏，更不能了别，而真正区分好坏的是第六识——意识，但意识"审而不恒"，也不能做决定。对于分别了知花的美丑、自己的喜恶，决定是驻足观赏还是折花或是离开，第六识都不能下定论。因为前六识依缘第七识，也就是末那识，第六识的分别作用需要依缘一个能够分别的主体，而这个主体是处处作主恒审思量的心——是凡夫众生我见的我。这就是第七识执著产生的我相。所以第六识和第七识俱转。

我执是与生俱来的，有生命就有我。这个我就叫作第七末那识。有颂云："带质有覆通情本，随缘执我量为非。"第七识由带质境来，由第八识（阿赖耶识）及其本质所呈现的。所以有我，就会起带质的作用，它的境界属于带质境。第六识和第七识要在因中转，转识成智，恒审思量我相随。修行要通过意识，尝试反向控制修改末那识，这是最难的。转八识成为四智菩提是对本能的超越，简言之，就是转第八识为大圆镜智，转第七识为平等性智，转第六识为妙观察智，而转前五识为成所作智。

前五识发生作用的时候，虽然从科学的角度来说，眼见、耳听等活动并无善恶之分，但是用染净来分别的时候其却是杂染的，这是因为第七识所产生的我执一直作为前五识活动的所依。《成唯识论》说："阿赖耶为依，故有末那转，依止心及意，余转识得生。"此句就是强调第八识和第七识是前六识的所依。净界法师在《唯识学概要》里指出第七识跟第八识是分不开的，因为第七识执著第八识为我，所以只要有第八识在，就一定有第七识的影子在里面，第七识向内执著第八识，向外干扰第六识。一切众生的每一个起心动念或语言行为都会造成一个业种，这个种子在未受报前会藏在阿赖耶识中，所以阿赖耶识有能藏的含义。前七识的作用是能熏能缘，第八识是前七识所熏所缘，故有所藏义。用一首偈子总结八识："兄弟八个一个痴，其中一个最伶俐，五个门前做买卖，一个往来传消息。"其中最痴的是第八识——阿赖耶识，其恒而不审。第八识有两大功能，即含藏种子和变现果报。我们每一期的生命都是生灭变化的，昨天的你已经幻灭，因为因果相续，就成就了今天的你，但是昨天你所经历的并没有消失，你所造的业已经被第八识全部记录下来了。第八识对此不分别、不判断、不造作、不作为，是随缘任运的，所以说第八识最痴。最伶俐的是第六识——意识。意识是意根攀缘法尘（前五根对应五尘，留在头脑中的影子）时产生的对生灭、善恶、不善不恶、是非、好坏等虚妄不真的识，经过细加工形成的业识种子。第七识（意根）立刻把这个业识种子搬进第八识阿赖耶识的种子仓库中，处在种子位的种子尚未苏醒，称为随眠。一旦值遇外缘，经"非理作意"，因缘聚合，这个种子就会不由自主地萌发烦恼。这里的"非理作意"就是第七识的染污义，即无常妄执为常，无我执为我，不净执为净，苦执为乐等，这是人之自保本能。执由第七识的我而来。因为我执才能时刻保持妄执的那个我（凡夫所看重的身体）的安全，维护那个我的利益，这也是造业的根源。明心见性的佛学主张以"非断非常"的眼光来认识与理解世间的万事万物，类似于我们经常听到的"这世界不是非黑即白"的说法。这种言论，多作为名言留在纸面上，人们在实际的生活中很难用到，或者仅用它来警告自己，因为"非断非常"是违背人认识世界的一般法则的。以八识中的第七识去理解会意我本就是违背常理和本能的事情，须得下功夫。上文偈子中的"往来传消息"的就是第七识。第七识恒审思量，是产生分别心的意识的根，作为分别心的所依，又是将分别转入第八识的桥梁。活人无法熄灭识。识的运动让人生充满创造力，但是识都不是究竟义，识的作用是延长生命长度，但业力的积攒，让识越来越偏离究竟义。也就是说，由第七识戴了"恒行不共无明"的眼镜去看第八识见分：本来不是一，它以为是一；本来不是常，它以为是常；本来不是遍，它以为是遍；本来没有主宰，它以为有主宰。所以活泼的人生同时也充满烦恼。我们需要一些方法去认识烦恼，去欺骗本能。我执是人类用于自保的本能，源自第七识，而只有意识返观自己，人才能感觉到自我的存在，佛教把这个能知能觉的见闻觉知心当作自己。"我思故我在"的说法便是把意识当成了我。

八识始终不能是究竟义，而是人类通过见、闻、觉、知总结的话语性的东西，这是智者摆渡众人的舟楫，故意识和意根的说法也是对人性的概括。烦恼与智慧同长，种子在不断地被积攒，人类也在智识和烦恼增长的道路上越走越远，直到有足够智识可以认知和总结问题的时候，意识和意根所对应的那个究竟义才能被发现。你可以否定你有八识，但是你无法否认自己的感官，乃至分别心和执著心。人我执和法我执都在描述人的分别心和执著心，下功夫并不是要去除这些天然的识，而是要转识成智；烦恼的消除不是靠遗忘而是靠不起分别，否则就是死尸禅、活死人。觉知，即怀海禅师所说的"独耀的灵光",原本就是"迴脱根尘"的。只不过一旦意识介入,分别、执取、计度等可以自保的功能就显现出了他们不可避免的劣势,即在意识范围内遮蔽了事物本来的真实。这也是人类对自我的认知过程,执无我为我,总是能本能地错失真相。道可道非常道,真实性从来没能被碰触到过,能被觉知的只有识,换一种表达方式就是人类活在自己创造的现象世界中。正所谓"境缘无好丑,好丑起于心",这也是意识的分别心的副作用,我们认识世界的同时也躲避了真相,升起了贪、嗔、痴、慢、疑。

人类对我的认识也基本停留在能见闻觉知的意识层面,意识对于一切法都要一一学习,这种学习也包括对自我的认知,这就凸显了佛教对意根阐述的重要性。当我们实在分不清意根和意识的时候,就要考虑没有意识是什么情况、意识作用微弱时是什么情况、意识刚刚出现和即将灭去是什么情况,这些情况全部都是意根特性的表现。

如果意识停止工作,不再觉知,不再造业,那人就成为无生命的木石,觉知后分辨执取就是凡夫。觉知不会分别、执取、思量,形成概念语言,但它的确历历分明地呈现一切相,却不起意。

第七章 情绪与心质的缘起

第一节 情绪遗传与变异

人类创造了情绪这个名词，并赋予了它起伏波动的动态含义，基本情绪是不需要理性思考就可以产生的。

中医学认为人有喜、怒、忧、思、悲、恐、惊七情，这七情就是所谓的基本情绪。我们一般不会察觉这个潜在标准的预设值，因此我们也就不会预警某些情绪的来临，这里的某些情绪就是人类的基本情绪。我们靠事后回忆基本不能对其进行经验总结，也就无法对其进行避免，其仅仅就是我们感知情境刺激而做出的不假思索的行为。新生儿会用笑和哭来表达身体上的舒适或者不舒适，而并不是没有任何表情；先天性失明的孩子和视力正常的孩子会有相似的表情；初生牛犊不怕虎，小孩子不会惧怕毛毛虫等外表可憎的虫子，但随着年龄增长，即使不被那些虫子侵犯，我们也会心生不安和厌恶。情绪的产生是建立在对情境与潜在标准评估的基础上的，基本情绪产生迅速说明评估不需要理性思考。

美国心理学家保罗·艾克曼（Paul Ekman）认为，人体存在一种自动评估系群，其可以实时监控周围环境并发现与我们利益息息相关的事情，所以我们能够在极短的时间内完成复杂的评估过程。他同意并发展了人类情绪的共同诱因与进化密切相关的观点，并认为人的进化过程对情绪反应的形成发挥了重要作用。美国心理学家理查德·拉扎勒斯（Richard Stanley Lazarus）也说情绪是"时代智慧"的反应。这也就是说，人类生来就有某些情绪，类似于原始人用愤怒的表情驱逐危险、用温和的表情促进合作，新生儿不用学习就会用哭泣来表达不满。这些情绪主题作为一种保护机制被设定在人类的基因里，以便于对生存和生产有利的反馈机制进行有效的种间传递。情绪的自动评估系群不是始终保持"出厂设置"而一成不变的，这个"出厂设置"具有共同性而绝非同一性。举个例子，对喜欢的玩具被从面前拿走，有些新生儿的表现是哭泣，有些则笑，有些则表现得很平静。他们虽然都有与生俱来的情绪主题，但是对相同的情绪诱因的反应却不一样，原因在于每一个情绪下设定的内容并不一致，这就是共同性而非同一性。再举个例子，当自己喜欢的娃娃被拿走时，新生儿会哭，但是成年人却不会，这是因为自动评估系群不是一成不变的，在生命的起点，它就开启了监视，发现任何符合情绪预警的外界刺激都会将之记录在册。美国心理学家阿诺德（M. R. Arnold）对情绪的定义为：情绪是对趋向知觉为有益的、离开知觉为有害的东西的一种体验倾向，这种体验倾向为一种相应的接近或退避的生理变化模式所伴随。阿诺德将情绪描述成一种体验倾向，也就是说自动评估系群用监测环境和产生情绪来控制人体接近或躲避某一情境，而且随着大脑的发育完全，人的认知和抽象思维能力成熟，在自然选择基础上形成的情绪主题信息会随着人的经历而增加或者减少，也就是被记录在册的资料有一部分具有遗传性，而有一部分是人类经历的产物。这个将资料记录在册的过程也是潜在标准形成的过程，这个标准之所以在人体能够潜伏下来，得益于它的形成途径（实践体验—感知记忆—情绪）。

美国心理学家乔纳森·海德特（Jonathan Haidt）指出，当情绪主题因个人的经历不同而产生变化时，自动评估系群将其对号入座并做出情绪反应的时间会有所延长，情绪变化越大，潜在标准越复杂，反应时间越长，极端情况下叫作思考评估。当然这个时间长只是相对而言，是指有可以记录在册的思考的时间，而不像某些基本情绪一样快得无法记录。情感信息观将基于情绪感受的信息称为情感信息，将基于感知的信息称为非情感信息，前者是学习性的情绪诱因，而后者是遗传性的情绪诱因。人类通常能够捕捉到作为情绪诱因的情感信息，是因为我们的评估时间略长，形成了思考过程。情感信息具有意动功能，而非情感信息只有评估功能，这也就是我们有时会发无名火，而妻子在面对出轨的丈夫时会大发雷霆的原因。无名火是因为某些情境的细小变化在下意识里触动了情绪主题的预警标准，让我们愤怒，而我们却捕捉不到具体的诱因，而面对出轨丈夫的妻子的愤怒情绪的诱因来源于其感受及记忆。

简言之，人类产生情绪的能力是自然选择的结果，那么产生情绪必定是一种自我保护机制，具有利己性，能够让人类在第一时间做出选择。这种能力，第一，需要应激迅速，因此经过长期的实践，人类进化并遗传了不同的情绪主题，这样就省去了对每一件事情的思考过程，取而代之的是触及情绪主题的预警标准就会直接做出反应；第二，需要有足够的灵活性，能够针对复杂多变的外部环境而调整不同情绪主题的预警标准，筛选和甄别情绪诱因。这种后天被筛选的情绪诱因具有情感体验性，来源于人类实践活动后留下的记忆。比如，某一次你吃了西红柿炒鸡蛋后晕车并吐了，产生了痛苦、不愉快的记忆，那么当你下一次再吃西红柿炒鸡蛋的时候就会产生不愉快的情绪。情节轻重决定你的情绪诱因的长短期，因为随着记忆淡化，西红柿炒鸡蛋也许不再是一种情绪诱因，那时你又可以自如地面对它了。

基于情绪主题遗传、情绪诱因环境灵活性、情绪有体验倾向3个特点，可以说产生情绪是人类的本能。人类是情绪动物，虽然劳动实践也是人类的本能，认知和抽象思考能力是人类的特点，但是将这些本能集于一身，就会产生一个不可避免的矛盾，就是异化，更贴切地说是自异化。人类将劳动实践的成果总结到抽象思维层面形成意识的过程中，自动评估系群也在不停地工作，应对新的环境刺激，产生情绪。情绪不是独立在认知、意识、思考与表情、行为和语言之上的，事实上，情绪恰恰就是人类对刺激进行处理并反馈的结果。情绪作为一种体验倾向参与人类的生活与生产，而情绪本身却是不受思考控制的。换句话说，情绪的产生有利于人类的生存和发展，但后天情绪诱因的形成源于体验感受，每一种情绪下每形成一个新的诱因就会同时产生一条标准，因为只有设定了参照物才会引起差异，进而产生情绪，在这种自我保护开启的机制下，人类会产生多种体验与感受，所以情绪驱使下的人类是冲动的。值得注意的一点是，只要时间够长，可遗传的情绪诱因会不断更新，后天情绪诱因也会处于变化的活跃状态。

上述状况引发了人类情绪的发展和变异。对于异化，不同哲学家有不同的理解，本书所提及的异化都是建立在利己主义的前提下的。带着对这个大前提的思考，本书从佛教的视角来理解和认知人类情绪与心质的关系，并从更深的层次来诠释人类情绪在心质学中的意义。

第二节　佛教对心的认识

《成唯识论》卷五指出："谓薄伽梵处处经中说心、意、识三种别义。集起名心，思量名意，了别名识，是三别义。如是三义虽通八识而随胜显：第八名心，集诸法种，起诸法故；第七名意，缘藏识等，恒审思量为我等故；余六名识，于六别境，粗动间断了别转故。"禅密修的就是第八识（即阿赖耶识）。黄檗山断际禅师有言："即心是佛。上至诸佛，下至蠢动含灵，皆有佛性，同一心体。所以达摩从西天来，唯传一心法，直指一切众生本来是佛，不假修行。但如今识取自心，见自本性，更莫别求。云何识自心？即如今言语者正是汝心。若不言语，又不作用，心体如虚空相似，无有相貌，亦无方所。亦不一向是无，有而不可见故。祖师云：真性心地藏，无头亦无尾，应缘而化物，方便呼为智。若不应缘之时，不可言其有无。正应之时，亦无踪迹。既知如此，如今但向无中栖泊，即是行诸佛路。经云：应无所住而生其心。一切众生轮回生死者，意缘走作心于六道不停，致使受种种苦。净名云：难化之人，心如猿猴。故以若干种法制御其心，然后调伏。所以心生种种法生，心灭种种法灭。故知一切诸法皆由心造，乃至人天六道、地狱修罗，尽由心造。如今但学无心，顿息诸缘，莫生妄想分别。无人无我、无贪嗔、无憎爱、无胜负，但除却如许多种妄想，性自本来清净，即是修行菩提法佛等。若不会此意，纵你广学，勤苦修行，木食草衣，不识自心，皆名邪行，尽作天魔外道、水陆诸神。如此修行，当复何益？志公云：本体是自心作，那得文字中求！如今但识自心，息却思维妄想，尘劳自然不生。净名云：唯置一床，寝疾而卧，心不起也。如人卧疾，攀缘都息，妄想歇灭，即是菩提……"密宗中有"即身成佛"的相应说法。一切的山河大地都是阿赖耶识的呈现，凡夫众生因为妄想执著错误地执取了暂时的这个色身为自己的真身，不知道一切山河大地都是我们的真心，都是阿赖耶识（染污的真心）的变现。这也是世人皆有佛性的本源，佛性是心识清净的"功能"，阿赖耶识是心识染污的功能。断掉了人我执和法我执之后的心识功能就是佛性，也叫如来藏智。

净土宗的念佛法门是从第六根上修起的，就是见一切法而不着一切法，遍一切处而不着一切处，于六尘中不离不染，把一句佛号牢牢印在意根上，就这样"阿弥陀佛，阿弥陀佛……"不停地念下去，久而久之，原来颠倒的妄念就会清净下来，这叫作六根清净。平时第七识传送进来的都是贪、嗔、痴、慢、疑，这样第七识就被染污了，第七识把那些驳杂的东西放在了第八识里。念佛法门是让大家在无形当中把心给转过来，把本来污染的种子转成清净的种子，当一句句的"阿弥陀佛"被输送到第八识时，第八识里就藏满了佛的种子。第六识常常作"我空观"和"法空观"，第七识执著第八识为我。经过第六识用功，一到了第七识不执著第八识为我时，第一刹那转第七识成平等性智，第二刹那转第六意识成妙观察智。可以看出，修道解脱的关键在第六识，若能出脱第六识，解脱自在则不在话下，即生成出离心，放下了别心，于前五识而言，完全落在前五识的现量境界里，清静、清晰、安然有序，一切是什么就是什么，不在事物上附加故事，行住坐卧皆是禅，在行为上没有放弃对高级趣味的追求，但于心不起念；于第七识而言，便完全落在了平等性智里，因为意识不作意，第七识必然不能识别它自己，故必然落在无我的平等性智中，所谓"发起初心平等性，无功用行我恒摧，如来现起他受用，十地菩萨所被机"是也；于第八识而言，必然完全呈现大圆镜智光明、卓越、丰富、不可思议的自性境界。

不论何种宗派，无论是转识成智还是离心意识参，最终都要修自性圆满，有足够的出离心，解脱烦恼障和所知障，在阿赖耶识里种下般若空性的善根。这就是佛教对心重要性的认识，即心即佛，而明心见性是要下一番功夫的，与顿悟也并不冲突。让意识无所住，就得先对意识下手。

从分别上来说，能够产生意识的叫意根。一般的人见闻觉知用的是意识，虽然是意识，但识也是意根的一个显。实际意识和意根也是名言的表达，如果说用的是意识，就是住在相上妄想、分别和执著。若说用的是意识，是因为有住，有住就变成业性，而意根就相当于如来藏，如来藏可以显现一切，但如来藏自体没有来去生灭。如果通达了如来藏，如来藏所含藏的一切都称为识。识虽然显现，但不影响如来藏，因为如来藏是不生不灭的，是清净本然、周遍法界。由上可知，要舍识用根，指的就是要持如来藏。《楞严经》云："知见立知，即无明本；知见无见，斯即涅槃，无漏真净。"意为在寻觅如来藏时，如果只是停留在能知、能觉这个分别心的层面上，把能知的心当作是常住真心的话，这就错了。因为能知、能觉的心，是无明的根本，是轮回生死的根本，我们应该认识到，在三界轮回中不管人天善趣还是三恶趣都没有安乐可言，就像罗刹州一样，要祈祷三宝加持自己对轮回生起畏惧心。能见、能听、能觉、能知的一念心不是常住真心，不是常住的如来藏。如果很清楚地知道而且看见了那个离见闻觉知的心，即是涅槃本心，也是佛所说的涅槃妙心，实相无相的无漏而真实的清净。

《瑜伽师地论》卷一指出："由眼识生，三心可得，如其次第，谓率尔心，寻求心，决定心。初是眼识，二在意识，决定心后，方有染净。此后乃有等流，眼识善不善转，而彼不由自分别力。乃至此意不趣余境，经尔所时，眼、意二识，或善或染，相续而转。如眼识生，乃至身识，应知亦尔。"

意识的生起需要四种缘：第一是作意，第二是种子，第三是所缘境，第四是染净依。染净依就是第七识——末那识。《成唯识论》谓第七识为前五识染净之依，即前五识是由第七识的染或净而成有漏或无漏的。我们处在凡夫阶段，第七识"四烦恼常俱"，总是执著第八识为我，实际上一直是染的，所以我们的前五识在凡夫位一直是有漏的。我们凡夫在看颜色、听声音、尝味道、感触冷暖的时候，不论是不是感觉快乐，不论生起的念头是不是善的，这些意识与感觉都是有漏的。意根非色尘，而是心法。因人有意识的作用，仿前五识，而假想有此恒存不灭之意根作为意识生起之所依，其实意根只是假立之名，并无物质性的实物。对于很多事，做的时候觉得没事，实际上在我们没有察觉到的时候业力种子就已被种到我们内心深处，即阿赖耶识中。

六识，即接触六尘而产生的判断力与记忆力。如果没有六识而仅有六根与六尘，那就不是活人而是死尸，所以说，六识是六根的操纵者，六根是六识用来接触六尘的工具。"六七因中转，五八果上圆"之"因中"为初地，也就是说，第六识和第七识在初地就开始发生转变；"五八"为前五识和第八识，它们是在八地以后的果地才开始转变。佛法讲因缘，众生皆因缘和合而生，因要是遇到了合适的缘，就会生出"果实"，或善果或恶果或不善不恶果，就像是种子，遇到水、阳光等机缘就能发芽结果一样。我们的身（外在行为）、口（说话）、意（念头思想）三业都会产生业力，其中以意的业力最大。《太上感应篇》云："夫心起于善，善虽未为，而吉神已随之；或心起于恶，恶虽未为，而凶神已随之。"这说明我们起心动念都在鬼神鉴察之中，吉凶祸福早已确定。不过这里只是假借鬼神之名，是用吉神和凶神的名言试图阐释出业力执行的方向和原理。我们的一言一行，甚至每一个念头，或善或恶，都会在阿赖耶识里种下种子，这叫作"因"。因为业力的关系，我们要生存，因为生存就必须斗争，因为斗争就必须贪爱，因为贪爱就会占有，因为占有就会引发杀机。这个世间一打起来，本来的佛性就变成魔性。

《楞严经》有言："一迷为心，决定惑为色身之内，不知色身外洎山河虚空大地，咸是妙明真心中物，譬如澄清百千大海，弃之，唯认一浮沤体，目为全潮，穷尽瀛渤，汝等即是迷中倍人。"建立在自我感觉上的一切情感，在正常阈值之内的、超出阈值的被感受并记录的都有相应的表达，包括口头的和书面的，而这些表达形式本身并不具备识的价值，他们只是一种符号。诸如"我很焦躁"，当读到或听到这样的话语时，你就会得到相应的讯息，但得到的仅仅是一个逻辑上的概念，这就是八识中的第六识在起作用，也就是明了意识，可以通过理智控制。也就是说，在理解的基础上你不会焦躁，不会寝食难安，不会失控，不会大发雷霆。在这里，你可以想象自己是一名优秀的演员，"我很焦躁"只是剧本的要求，现实中父母安康、生活稳定，没有任何可让你产生焦虑的因素存在，但鉴于你是一名好演员，必须自欺欺人地焦虑。此时的方法就是运用五俱意识，也就是第六识，在固有知见的基础上通过回忆和想象功能逼迫肢体做出"我很焦虑"的反馈，但是很难共情，因为焦躁感是现量，是一种当前的感觉，率尔发生，令人摸不着头脑，就像你从来不会考虑"饭为什么会很香"，只是感到"饭很香"一样，焦虑感与香味一样，一触即发，绝不给人留下思考的余地。也就是说，通过想象和回忆知觉的焦躁和一触即发的焦躁绝不等同。一般人是不会因为懂得焦躁的定义而产生焦躁的感觉的，只有真正遭遇引起焦躁感的事，才会真正表现得像热锅上的蚂蚁，这个时候的反应比任何一个演员的表现都更加真实。单纯的焦虑爆发过程不涉及分别心。一个事件达到了列入自动评估系群（一个情绪诱因的集合，具有时代智慧，类似于阿赖耶识保存种子的功能，仅是描述语言不同而已）的标准时，情绪或感觉就爆发了，但是凡夫并不能将意识停止在这一步：屏息诸缘，一念不生。我们要停掉心意识，停掉的那一刻时空消殒、大地平沉，自性显现。因为一般人都会受焦躁感折磨，革除不了它，这是因为一般人做不到舍识用根，离心意识参。

佛法是觉悟的方法，托以假名"佛法"二字作为指代的名词，一切语言文字都是这个道理，反之则成了法执，有些学佛的人就执法，即执著一个法。名言中物质与精神因缘而生，俱生我执也是存在于在世俗谛中的，如《方广大庄严经》道："三有众生如梦境，于此无生亦无死，众生命名皆不得，诸法如泡如芭蕉。"一般人并不会刻意强调世界的二元对立性，因为主观和客观已经是常识层面的问题，名言中物质与精神因缘而生，而胜义意中万法皆不存在。

第八章　佛医心质学的现实意义

前面两章分别从哲学和佛教的视角介绍了异化和情绪，以及其各自在心质学中的意义。不可否认，从直观的纯动物的层面去理解异化和情绪的本质还是很有必要的，因为这些论点都强调了需要的重要性——没有需要便没有生存的动力，这里的需要不仅指人性的需要，还指兽性的需要、灵性的需要。也就是说，从异化和情绪的角度出发，我们可以更接近人类本性的实质。

第一节　佛医心质学的理性层面

情绪是采取行动的开关，而所谓的自动评估系群在匹配事件和情绪诱因的过程中同样也会激发需要，所以情绪的产生是为了启动体验环节，而体验之后留下的体验感受和记忆又强化了情绪诱因或者更新了情绪诱因，不仅形成了预警的标准值，而且还激发了需要。在这个过程中，需要和情绪就像是一对孪生子，需要和情绪都有外在诱因，情绪是需要的外在表现形式。为什么有人在失意的时候会不自觉地想要吃东西，而吃完东西后失意的情绪确实有短暂的缓解？在失意情绪的驱使下，如果环境合适，人就会产生重获满足感的补偿行为倾向，即填补空虚倾向，所以此时情绪就是采取行动的开关，虽然人类没有对情绪指控的行为进行筛选和分类的设定，但是从诱因到产生情绪再到产生行为都被规划在情绪主题里，失意的情绪会启动逃离体验倾向，即吃东西，人通过吃东西的行动躲避失意，填补胃的空白，储存能量，开启大脑奖赏回路，同时这个过程也激发了人体要逃离失意的需要。通过连续多次刺激屡试不爽后，大脑会产生一个潜在的标准，吃东西可以释放压力、逃离失意，然后人体就像学习新知识新技术一样，接受了这个设定，在以后每次自动评估系群匹配到失意情绪时，通过情绪开启行动，同时激发需要，进一步强化标准。

在进化的过程中，为了自我保护措施顺利实施，让人在情绪的驱使下尽快做出接近或逃避选项，人类不能通过理性的思考对原始的情绪主题下由情绪诱因引发的情绪进行控制。由于人类遗传了一些共通性的情绪主题，这些主题都十分原始，表达也迅速而直接，基本上不受地理环境和社会文化的影响，比如快乐时就笑、悲伤时就哭。这就是情绪作为开关的人类自我保护机制，其特点是反应迅速，事后不能被总结。用产生情绪的方法来激发需要，是人类在自然选择过程中形成的能力，目的是迅速趋利避害。随着社会的发展，这种能力在高度设计和配合的环境中被人类自我弱化了，因为在交流与协作产生时，这种能力因为与情绪挂钩而利己性明显，在大量实践中被证明不利于合作生产和共同利益，所以人类渐渐懂得促进合作就要有一定的妥协。情绪诱因也被分类和划分级别，越来越多的情绪可以被认知、被学习，这就意味着在情绪指使下迅速做出反应的能力被弱化了，即在很多情况下人们不再把某些情绪当作是需求的预警，这个进化过程被称为兽性的驯化和人性的回归。这是人类社会化的必然，也是异化的起源，因为人类人为放弃了感知情绪如何产生的能力，进化出了总结和认识历史的能力，懂得了按规矩办事，但是却无法十分敏锐地感知自己的需要和情绪，这也是很多心理疾病产生的原因，人们不了解自己的情绪来源，不清楚情绪的本质，更不知道怎么去消化这些看起来多余的情绪。

这也是佛医心质学存在的意义。佛医学是宏观意义上的医学，现在有人以偏概全地将很多佛教思想当作封建迷信来对待，这使得我国代代相传的智慧无用武之地。本书试图揭示人类进化过程中的异化现象及其产生原因，以情绪和需要为突破口进行分析，引入心质学概念，通过介绍佛医学的治法治则和认识论来解决人类异化给人类自身带来的问题。认识心质，了解心质驯化的途径，便能够厘清情绪产生源头，认识自己的真正需要，区分物我，丢掉我执，从而破除无端的情绪烦恼，更加清晰地认识自己。

在没有人类互动和合作的时期，社会是不存在的，而一旦产生利益共享，人类就会为利益最大化而努力，约定俗成便显现出了历史价值，它让规矩和规则在时间的维度有了话语权，也就是说这些规则让人在动物学方面的发展结束了，在历史上开始了新的行程。规矩和规则之所以能够传递，是因为人们有历史感，并懂得恪守它们。有一些规则源自习惯和方便、收益最大化目标驱使下的各自妥协，又有一些规则源自国家冲突和战争实践后的经验教训。所以法律在不断更新，永远没有尽头，因为人类永远在实践。人类的特征就是自由自觉的活动，新的思想会不断产生，那么新的冲突也会不断产生，调和方法便随之更新。社会结构也在上述过程中不断地调整和优化，变得更为复杂和人性化。这种社会现象和人类的进化是相互作用的，规则越多越深奥，人类的异化越普遍。这里的规则不仅指上述的习俗、礼仪和法律法规等外部约束法则，而且还包括自动评估系群在监测数据和储存数据的过程中留在大脑里的标准，与情绪诱因相关的标准。外部规则和内部标准都会影响意识的顺利复归，这也就加速了异化的进程。异化标志着社会某种意义上的进步，但也削弱了人类对自己认识和判断能力的敏锐度。我们通过合理的心质驯化增敏，使自己不至于在物欲横流的社会中走失。了解自己的情绪和懂得自己真正的需要是心理健康的保证，而用情绪揭示需要的本能，因与社会化进程产生冲突而被自然选择弱化，而为情绪诱因设定的潜在标准在复杂社会活动的影响下也不容易被捕捉和察觉，所以在人类社会中这种情绪化的自我保护本能显得越来越多余，人类不需要用兽性去对抗艰难凶险的自然环境，但是需要对自我保持良好的认知。

第二节　佛医心质学的非理性层面

人类从懂得合作开始便懂得了制定规则，这也是人类社会化的开端。并不是全部规则都在保障人类意愿的实施，相反地，有一些规则还有悖于人类的意愿，但规则的存在还是为了保障大多数人的意愿。不能说人类的进化是先进的，只能说我们在后期进化的过程中进化出了掩盖兽性的功能。基于这些功能的实现，人类对情绪的表达形式与动物不同，动物对情绪的表达形式是直接的，而人类在社会化的过程中定义这种直接的情绪表达方式为兽性，是反人性的，从而衍生出另外一种对情绪的反馈机制，那就是掩饰，即假情绪。假情绪是产生在社会规则和社会人给自己的定义中的，第七章用大量篇幅对情绪的产生进行了解释，情绪诱因有一部分是在基因里的，而有一部分则是后天形成的，来源于人们对生活的不断探求。在情绪诱因不断被识别和标记的过程中，潜在标准也形成了，这些标准之所以被称为潜在标准，是因为人类无法追溯其形成路径，只是在情绪产生后隐约感受到自己被某种规则、标准所牵制，正是这些标准构成了人类的观和律，所以观和律的形成多因生活环境而异。观，是在自我意识

存在的基础上对物我所持的观点，是人类内部世界的规则，包括世界观、价值观、审美观、人生观等；律，即人类为了保证外部世界的稳定和发展而制定的规则，包括法律法规、道德标准、风俗习惯等。观和律是人类生存空间的骨架，可保证生存空间不会坍塌。观和律的复杂性和历史性推动了人类的异化，衍生出了假情绪，然而假情绪却代表需要的立场，所以在这种情绪渲染下，人类会因为辨别不清需要的真假而迷惘。

假情绪是人类在进化过程中衍生出的一种针对社会属性而言的保护机制。在合作的过程中，情绪化被定义为冲动，受自我情绪的指控而做出的直接反应被定义为自私。在人类社会中，为了保证生产的顺利进行，人类学会了控制某些情绪、掩饰某些情绪，但是对原始的情绪主题中的共通性情绪诱因还是无法监测。假情绪的产生是对真情绪的掩饰，是人类对体验倾向能力和体验感受能力的自我弱化，是对生存环境长期监控并权衡利弊后的选择。假情绪是理智的，所以假情绪的产生会影响人类对真情绪诱因的判断，也就是说人类在获得某些社会性能力的同时也会不可避免地损害自己与环境沟通的能力和自我沟通的能力。那么人类为什么会产生这种自我打压式的自我保护机制呢？这就是人类的异化，吕俊华先生在《艺术创作和变态心理》一书中总结道："在常态中，更多的是受现实的逻辑法则支配，在变态中则主要受生物——社会本能支配。"当然我更倾向于认为异化是一种人类本能，是具有自然属性的，人的常态也是人类的异化，在上述语境下异化是积极的。

假情绪是人类异化的产物，它的产生让情绪失去了体验倾向和激发需要的一部分原始功能，但懂得掩饰或者含蓄表达都是社会化的表现。从另一个角度说，在现代社会中，假情绪是有效沟通的润滑剂，所以假情绪的功能或者说克制真情绪的操作被保留了下来。这是一个人类历史自由生长的假设，我们现在的生活方式和价值观是历史存在的最好佐证，因为人类历史不是楚门的世界，没有剧本，也没有导演干预，是纯粹地自由发展的。所有人类习俗都有演进历史，也就是都有迹可循，不管新旧更迭有多快。当我们对生活中的某些事物的认知越来越模糊，当我们在新旧交替的过程中感到迷茫和不快，当我们被得失心压到窒息，我们或许可以尝试用这种方式来思考，拨开迷雾，重新发现我们实践活动的真正目的和意义。

以假情绪为例，假情绪产生是为了掩盖真情绪，掩盖真情绪是为了保护某些关系，而这些关系通常是相对脆弱而又牵扯利益往来的，所以依假情绪溯流而上，我们找不到真的需要，却能找到一个偏理智的、权衡利弊的思考过程，如果不能够对这个权衡利弊的过程进行正确分析，那么就会人为制造一个心理缺陷，弱化人体对真情绪的管理和对真需要的监测能力，直至丧失、完全异化。因此，人们只有区分假情绪和真情绪才不会失控，而区分两者的方法就是本书第二部分后面着重要讲解的心智驯化方法，本书提供的方法主要基于佛医思想。人一般不会对自己和最亲近的人（一般是父母和配偶，有时还包括个别好朋友，但是还是因人而异，有些人一个亲近的人也没有）表现出假情绪，是因为他们之间不存在利害关系或是坚信他们之间的关系不会轻易断裂，在这种关系中的人如果不懂得驯化心质，那么就很容易跌入单级思维和放肆性的怪圈，因为他们敢于在这种亲近关系里用真情绪示人，而真情绪就是开启自我保护机制的开关，一旦开启，情绪和行动之间就没有了思考和假情绪的铺垫，情绪就会按照需要直接刺激机体而做出行动，此时心理舒适度明显上升。如果在亲近关系里，人体处于高兴奋状态，比如极端兴奋或者极端愤怒，人体就像是壁球的墙壁会自动反弹所有信息，使大脑陷入意识狭窄状态，此时所有的反馈都是下意识的。像其他情绪诱因一样，这些极端情绪诱因同样也是因心质而异，不同心质的人遗传因素不同，后天监测并纳入诱因的临界值也不同，所以人的外在表现和心理素质不一，启动极端情绪的场景也不一样。真情绪是用来激发需要和启动体验倾向的，人类倾向于在安全关系中袒露真情绪，这是自由生长的产物，说明至少当今社会的每个人都需要有自己的安全港湾。但是随着需要的增长，情绪愈加复杂，在假情绪和复杂情绪的干扰下，人往往追溯不到情绪暗示的需要和体验倾向。你可以感受一下下面这个例子。在一个阴雨连绵的周一早晨，妻子在清冷的闹钟声中醒来，凛冽的风吹打着窗棂，此时丈夫出差了，自己这一周的工作任务也十分繁重。试问此时妻子的心境是什么？有部分人可能会很惆怅，有起床气，但却不知起因是什么，也许是坏天气，也许是周一要面对繁重的工作，也许是不舍周末的舒适，也许是丈夫不在身边，感觉少了依靠。此时很少有人能够迅速地调整心态，像偶像剧女主那样面对挫折也元气满满像打了鸡血一样。为什么呢？妻子此时的情绪就是我们之前提到的复杂情绪，这时候妻子沉浸在一个不是单一情绪构建的心理情境中，她面对的是复杂情绪的浸染，当然可能还有工作日的人设让她不得不以假情绪示人。这是大多数人选择的情绪管理手段，即对放肆的原始的情绪进行隐藏、打压，如若不是达到极端情绪的临界值，这种隐藏和打压会一直阻碍受真情绪指使的体验倾向。假设人没有安全空间存放真情绪，那么情绪系统就会失调、瘫痪，因为情绪系统不再为揭示需要而设，而是处于一种完全被藏匿的状态。之前的那位妻子被包绕在不明原因的情绪中，不知道怎样回归平和情绪，因为她习惯了生活在复杂情绪和假情绪压制下的"盒子"空间里，就像电影《Paterson》里说的：人们被教育成三维认知动物，我们可以区分长、宽、高，用长、宽、高来衡量和定义空间，所以生活认知空间就像是个鞋盒，这是我们默认的维度，也就是基于生理结构和社会实践而形成的思维定式。我们的文化认知告诉我们什么是世界、什么是历史，我们的思维模式就是按照眼前的世界所设定的，我们的应激能力和经验总结能力在保证生存和产生历史的前提下同时也创造了一个逻辑世界，不论历史是如何演进的，经验都会像沉积岩一样一层叠一层。为了促进生产，保存实力，我们进化出了分析和总结的能力，因而我们学会用纸笔和记忆来保存经验，养成了逻辑思维能力。所有的设定都是为了种族延续和利益最大化，但是历史和现阶段的事实告诉我们，人类是意志薄弱的动物，大部分程式都不会有固定模式，也就是说都会背离初衷，所有的认知都是基于实践的更新而升级的。在一个由逻辑和定向思维包裹的"盒子"世界里，我们倾向于相信所有能引起感官变化的事物，并借由推理演绎能力规划情境，所以"盒子"世界就是理所当然的世界。清晨抑郁的妻子如果不知道人类存在异化的倾向，如果不明白我们产生情绪的初衷，如果把快乐和不快乐放在简单的对立面上，那么她就是在人为地制造一种不堪一击的心理状态，因为不快乐和快乐仅仅就是阴郁的清晨和阳光普照的午后的关系，两者不存在彻底的对立。所以人要认清处于复杂情绪中不用做什么具体动作就能驱逐不快乐，产生快乐，就像不要去阻止时间流逝一样，我们也不要强制处于复杂情绪的自己一定要快乐，（妻子）此时的不快乐就如清晨的阳光总是微弱一样，是自然而然的事，我们顺其自然即可，之后情绪总会好起来，就如阳光总会普照大地一样。

　　通过上述例子，我想阐释人类忘记许多初始设定初衷的倾向，是历史沉淀的必然，也是人类痛定思痛的结果，这种异化并不妨碍人类进化，但却在某种程度上削弱了人类自我感知情绪的能力，就像上述例子中的妻子，虽然笔者没有给出后面的情景，但是基于人类情绪主题的共通性，读者也会根据现实中的真情实感推测到后续发生的情景。对此，多数人提供的解决方案无非是通过购物、吃饭、运动、娱乐、学习等行为分散注意力，以驱逐坏情绪，这是常规的情绪调节的方法，但是在这个例子中，笔者实际要阐述的是如果我们把情绪的产生看作像吃、行、坐、卧一样不需要思虑的动作，那问题就迎刃而解了：被刺激后就产生情绪跟饿了就吃饭的行为一样，只不过二者诱因不同。社会实践越多，历史越厚重，规则越细致，人就越容易作茧自缚。因为我们在用对抗法保护自己，创造规则以约束自己的行为，总结经验来鞭策自己的意志，越符合在经验沉积下形成的规则的人，越能在社会中顺势而为，所以人的一部分功能被机械化，像是被动运转的齿轮。

　　理解心质就是找到无须推理和思辨的感觉，并在这种心理状态下生活。所以对于上述周一早晨心情阴郁的妻子，最好的方法是对心质进行重新认识和驯化。在规则里人很难厘清情绪，但是在没有规则的空间里复杂情绪就被分解了，每一个情绪诱因也都会更清晰。当然更不需要假情绪来社会化，若不受规则束缚，则权衡利弊便不再有存在的意义。这里所指的"空间"并不是社会公共环境，而是一个人给自己营造的生活和存在空间。所以一旦达到这样的状态，情绪就没有好坏之分，周一、阴天、丈夫出差等都不是所谓坏情绪的诱因，而仅是生活的组成部分，内心的抑郁和不安只是跟吃饭、睡觉一样的人类行为。同样地，因为考试而感到的恐惧也不是一种不快，因为中彩票而产生的狂喜也不是一种快乐。这就是心质驯化的实际意义。通过认识心质而获得无须理智反馈、无须权衡利弊的状态，并不是让你放弃理智、放弃对情绪的溯源，而是让情绪变成一种动作。还是拿那个心情抑郁的妻子为例，她的不开心看似没有原因，这也是大多数人不容易回归平和的情绪的共性，当人不知道机体产生情绪是为了传递何种信息时（并不是所有人都会被假情绪和复杂情绪钝化，不同心质的人灵商不同，对情绪初衷把握的敏感度就不同），多数人不会拨开外围的伪装去直溯核心诱因或者将情绪诉诸逻辑思维，用理智去分析人性本真的直接的反馈。对这个故事的最好的处理应该是把纷杂的情绪活动当成日记流水账，如此那些看上去无名的悲悯、阴郁、彷徨都能对应上一个简单的动机，比如知道自己阴郁是因为周一要面对超量的工作，知道彷徨是因为丈夫不在身边，很多琐事都要落在自己肩上，明白在这样的前后关系中，情绪就变得相对容易管理了，而我们也不容易沉沦在某一种情绪中不可自拔。

　　这里需要强调的一点是，当你开始学习着用佛医的方式对心质进行驯化时，也是你放弃用理智规划情绪的时候。因为情绪本身是实践体验和情感总结的产物，我们说要厘清情绪的来龙去脉，不能像厘清思路那样，对情绪进行所谓合理的规划，心质的驯化训练实际上是保持对情绪的功用的清醒认识。情绪的功用不是情绪化的，而是一种原始的本能，是一种不能受情感作用的存在。再次回到一再强调的例子，无名的抑郁之所以不能轻易被捕捉，是因为情绪的功用也是情绪的一部分，但却被社会化后的人类分别化了，情绪产生的作用是对内外环境的反馈，而我们疏于对这种能力的驯化，就像是尾骨的退化一样，这种能力被社会化的趋势打压了。心质学的现实意义就是冷眼看人，不借助理智去感知情绪的功用，不用分别心去对待世事无常。

第九章 佛医心质学与社交情感

在前一章中，我们论述了假情绪的缘起、情绪扎堆浮现的现象（社会生活中复杂情绪的干扰）和如何对情绪不起分别心。研究心质学的现实意义不是避免情绪的发生和发展，不是消除假情绪，自然也不是区别真情绪和假情绪，而是不让生活出现严峻的对立面，这就是缘起性空。

在世俗的世界中，事物多半是属于形相范畴的，但凡能用视觉神经捕捉到的事物都有相，但是相不可能单独存在，如果没有体的投射，便没有相的显影，即停留在你脑海中的任何具象都有体的投射。例如，你可以区分大部分圆形的水果，你知道这个是橘子而不是橙子，是因为那个实际存在的橙子或者橘子曾经投射进你的意识中；而对于一种从来没见过的水果，你始终无法根据描述准确显影那种水果的实物，因为那种水果的相并没有实际对你产生影响。如果你没有吃过橘子或者橙子，则不能说你知道这两种水果，因为它们的功用在你这里没有发挥出来，就比如佛家常说的手如果不摘花献佛，就不是手，脚如果没有爬山涉水，就不是脚。

形相世界以外的非形相世界，有惠能口中的见性和神秀口中的看净等。见性即见自性，看净即看住清净。以惠能和神秀的偈子为例，即惠能的"本来无一物，何处惹尘埃"，神秀的"时时勤拂扫，莫使着尘埃"。如何懂一面镜子，是见性还是看净？见性即通过去除分别心了解到镜子本来就是明净的，不论拂不拂扫；而看净是教人如何守住镜子的本质，而其实看净亦认定镜子本来就是明净的，拂扫自然就没有了意义，所以自然是见性可以读懂镜子。当然在这里我们并不以讨论真实的镜子实物为意，而是在佛医心质学的层面讨论空性、戒定慧、自性、般若等对人性的激荡和回照。此处自性是体，般若是用；慧是用，定是体，所以不能分别对待。当定慧一体，则无住，生活则自在无碍，不生烦恼。无须用逻辑来解释体用的关系，一旦转化为概念，那么就有所限制了。

作为一本无法彻底摆脱定义和概念的书籍来说，我们要做的是用佛医心质的思想来联系尽量多的世俗世界的现象，通过体用的方式来解决理解上的难题。希望诸位能够潜心静读，体会佛医学超越心理层面的治愈作用。以下内容我们将以问答模式呈现。

第一节　社交是心质学的永恒话题

17世纪英国玄学派诗人约翰·多恩（John Donne）在《没有人是一座孤岛》（No Man Is An island）中写道："No man is an island, entire of itself, every man is a piece of the continent, a part of the main."诗中流传最广的就是"No man is an island（没有人是一座孤岛）"，约翰用"孤岛"影射完全独立的人，并在诗的最后提出自己的观点——"I am involved in mankind"，即"我包含在人类这个概念里"。诗人对这个世界的触觉敏感，并用精准的字词传达了自己的论点。你可以不同意约翰·多恩的观点，但是你必须正视这首诗歌的流传度。生活在17世纪的约翰·多恩对于人与人之间潜在的联系有一种执念，他之所以为哀钟动容，是因为他认为每一个离世的人都像脱离了欧洲大陆的土块，大陆少了一块，人类就削减了一部分，所以认为哀钟为自己而鸣。我相信大部分人不是对他的知识体系产生共鸣，而是对那句话——没有人是一座孤岛——产生共鸣。

在前国家时代，人们为了解决一个人无法超越的困难而进行合作，然后产生了规则和感情。孔子耗费一生心血推广的周礼在其所处的时代为何不被重现？因为周礼有碍于社会的无序发展，违背了人类对社交的认知。那时候的规则是残忍的，但感情是直接和纯粹的。这就是所谓的社交的体，即在足够长的时间里，在没有人为因素的干扰下，人们自觉地聚集和交流。对此，我们也可以从流传至今的语言习惯中探知一二，我们有"众人拾柴火焰高""三个臭皮匠，顶个诸葛亮"的谚语，还有"一根筷子容易折，一把筷子难折断"的寓言故事，这其实都影射了人类把社交的、容易相处的语言符号对应的品质列入品德的历程，也就是说人类肯定了社交行为，并在一定程度上将繁衍至今的成就归结于群居和社交。

上文所述多少显得客观而缺乏情感信息，会引起人的不悦，也就是被动共鸣。相比之下，约翰·多恩用诗人的笔触写下的"No man is an island"更容易让人接受。同理，泛娱乐背景下成名的李诞也用一句"开心点吧朋友，人间不值得"赢得了拥趸。

这样的字眼为何会直击人心？佛教的四圣谛是苦、集、灭、道，这既是佛教对尘世的理解，也是修行法门，那么为什么不信奉佛教的甚至不了解四圣谛的人会引用这些内容，而苦、集、灭、道也像是旧时王谢堂前燕一样飞入寻常百姓家呢？原因在于这些字眼的意义容易理解，当然更在于人类社交的用。

孤独是种感觉吗？孤独是种体验吗？在媒介融合的今天，孤独更像是王冠上灼灼的明珠，被标榜，被消费，所以在纷杂信息的干扰下，人类会轻易忘了社交的用，代价就是盲目生活，郁郁寡欢，无疾而终。这就凸显了佛医心质学的功用。用干预心质的方法厘清"剪不断理还乱"的思绪，那么事物的功用便会自然而然地显现。

我在知乎网站的"真人图书馆"翻阅"关于孤独，什么样的描述最能引起你的共鸣"这个问题的答案，共有 16000 多个，好多答案大同小异，无非是失恋、抑郁症等。在这里，我也节选几个与君分享。第一个"孤独感"的答案是孔乙己，"我到现在终于没有见——大约孔乙己的确死了"。孔乙己想要清者自清的决心与世俗格格不入，便没了营生，这种不得不向自己厌恶的习性低头的孤独感是致命的。社会更迭时期的乱象就像一张捕兽网，进来是死，不进来是孤独。第二个是电影《被遗弃的松子的一生》里的"生而为人，我很抱歉"。电影用看上去笨拙得可笑的表现手法讲述了松子的一生，给人一种卑鄙的愉悦感，但脱离了正常社交的松子还是给人一种近乎窒息的孤独感。第三个是"镜里孤鸾"。其文所营造的氛围甚是孤独。文曰："昔罽宾王结置峻祁之山，获一鸾鸟。王甚爱之，欲其鸣而不能致也。乃饰以金樊，飧以珍馐，对之愈戚，三年不鸣。其夫人曰：尝闻鸟见其类而后鸣，何不悬镜以映之？王从其言，鸾睹形感契，慨然悲鸣，哀响中霄，一奋而绝。"第四个是一个知友分享的自己拍摄纪录片的经历。纪录片的主人翁是一位住在深山里的守林员，这位知友拍摄完要下山时，守林员突然拉住他的手急切地说："我上次空手抓出了一条毒蛇呢！"这位知友从守林员的语气和表情里读到了孤独。这位知友说不敢轻易忘掉还没有和别人分享的神奇经历就是孤独。第五个是从电影《超脱》（*Detachment*）结尾中延伸出的爱伦·坡的诗——《厄舍府的倒塌》。在一种彷徨而无目的的注视下，艾德里安·布洛迪用不是解决问题却更加坚定的语气诵读了这首用词富丽堂皇的诗，"Upon the bleak walls, upon the white trunks of decayed trees/With the utter depression souls"。电影用校舍的废墟和厄舍府的倒塌交叠，构建了一种超脱于理解的孤独。

我所能共情的孤独还有《沉沦》里男主人公在梅林的碑旁吃着零食，*The Straight*

Story 里老头独自驾驶割草机，*Get Out* 里 Chris 读不懂友善的笑脸。在这种选择标准上，我还能列举出许多带有孤独感的情景。我不能确定读者是否会对上述任何一种孤独感产生共鸣，我描述并分享这些的目的是让诸位清楚地认知，这种孤独感的产生有简单而纯粹的诱因，情绪发生者应逃离引发这种孤独感的情景。某些原因，让情绪发生者无法逃避产生孤独感的情景，守林员所找到情绪的疏解方法就是与纪录片拍摄者攀谈，这种交流打破了他长久以来的输入与输出不平衡的状态，而孔乙己、松子、孤鸾和《超脱》里自卑的女学生都选择了悲观的解决途径，那就是终结生命，他们的死都带着一种决绝而无可奈何，让很多观者感同身受。

不同的人对不同情境下的孤独感的感官强度不一样，这缘于心质的不同。有没有一种普世方法去终结孤独感？心质学理论中是没有这样的方法的，因为正如我一直在用举例潜移默化地说明，心质驯化的功用并不是剔除，而是认识，认识人类的情绪并没有好坏之分。孤独感的产生仅仅是人类长久的进化史中的一个进化结果，与其他情绪一样，是一种告知、反馈和警醒。为什么越来越多的人不会处理这种正面的警示了呢？这是内外力作用的结果，其中外力是干扰因素越来越多，且形式复杂；内力是人类感知能力的退化。孤独感其实是大脑在与身体对话，告诉身体通过行为改变情景。这也正是人类社交的用。

我们一旦了解了人类社交行为的体和用，自然就会把握社交的程度。孤独感会跟太阳一样照常升起，但却打不败你。人类会因世俗事务而摆脱孤独感，而产生孤独感的人也会因孤独而投入世俗事务中，我们不需要去评价孤独感的好与坏（它是一种与生俱来的情绪）；擅长社交和不擅长社交只是不同心质作用下的性格反射，而不是成功或者活得更好更幸福的保障。当你去交流时，哪怕是笨拙的，也是逃离了孤独感，因为你完成了上述的闭环。人不是为了交流而存在，社交也不会有固定模式，但没有人是一个孤岛，即便你生活在信息发达的 21 世纪，有各种信息技术为你提供便利，你还是会与他人产生交流。如果一个人可以保持孤独状态，那么他就是在人为地削弱自己聆听自己、感受自己的能力，使自己的生命体会走向灭亡，用这种极端的方式结束孤独。

佛医心质学的作用就是，教你认识心质，了解情绪缘起，用体用的观点对待分别心。

第二节　心质与社交中的面孔

佛医心质学是实践学科，它是通过使人感知自己、影响自我意识来使心质产生变化，进而达到治疗的目的。生活在世俗世界的非出家人也可依此思考、修行、锻炼，所以在前文中我们着重阐述了世俗世界苦恼的熔炉和发源地——社会，任何自我意识框架的搭建都脱离不开社会，都需要意识的对象化，这也是语言、符号等产生的意义。本节主要讲述一种符号——面孔（或者说人设）的建立过程。在产生孤独感、促进合作、消除孤独感、产生新的孤独感、促进新的合作的世俗的怪圈里，人类在不断升级着摆脱孤独感的手段，同时更新着认识事物和处理事物的能力，也就是说人类通过符号化交往或接触对象来辨别对方是否是一个合格的适合自己的摆脱孤独的途径。例如，假如你愿意跟某位女士打交道，是因为第一印象里你觉得她面善、没有疏离感、亲切等。这些形容这类面孔的词语的产生后于人类对面孔的解读，也就是说抓取、解读、定义、符号化人类的表征进化成一种可遗传的本能。这种本能是利于人类发展的、是促进社会化的，是人类在社交中必不可少的能力。随着交往的深入，人类认识和处理事情不再只依赖于第一印象，也就是说面孔具有可变性，人类开始抓取、解读、定义和符号化对方的内在，比如通过相处，人们发现交往对象是表里如一的或表里不一的，深化认识的能力便成为衡量交情的标尺。当然这种辨别能力是一种更进一步的本能，并不是所有人都能应用自如。这两种本能在人类社交过程中并行不悖，一般都是由表及里的。基于人类这种本能的产生和遗传，面孔和人设也就相应作用于社交过程中了。在这种对峙关系中，我们就可以察觉人类要营造面孔和人设的意义，就是对抗人类自己这种对表象和内在现象的抓取、解读、定义和符号化的本能，这一对矛盾是相互拮抗并促进的。换句话说，我们有理由相信，社交过程中面孔和人设的出现是为了获取交往对象的积极正面的符号化解读，这里势必包含两个对象，一个是本心，一个是表象。表象的演绎一定是要本心得到满足，这是人设的体，有了这个体，才有人设的存在。获得正面的符号化认知是为了赢得关注还是换取口碑？是为了加深等级观念、固化阶层，跻身尊卑金字塔的顶端？是为了留住信任？人设是通过什么途径形成人类认知的呢？反过来说，人类是凭借什么认证人设的呢？如果尝试去除情感这一层迷蒙的因素，我们便会得到事实背后干巴巴的原因，人设就是为了避免抽离感，避免"明明活着却已经死了"的感觉。

美国社会学家欧文·戈夫曼（Erving Goffman）在《日常生活中的自我呈现》中提出"戏剧论"，用莎士比亚的话解释就是：全世界是一个舞台，所有的男女都是演员，他们有各自的进口和出口，一个人在一生中扮演许多角色。当然角色扮演和形象管理是一件消耗能量的事，所以每一个人也都需要有他们各自的安全区，去卸妆，去回归，去休息，去整理，去迎接第二天的戏。这属于形象互动理论，这种理论停留在研究人类社会的层面，它认为每一个个体都有将真实生活中的人及气场转化成符号的能力，这个符号被存储进大脑，并标记，所以同一个人在不同人眼中为不同符号，这时他的角色设定也就完成了。社交就是人类在交换着不同的符号。如果你能察觉到一个人有多个面孔，要么是因为他演技差，要么是因为你在他的社交圈里处于劣势地位。依据自由生长理论，人类把形象管理和角色扮演上升到推动甚至支配社交和互动的层面，其中一定存在利于自身生存和发展的因素。

历史在人类不断满足自己的需要中前进，人在越来越社会化、越来越世俗的道路上充满想象力地不断满足着自己，用饱腹感、金钱、成就感、被信任感、被追捧感等各式各样的行为满足着自己。人类创造出了很多词语来形容这些感觉，但是终究还是害怕被抽离、被遗忘、被孤立。行为艺术家用遗世独立的冷漠和无情表明态度和立场，而他们之所以被称为行为艺术家，也正是因为其不被理解、荒唐怪诞的行为引起了注意，这种独立是伪独立。

当你辨别出对方有不同的面孔时，你觉得恶心、鄙夷；当你辨别不出的时候，或许你还会欣赏他。人设时时刻刻充斥着人类的社会生活，有些人设是刻意的，有些则是不由自主的，如有些人遇到比自己地位高的人便显现出趋炎附势或乖巧的人设，遇到地位低的人则没有人设的本质，转换自如到不自知。这是人类自然属性的表露。人在不断满足自己的物质、精神需求的同时也在不断升级着对物质、精神需求的认知和定义，当然也在不断更新着满足需求的方式（如察言观色、审时度势、预判、符号化等），这是个体对外的防备姿势。人设或面孔则是当个体处在被防备的立场上，受自我意识指控而显现出的表征，这个表征可以与本性一致。人设的形成就是一个侦察和反侦察的过程，当我们想要了解一个人的时候，首先得到的是表象，而表象有可能是你要了解的对象构建起的铜墙铁壁，他这样做的原因是害怕失去社会关系，而他这样做的后果恰恰也是失去社会关系，因为壁垒是反侦察的产物，而侦察是建立关系的第一步。这个矛盾是人类社会必不可少的，但也是阻碍人类交流的，这其实是最容易被忽视也最显而易见的事实。

于是我们可以通过佛医心质学从了解自己开始，看清自己的人设，直至再放下自己的人设。活在人设里会催生假情绪和生活的不平衡感，所以看清得失心和分别心是发现潜在人设的前提。认清人设的体和用，人设是不属于你本人的外物，它是一个为你赢得满足感的架子、壳子，它引发了人类的异化，却不容易被察觉，因为它的功用就是维稳维和、躲避抽离感。我们认清了人设，也理解了人设的价值。人设就是一个让人避开孤独、融入群体的工具，不受个人意愿的驱使。人设没有好与坏之分，人设只是历史的产物，是人类在寻找解决问题方案过程中的异化。

以上是对个体而言，如果对象是一群人，人设可以理解成固定时代背景下的人类共性，人设是社会意识和社会存在的综合产物，它的存在不仅仅关乎社会心理，不仅仅受制于观和律，还受生产力和生产关系的影响。我们在历史的时间轴上截取一段，进行假设性分析，人设有趋同性，人设不是秉性而是秉性与时间作用的产物。如果你能够像《来自星星的你》中都敏俊那样活过几个世纪，你就不会感觉到人设突兀的变化，但如果你像《屋塔房王世子》中的王世子那样是穿越时代的，你就会不知所措，因为基于认知、习俗、礼仪等无衔接的改变，人设是无法自然过渡的。以影视剧作品为例，只是借用相似的形象将概念化的东西具象，让读者更好地感知公共人设的一些属性。当某人表现得与时代脱节了，意思就是他的人设已经不符合他生活的社会舞台了。虽然人类的某些文化属性是可以通过社会遗传的，比如中国人的群体静和性，比如安土重迁，但是随着社会环境的变迁，人类的外在表现也会做出相应改变，改变不及时的那些就是人设滞后，像是鲁迅笔下的孔乙己，在社会变迁的大潮中大约的确死了。我们口中"时代的缩影"就是大环境下的人设。像鲁迅笔下的国民劣根性，像江姐、刘胡兰、董存瑞、黄继光、邱少云等为信仰不怕牺牲的形象，像雷锋的钉子精神，像火星文爱好者，像《创造101》，都是时代的产物，都是公共人设，这些形象的设定与产生是受生产力和生产关系的影响的，是受社会意识影响的，是受社会意识形式和社会心理激发的国民物质和精神需求影响的。所以人设既有生物遗传性又有社会遗传性，人设与社会环境不协调会引起种种问题。

史前时期，社会结构不那么复杂，人类所有实践活动的意图和结果都被摆在明处。

随着社会进步，规则相应地变得复杂，人类在制定规则、打破规则和重定规则中丰富了生活技能，同时提升了认知水平。在社会架构日臻完善的基础上，生产力会得到相应提升，表面上人类变得更加狡黠了，而实际上则是人类使发现问题和解决问题之间形成了隐形的屏障，并因为外在制度和内在观念的干扰，不得不掺入原本不相干的内容去掩盖被晾在明处的意图，这些行为的执行者便有了人设。历史是生产力和认知不断提升的过程，认知是生产力提升过程中的副产品，认知造就了观念，观念是人类对一切事物包括自己进行思考后完成抽象符号的转换，从而最终形成的衡量标准。也就是说，观念有时候会影响实践进行的轨迹，例如，不由自主地切换角色的过程，角色扮演的必要条件是假情绪的产生，所以观念的存在让实践活动变得不再是发现问题和解决问题这么简单了。比如，原始社会中人类的很多行为被认定是残忍的，如对异族人的射杀、对叛逃者施以极刑，但是这些行为在当时难道也被认定是残忍的吗，更多的应该是被看作一种发现问题并解决问题的实施方案。在当今社会，在已经文明和开化了的社会，这种简单而硬核的处理方式依然深得一些人的心，这就是为什么一些网络暴民将报复性的话当作伸张正义。这其实与现代文明社会的文化内涵是格格不入的，我们用已经淘汰的人设去面对和处理现实的问题，显然是不合适的，是危险的。如何避免暴民的产生呢？这就要回到问题的根本上去了。人类产生这种泄愤心理的原因很复杂，但罪魁祸首一定包括我们一直在强调的人类异化过程中产生的假情绪。假情绪让人迷惘，让人不知何去何从，所以面对这样的难题，我们还是回归到这一章的主旨上来。

不论其意图如何，人设是人类的社交工具这一观点都是毋庸置疑的。人类有意无意地对自己的外在行为和表现进行设定，都是为了让沟通更加顺畅。原始社会的人设存在于原始社会不被认为是残忍的，而于当前社会就变成了是野蛮和残忍的。虽然人设的功用都是为了正常交流而躲避抽离感，但是随着时代变迁，组成人设的体是变化了的，那个残忍的射杀异族的人设是为了稳定团结，那个积极向上的人设是为了维护文明社会既定角色的情境，以便维护安全关系。任何一种人设脱离其所定型的时代都是行不通的，都会引起其体的坍塌。

上述两种不同的人设，一种是对个人而言的，不同心质的人会呈现不同类型的人设，这些人设扮演的程度也深浅不一；一种是对一群人而言的，在时间轴上同一点，群体总是会出现趋同性，即一种符合大众审美和认知的共性反馈，不论是被迫、热衷还是下意识趋同，其表征的都是同一时代的人类人设，这种共性是大部而不是全部人所呈现出的人设，随时代变迁，受制于风物又作用于风物。

美国社会心理学家米尔格兰姆（Stanley Milgram）曾提出六度分离理论（Six Degrees of Separation）：你和任何一个陌生人之间所间隔的人不会超过五个，也就是说，最多通过五个人你就能够认识任何一个陌生人。我们有理由相信人类已经生活在一个复杂的社交网络中，这种活动方式赋予了人类不同的角色。有一种不甚严谨但甚是可爱的说法：你的碳原子连接方式，可以把你变成一支细软的铅笔芯，也可以把你变成一枚夺目的钻石。可以理解为，连接不在多，而在于强度和方式。这种联想和陈述方式就暴露了一种意图，一种在社会角色上做文章的意图，一种对社交方式是成功基石的认知。这是文明社会和超文明社会的一种概览：人类不论是在认知水平上还是在研究准则上都与人设相关。这是一种社会心理，同时反作用于人的心质。我国有一种古老的艺术表现形式叫作双簧，它的表演精髓在于呈现在观众眼前的一个人，但其实还有一个隐藏于背后的人，这二人是一个组合，舞台前的这个人是双簧的表象，而愉悦观众的是二者的不协调。可以说逗乐观众的是作品里的实际笑料，而这种表演形式的创立则是从人设出发的，可以说，双簧是人们对人设认知的表现，通过想象表象和内在的分离创造出的笑点。人设是人类认知水平提升的产物，它造成的影响需要结合心质来分析，因为人设存在的体能够给人提供安全关系。也就是说，在一种固定人设里你的社交网络不会出现问题，这就造成了人类对人设的依恋，过度依恋就会挤压剩下的人设的空间，在这种情况下，真正的情绪难以表露，会造成心理崩塌。当然这种情况多存在于极端心质的人群中，如果人们可以掌握驯化心质的方法，也就能正确认识人设对自己的作用，从而避免过度依赖树立人设。

第三节　怎样掌控负面情绪

"第七章　情绪与心质的缘起"着重描述了情绪的诱因及情绪产生的意义。我们知道，情绪产生的初衷是启动人类的体验倾向，即一种躲避灾害、趋向利益的反射活动。一般来说，情绪是没有好坏的，愤怒并不比开心差劲，两种情绪都是对环境变化的反馈。那么为什么所谓的负面情绪，如愤怒、懊恼、忧伤、悲愤等，更容易掌控一个人或者说更容易让人陷入一种困境而不可自拔呢？

你或许会反对上述观点，既然情绪不分好坏，那么人类对情绪也不会过分挑剔，如果逆境多了，人的坏情绪固然就占了上风。既然情绪及其诱因能够遗传，那么就说明情绪的产生对物种的生存是有利的，是一种物种的自我保护机制。负面情绪是大脑产生的一种生物刺激，其功用就是告知机体需要逃离的时候到了。有时我们对情绪的产生毫无头绪，但所有情绪都一定有确定的来源，情绪的功用是不会随情境的转移而变化的。情绪的体是我们肉眼能够观察到的一切。所以作用到机体上的情绪就像是给玩具上弦的旋钮，情绪开始，机体便受情绪的指使而做出逃避或者接近的行为，待目的达到后，情绪又会启发结束机制。

在这一理解层面上，我们就可以推断，正面情绪是告知大脑要去接近宜人的环境，情绪结束的讯号就是我们的机体已经接近并享受了宜人的环境。要知道，在我们产生正面情绪的时候，我们多半是置身于这种事态当中的，所以从诱发到产生情绪是一个闭环，那么情绪的功用很快就落实了。还有一种状态是对假想中的情境产生正面的情绪。很多人会误解这种状态下情绪所引发的机体反应，认为情绪的结束必须要等到机体真正接近想象中的情境，其实并不是这样的。就好像追星，只是看到心中偶像的视频，想象某些令人激动的画面就会十分愉悦，而这种愉悦结束于我们的想象，而不是现实生活中真实的接触，因为我们的大脑有衡量能力。如果是在粉丝见面会上，这种正面情绪则会引导我们机体去近距离接触偶像，直至达到大脑权衡后认为可控且有操作性的目标之后，这种正面情绪作用机制才会结束；如果当你是在家中看偶像的直播或视频，这种正面情绪是会以更加实际的行为发生为结束讯号的，比如兴奋地大叫或者鼓掌。

负面情绪亦然，负面情绪也存在诱发开始机制和诱发结束机制，只不过开始是逆境、不好的情境，结束时却是大脑评价后认为的合情合理的情境。正面情绪的结束以人类接近情境、充分参与为讯号，而负面情绪的结束却以人类逃离情境为讯号（因为社会环境使然，有些情境逃避比拥抱更加困难）。事实上，人类解读负面情绪比解读正面情绪更加困难，有时甚至接收不到逃离的信号，并不清楚大脑给机体释放的这种信息是逃离情境的意思。再举个例子，当你看喜剧的时候，开怀大笑会让你身心舒畅，会让你有再看一遍的体验倾向；而当看悲剧的时候，故事正切合你的泪点，让你特别难过，这种情绪释放的就是逃离情境的信号，即便在这个情境里你是一个旁观者，你以非参与者的身份感同身受了，你却不能自已地反复重播那些引发悲伤的画面，这并没有触发你悲伤情绪的结束机制。所以这两个例子对比下来，负面情绪要比正面情绪更难度过。

或许你不喜欢悲剧文学作品或影视剧，但是你会发现我在一开始提出问题时运用"弥漫性的"来形容负面情绪是十分贴切的。情境之所以是情境，就是因为有大脑的参与，就像心理学家尼克·弗里杰达所说的：人类如果预先得到警示，当然只是言语上的警告的时候，死亡和分别也不会带来悲痛，只有当一个人回到家却看到人去楼空的时候，悲痛才毫不留情地袭来。没有死亡和分别时，大脑对那一间房间的定义与有了死亡和分别之后的是不一样的，我们需要逃离的不仅仅是那一个实际存在的房间，还有大脑给我们所处情境下的定义。相比之下，体验这种由自己认知和观念控制阈值的情境比不体验更加简单明了，因为人类无法分离自己的机体和意识（虽然分离理论认为行为和意识有时是分离的，这却更好地解释了为什么明明悲伤却要不受控制地不断回放悲伤的画面），这就是负面情绪比较容易控制人类的一个原因。

佛教四谛——苦、集、灭、道，也很好地解释了上述情况。苦谛并不是事事皆苦的意思，而是指苦是人生在世的一种基本体验。因为人的情绪设定就是对于甜的才去体验，而对于苦的要回避，这样的设定让人对苦的认知不足，导致人的心理承受力减弱。佛教把苦单独拎出来，让它成为一种宗旨性的概念，是因为苦有惊醒作用，苦也是弥漫性的，苦的属性比甜更有韧性。集谛则阐明了人类人情世故的属性，此章前文一直在讨论社交的体和用，社交就是人类聚在一起，而人类为何要聚在一起？就是为了解决问题、摒除孤独。人类的发展有了难关，一个人克服不了，而面对难关的那个人会产生孤独情绪，这种孤独情绪是自我保护意识地退缩或者寻找可能性，感知情绪就是要去不断地建立关系。人之常情就像是在结一张网，因为有孤独感，才有我相、人相、众人相、寿者相，也就有了烦恼的来源，只是这个烦恼是人为创作和认证的，其目的是摆脱烦恼。所以产生烦恼和灭除烦恼是一个闭合的怪圈。本书已经多次阐述人类社会属性的意义，只有合作才能延续历史，合作就是结网的开始，而集谛则清楚地说明了即便是顿悟的高人也不能阻止这张网的缔结，只是顿悟会赋予人心理剧的视角，让自己置身其中，不问其事。这张网的属性就是坚韧又脆弱，坚韧是指它能够排除万难，战胜孤独；脆弱是指它不可避免地会断，一旦断了就会让人沉沦。可就是这样，网还在自顾自地结着，最后也在自顾自地断着，这就是苦的弥漫性。先到后灭，是佛医治病的根本。在一张有情亦无情的网中，你可以看到自己束缚于此、满足于此、痛苦于此，但是你依旧可以不把这些纳入情绪诱因的主题中，你看到了，你感受到了，这就是事情的始末。灭不是幻灭，不是寂灭，不是无情，而是有情的恒久。因为灭可以让你不被负面情绪吞噬，同时又不被世俗社会落下。

第十章　四念处与心质

　　阐述四念处与心质学关系的过程实则是宗教祛魅的过程。本章节提及的四念处不仅是佛教的修行方法，还是一种行之有效的心质调节机制。较之体质，心质是不易表达和总结的，心质当然不能被简单地理解成心理健康，如同体质不仅仅是身体健康一样。为了便于理解，我们还引入身体的概念来诠释心质、四念处及如何用四念处调理心质。

　　随着医学诊断技术的不断完善，人们的身体意识也在逐步提高，身体大部的细枝末节都是可以被检测并认识的。虽然在中医学和现代医学中人类身体的概念不同，但是体质还是一个易于阐述和表达的概念，简单来说，不同的先天禀赋和后天条件在人身体上的反映不同，这就产生了不同的体质，同理，也会产生不同的心质。心质不是单纯的心理健康，它与先天禀赋和后天成长条件有关，它不仅囊括了心理和性格，还包括了人对非我的认识能力、处理态度、反应速度等。心质的存在决定了人与人之间真正的不同，如同卵双胞胎的基因是一样的，但是二者的心质不可能完全一样。

　　心质能够指导人类进行内观活动，从而影响人的价值观、审美观、人生观等的形成。所以心质也需要正确的引导，让其发展成熟在一定阈值之内。这个正确的引导方法之一就是四念处。

第一节　四念处的修行方法

　　佛教认为一般解脱道的修行方法有三十七道品，其中最重要的是四念处与八正道。四念处是指4个安顿心念的处所，又称四念处观。简单来说，四念处就是不起杂念，让各种念想回归本初位置的修行方法。

　　想要明确四念处的修习方法，就需要了解原始佛教，以及后来的南传佛教与北传佛教。了解这些内容的目的在于在梳理脉络的同时厘清四念处修习之真谛。佛陀涅槃后第一个夏安居，组织了比丘的第一次集体结集，摩诃迦叶尊者为主持人，优波离尊者、阿难尊者分别诵出律藏与经藏。第一次结集的经藏部分是修多罗相应，即《杂阿含经》（或《相应部》）的主体部分。随着后世对佛陀教法的不断讨论、演说和整合，《中阿含经》（《中部》）、《长阿含经》（《长部》）、《增一阿含经》（《增支部》）相继出现。四部"阿含"（或称五部《尼柯耶》）的集成不是一蹴而就的，而是经历近百年时间不断磨合而成的。南传上座部信奉的是这几部在最初几次集结时总结出的原始佛经——《相应部》《中部》《长部》《增支部》《小部》。中国四部"阿含"的翻译本，是东晋末年到南北朝初期陆续译出的，分别是《杂阿含经》50卷、《中阿含经》60卷、《长阿含经》22卷、《增一阿含经》51卷。中国的四部"阿含"是以梵文记载的，南传佛教五部《尼柯耶》是以巴利文记载的。梵文是印度的官方语言，而巴利文是古代印度某些地区的方言。我们现代所看到的四部"阿含"已经是属于不同部派所传诵的梵文本，而南传佛教的五部《尼柯耶》都是属于赤铜鍱部所传诵。

梵语系北传佛教《中阿含经·念处经》、巴利语系南传佛教《长部·大念处经》对四念处均有叙述，汉译《长阿含经》《中阿含经》《杂阿含经》都译为四念处，《增一阿含经》译为四意止或四念住或四止念。汉传四部"阿含"经与南传五部《尼柯耶》所载更接近佛陀本意，认为四念处修习方法的要义为如实观察，即观身如身、观受如受、观心如心、观法如法。

如《杂阿含经》卷二十四云："如是我闻：一时，佛住舍卫国祇树给孤独园。尔时，世尊告诸比丘：有一乘道，净诸众生，令越忧悲，灭恼苦，得如实法，所谓四念处。何等为四？身身观念处，受、心、法法观念处。"又云："尔时，世尊告诸比丘：我当说修四念处。谛听！善思！云何修四念处？谓内身身观念住，精勤方便，正智正念，调伏世间忧悲；外身、内外身观住，精勤方便，正念正知，调伏世间忧悲。如是受、心、法，内法、外法、内外法观念住，精勤方便，正念正知，调伏世间忧悲，是名比丘修四念处。"

《中阿含经·念处经》记载了四念处的修习方法："有一道，净众生，度忧畏，灭苦恼，断啼哭，得正法，谓四念处。若有过去诸如来、无所著、等正觉，悉断五盖、心秽、慧羸，立心正住于四念处，修七觉支，得觉无上正尽之觉……我今现在如来、无所著、等正觉，我亦断五盖、心秽、慧羸，立心正住于四念处，修七觉支，得觉无上正尽之觉。云何为四？观身如身念处，观觉（受）如觉（受）念处，观心如心念处，观法如法念处。"此经文篇幅不长，在此段文字之后采用佛陀原始精进、正念的思维对观身如身、观受如受、观心如心、观法如法进行解说，行文中虽未真正提出观身不净、观受是苦、观心无常、观法无我的说法，但已流露出此种预设立场观的修行，如"比丘者，观彼死尸，或一、二日，至六、七日，鸟鸦所啄，豺狼所食，火烧埋地，悉腐烂坏。见已自比：今我此身，亦复如是，俱有此法，终不得离"。纵观全经文来理解，这种观想更像是一种解释身念处的方便法门，佛陀在传法中对诸比丘的引导。

《长阿含经·三聚经》云："云何四法向涅槃？谓四念处：身念处、受念处、意念处、法念处。"

上述对四念处的观点和认知，便是四念处修行方法的源头。从上述内容可看出，四念处的修习方法在传法至中国之前并没有产生观身不净、观受是苦、观心无常、观法无我的倾向。直至龙树菩萨的《大智度论》时期，这种倾向才开始出现。《大智度论》卷十九记载："问曰：何等是四念处？答曰：身念处，受、心、法念处，是为四念处。观四法四种：观身不净，观受是苦，观心无常，观法无我。是四法，虽各有四种，身应多观不净，受多观苦，心多观无常，法多观无我。何以故？凡夫人未入道时，是四法中，邪行起四颠倒：诸不净法中，净颠倒，苦中乐颠倒，无常中常颠倒，无我中我颠倒。破是四颠倒故，说是四念处。破净倒故说身念处，破乐倒故说受念处，破常倒故说心念处，破我倒故说法念处。以是故说四，不少不多。"后智者大师在《四念处》卷一中言："人于五阴起四倒。故于色多起净倒，于受多起乐倒，于想行多起我倒，于心多起常倒，举四倒故言四也。"蕅益智旭在《佛说阿弥陀经要解》卷二中言："极乐国土，七重栏楯，七重罗网，七重行树，皆是四宝，周匝围绕，是故彼国名为极乐。七重，表七科道品；四宝，表常、乐、我、净四德……所谓四念处，一身念处，二受念处，三心念处，四受念处。"净土宗认为极乐世界无有众苦，但受诸乐，婆娑世界则苦乐杂。常、乐、我、净在极乐世界是四宝，在婆娑世界则是颠倒之法。直到清代净土宗省庵大师有四念处颂，分别有"观身不净""观受是苦""观心无常""观法无我"4首。

以上综述了佛教四念处观点的产生与发展历程，从其在中国的传播轨迹上判断，四念处也有南传与北传之分，天台宗将其与中观的思想相联系，净土宗则将四念处列入往生极乐世界的三十七道品中。很显然，汉传佛教中四念处的修习方法发生了一个质的转变，佛陀时代的四念处无须预设立场，而传至中国以后，则在修习方法中加入假想观，即身就是不净的、受就是苦的、心就是无常的、法就是无我的。虽然一个是如实观，即对当下的心境不做任何处理，一个是假想观，即通过设置预设立场调控人的心质，但是从修习止观的角度来看，修习二者达到的目标是一致的。通过梳理四念处的相关文献，读者应该了解四念处的预设立场是通过观身不净、观受是苦、观心无常、观法无我的假想来表达出佛教的"苦集灭道"的价值观的，这就是与南传佛教所秉持观点的最大不同。不论使用哪一种方法，我们都要清楚，佛医医心。佛教之所以可以算作是广义上的医学，佛之所以被称为大医王，就是因为佛教有很多可以干预心质的方法。

第二节　四念处与心质的内在联系

在本节我们主要介绍四念处的如实观是如何影响心质的。想要了解四念处的如实观对心质的干预作用的原理，首先需要清楚心质的物质基础及其与身体的关系。这里有必要引入认识与存在的概念。虽然在上一节用体质对比心质对四念处进行了简单的梳理和介绍，但是其所述并没有触及心质的先天及后天干扰因素，所以，也没有介绍为什么如实观可以有效地调理心质，心质的调理对恢复健康有什么作用。我们要带着问题（心质、心、意识等有区别吗？思维、认识、认知、精神、意识、意志、梦，甚至心理活动，这些没有物质实体但又依托于肉体和人类实践活动的人类行为与心质有什么联系？心质仅仅是用来描述人心理状态的概念吗？心质与心智一样吗？心质有具身性吗？）阅读本节内容，虽然这些问题会暂时有碍于我们对心质的认识，甚至会动摇四念处观身不净、观受是苦、观心无常、观法无我的假想观在体悟四圣谛、戒断贪嗔痴上的应用，但这是暂时且必要的步骤。我们不能陷入太过思辨的唯心主义，要退回到哲学思辨的时代。本书意图用去定义化的语言，既直观又合理合法地对心质学的应用做一定阐述，当然这些应用是建立在佛教医学实践的基础上的。

首先我们要了解认识与存在的联系，因为只有在此基础上，我们才能更好地对心质是什么和心质具有怎样的物质基础做出判断。黑格尔认为有绝对的思维和客观的认识，思维之所以是思维，就在于它能超出自身而产生存在，认识之所以是认识，就在于它能通过实践而实现。这就说明在黑格尔的认知里，认知是有先验性的，是可以指导人类实践的。列宁称赞黑格尔说："卓越的地方是，黑格尔通过人的实践的、合目的性的活动，接近于作为概念和客体的一致的观念，接近于作为真理的观念，极其接近于下述这点：人以自己的实践证明自己的观念、概念、知识、科学的客观正确性。"但是马克思认为思维的产生存在并不像黑格尔所认为的那样。马克思认为思维的产生不是一个"事先建立"的封闭的事实，而是一个基于现实的人和现实的人类的存在才建立起来的开放性的事实；不是一个单纯有待于认识的事实，而是一个有待于实践的事实。之后又有费尔巴哈反对黑格尔思辨的唯心主义，并认为"真理并不存在于思维之内，并不存在于自为的认识之内。真理只是人的生活和本质的总体"，"认识原则和主题并不是自我，并不是绝对的亦即抽象的精神，简言之，并不是仅仅自为的理性，而是实在的和完整的人的实体"。费尔巴哈认为："只有感觉的对象、直观的对象、知觉的对象，才是无可怀疑地，直接地确实存在着的。"虽然费尔巴哈的这一套新的哲学体系在谈及社会历史的时候容易陷于理性直观的旋涡，但它在四念处对心质的干预与指导的实践中是有一定指导意义的。费尔巴哈认为："在思维中我是我，在直观中我是非我。只有从思维的否定中，从对象的确定中，从欲望中，从一切快乐和烦恼的来源中，才能创造出真实的、客观的思想，真实的、客观的哲学。直观提供出与存在直接同一的实体。"这些话语无一不蕴含着深邃的禅机。当我们想要干预心质，提高信息承受力阈值和处理强度时，我们不能做知识性的反思，应该做那些轻而易举的事，这才是存在的本质。人孕育在五蕴六尘中，接受三毒的轰炸，不能将心修炼成石头，而应该让心保持婴儿般的纯粹，这样才能更简单、直观地升起八识，从而感受所有已知未知、美好不美好、物我，更好地触摸并掌控已经被意识定义过的本能。上述这种感受过程便是如实观。也就是说，理解并认识心质的过程是与四念处相互作用的。换句话说，如实观可以作为人对自己心质感知并调整过程中的一部分。

　　简单地讲，心质顾名思义就是心的质地，但这里的"心"既不是现代医学的器官名，也不是中医学的五脏名，而是人接收信息并反馈和直观人的本质的能力。不同体质的人对疾病的抵抗力有差异，则不同心质的人对信息的接收和承受力也有差异。换句话说，不同心质的人对异化世界的感知和敏感程度不一样，有一部分人天生就可以感性地直观自然，而又有一部分人容易迷失在异化世界构建的社会关系里，这也是抑郁症、焦躁症等都市"热门"心理疾病产生的一个原因。当然心质不是不能改变，很多后天因素可以对心质进行合理驯化，比如前面提到的四念处的如实观。如实就是直接感受，即人的感受器官与信息接触而产生的反应模式，不经过任何理性思考加工的过程。这就阐释了心质是无法脱离肉体而存在的事实。

费尔巴哈认为认识人与自然是哲学的首要任务，是正确认识现实所必需的抽象过程，无论何时都不要与感受割裂开来，"只有那通过感性直观而确定自身，而修正自身的思维，才是真实地反映客观的思维——具有客观心理性的思维"。在直观感受的过程中，我们还要警惕神秘主义的干扰，如果把一时的神秘感当成终极的追求，那就容易误入歧途，因为通过纯粹的悟性认识置身于中的世界的做法就像是空中楼阁，从中得到的经验是不足以指导实践的。所以，在忠实于肉体需要和感性直观的同时，不能将理性思维和科学抽象放到其对立面，要清楚人区别于动物的本质正是具有能动的、高于肉欲的对自然的改造能力，即对人的本质对象化的能力。人的本质就体现在复杂的社会关系中，即基于感官系统构造的不同，同动物对比，人获得的直观感受也不同，属性的实在性就是对象存在的保证。这种分析人本质的方法很容易流于现象表面，因为费尔巴哈的这种观点只是找到了问题的症结，却没有提出行之有效的解决方法。他提出了人类的异化问题，认为幻想和想象力是异化的源头，却没有认识到实践的批判性。也就是说，他没有认识到异化是有价值的，劳动的对象化促使人类社会的不断进化和完善，可是这一切被费尔巴哈的思想给否定了。因此，他为了解释某些意识与直观感受不一致的现象，提出了理性的直观主义，即类的本质。他说："如果我在类之尺度中来思想，那么，这样所想到的东西就是人一般地能够想到的，从而，如果一个人想要正常地、合乎规律地，因而真正地思想的话，就必须想到这些东西。跟类之本质相一致的，就是真的，跟类之本质相矛盾的，就是假的。"因此，费尔巴哈向静观的经验总结寻求帮助，把类的本质归纳成"理性、意志和心"，并试图为这些抽象意识找到生物学的基础，回归唯物主义，就像是恩格斯对他的评判一样："一谈到人们之间的纯粹的性关系以外的某种关系，就变成抽象的了。"费尔巴哈主观总结的人的类的本质，很难解释为什么会有反社会行为的存在，及其背后的意识支配，所以最后也只能求助于"自我完善化意向"的一种概念式的归纳。总之，一个事物本质的发现在于直观感受和理性总结相结合。人类正是会利用并控制抽象思维的生物，这体现在劳动产品不仅解决了直观感知的问题，更表现出了劳动实践中审美观和价值观的建立。

心质的物质基础来源于先天禀赋，虽然不像身体一样有有形实体，但确是通过身体之有形转换而来的意识。抽象思维能力是随着身体功能的不断成熟而完善的，也是随着社会关系的不断深入而成型的，这也大致是心质成熟的路径。心质不是心智，心智更倾向于思维和认知活动，而心质则倾向于一个动态平衡的状态。比如一个人和一只狗的愤怒是一样的吗？当然是不一样的。因为人有心智，也就是有自我意识，他的愤怒不仅来自感性的直观感受，还来自通过实践活动的积累而形成的个人主观衡量标准与现实中的活动的不一致；而狗的愤怒仅来源于它的直观感受。再则，不同的人对同一类事所产生的愤怒是一样的吗？当然也是不一样的。比如一个老师同时责骂两个犯错误的学生，一个学生转头就忘记了，而另一个却可能会因此记恨老师一辈子，或者一个学生表现出惶恐，而另一个却表现出愤怒。这就是因为心质的不同。不同心质的情绪阈值是不同的，其将物质转化为符号信息的能力也是不同的，也就是说，不同心质的对象化能力有差异。没有完全同一的心质，一个人也不能只显现出一种心质，虽然心质的基础特征来源于先天禀赋，但同时它可随后天某些因素而改变。

费尔巴哈认为人所有的抽象思维和理性认识都是建立在直观感受之上的，虽然心质并不是抽象思维和认知体系的组合，但它却是一种内设的考核标准。所以，任何影响心质的因素都可以从直观感受和理性认识这两个方面着手讨论和认识。四念处，不论是如实观还是假想观，都不仅仅是一个静观动作，而是一种观察和思考的动态过程，只不过如实观是一种相对原始的反馈，是人类认识自身和自然的本能，而假想观则是在如实观的基础上提出了解决方案，在观察变化的基础上形成了行为准则。总之，四念处对心质的作用与费尔巴哈提出的理性直观对思维、认识的作用有一致的地方。

虽然心质是一个描述状态的名词，但它所描述的状态是处于动态平衡之中的。心质的原始状态通常不会被察觉，也就是说自我意识是随着生理功能的成熟而成熟的，而自我意识后天的协调过程一般也不被察觉，只有部分元认知能力强的人才可能察觉。在接受直观刺激之后大多数人会经历不被"自我"追踪和感知的抽象思考过程，也就是符号信息转码和储存的过程，经过多次反复实践后便形成了极其细致的考核标准，潜在于意识里。这种标准几乎会体现在人的每一次行为上，不被察觉地指导着人行为的行进和选择。由于心质的不同，每一个个体接收和反馈信息的能力也不同，所以潜在的衡量信息的标准也不尽相同。比如范仲淹提出古仁人的标准为"不以物喜，不以己悲"，并认为"或异二者之为"。"不以物喜，不以己悲"已经成为当时社会很难达到的一种行为准则，大多数人还是"以物喜，以己悲"的。那么基于人类的生物学基础，"以物喜，以己悲"是人类潜在的标准，大多数人会终其一生在自己设定的这个苦海里生活。这就是劳动对象化的必然结果。人类为了生存，与自然协作、斗争，与其他人一起观察和改造自然，在这个实践过程中，自然就形成了规矩和规则，这些规矩和规则就是那些为了保证自己利益而不得不去遵守的条例。这就构建了一个塑造行为的内心世界，这个世界是表征的、受外界环境影响的。同时，这还引发了控制欲和依恋行为的形成，占有劳动产品和生产资料便是其体现之一，此即"以物喜，以己悲"。

"不以物喜，不以己悲"，是在驯化心质的基础上认识到"以物喜，以己悲"的反人类和违背直观感受的性质下得到的认知体验，同理，四念处的如实观可以指导人类回归本性，使人类重拾钝化的直观反馈能力，加之运用假想观——"观身不净，观受是苦，观心无常，观法无我"，则类似"不以物喜，不以己悲"的认知。四念处是驯化心质的手段，心质的不同只是元认知能力的不同，即对人类的本质认识敏感度的不同，四念处并不是脱离人类实践的认知存在。以"不以物喜，不以己悲"为例，心质不同是对其认识的敏感度不同，即有些人能够认识到人类的生存本质是"不以物喜，不以己悲"，而有些人很难认识到或者终其一生也认识不到。心质驯化的过程其实是回归的过程，类似于通过知、守而复归于婴儿、无极和朴的状态。四念处只是心质驯化的一种手段，或者说是一种干扰方法，其中如实观让人认知当下实际情境，去除人类异化过程中产生的人为伪装，而假想观——"观身不净，观受是苦，观心无常，观法无我"的运用则是用最极端的挤压心质的方式帮助人类在异化的趋势中碾碎内设的标准。所谓内设的标准，简单说就是人类无法用自我意识追踪得到的参照标准，有了这个标准，造成现实和意识的差距（这个差距也不会在实践过程中被感知，而是具有事后回忆性，多半可以在行为发生后被总结），才会触发人类自我保护和改善机制，但这些标准的设定源自实践过程中真实的体验，无法凭空设定。所以可以用假想的方式不断自我催眠，弱化内设的标准和现实的情境之间的差异所引发的体验趋势强度。

第十一章　八正道与心质

本书前文提到了四谛，在讲八正道与心质的关系之前，笔者要再强调一下四谛在佛医心质学理论体系构建中的重要性。《宝性论》曾用治病来比喻四谛：首先，患病是苦谛；病人找医生诊断、医生发现病根是集谛；病人坚持吃药、配合治疗的过程是道谛；病人最终恢复健康是灭谛。我们先入为主地认为发现疾病并治愈疾病的是医生。我们对医生的定义十分严格，社会对医生的评审和考核制度也日趋完善，所以，对于自己定义外的治疗体系，我们都不相信、不接受。我们用经验堆砌的规则和标准，是人类发展史上的优势也是劣势。我们选择了自认为最牢固和稳妥的方式保护自己不受到伤害，但同时也排除了接受更有效方法的可能。所以在某一个阶段、一定的合理区间，我们不妨尝试打破刻板印象。例如，对人生八苦的引用，从文学作品到 QQ 签名，可见于生活中的各个角落，所以佛教徒和很多普通大众对苦都有自己的见解。为什么关于人生八苦的论述会有如此广泛的受众？又为什么人们对它的友好度等级这么高呢？只有一个主要原因，那就是人生八苦的观点得到了大众的认可，人们可以把这种观点当成论据，也可以从这种观点中对号入座，找到情感的发泄口和归属。所以，如果你跳出那个盒子，你会不会也能接受自己定义外的治疗体系其实也是医治的一种形式。释迦牟尼在初转法轮的时候便传授了四谛、八正道和十二因缘，其中三十七道品是触类旁通的，也许用触类旁通并不确切，因为这些法是超越知识层面的，不能用逻辑思维去分析和探讨，但是至少可以理解成有时候不必刻板修行三十七道品，只是顿悟一处，便像推倒了多米诺骨牌。这也是我在八正道前插入四谛的原因。

第一节　八正道中的心质学思想

四谛是苦、集、灭、道，阅读过本书的读者会对它有大概的了解。为什么四谛看上去如此简洁却又如此生活化？四谛并不是佛教徒的特权，而是任何选择相信佛医的人都可以遵循的法则。"苦是人生的实质内容"，如果你认为这样的说法是为了让人泄气和放弃红尘，那你就错了，这是一种平和的立场。"人生得意须尽欢，莫使金樽空对月""花开堪折直须折，莫待无花空折枝"，"We are all in the gutter, but some of us are looking at the stars"，这些语句被我们引用无数次，甚至被当成了至理名言，被当作安慰朋友的话语。细想一下，这其实是苦谛的变体：人类在生活实践中体会到了世事无常，发现没有什么是可以通过努力使之定格的，所以劝君在易逝之物的保鲜期内认真享用，把 3 天过成 30 年。并不是所有人都能看清世事，都能阻止遗憾的发生，为了提点旁人，人类展开了联想，用美好的短暂停留的事物去警示他人。人们用指间沙形容一切易逝的东西，如光阴、青春等人类珍视但是永远挽留不住的东西。人类通过观察，发现了事物的共通性：诸行无常，诸法无我，涅槃寂静。在一切警世恒言中没有一种是灌输绝望信息的，为了在一切皆苦的自然法则中不误入歧途，人类培养了感情，在交流和合作中建立一种高于行为的东西，即十二因缘（无明缘行，行缘识，识缘名色，名色缘六入，六入缘触，触缘受，受缘爱，爱缘取，取缘有，有缘生，生缘老死）。这十二因缘概括了人生在世的情理，但是感情也并不能脱离轮回，也是在建立和破裂的循环中的，再牢靠的感情也有结束的那一天，所以集谛是人类治疗自己的开始，而不是结束。

"菩提本无树，明镜亦非台。本来无一物，何处惹尘埃。"六祖慧能用自己的方式解释了灭谛。此语出自中国人之口，更有了中国人所熟悉和能够接受的意境。灭谛处理集谛留下的小尾巴。灭谛灭的是孤独感，而不是遗世独立的纯粹；灭的是分别心，而不是对生活的热忱；灭的是我相，而不是信念；灭的是对知识的过分依赖，而不是思维逻辑。当你在质疑明镜和菩提与涅槃有何关系的时候，你就走入了死胡同，而当你不再过分依赖你的知识储备而只是在读诗的时候，你便接近了老子所谓"恍兮惚兮"的状态。这样的状态也非常态，所以不必在意。

那么到底怎样摆脱无明呢？释迦牟尼提出了所谓的八正道。八正道，最初是释迦牟尼针对婆罗门教、耆那教的苦行主义和六师的享乐主义而提出的修行方法。在他看来，苦行主义是对身心施加的折磨和鞭笞，不会带来什么收效和顿悟；享乐主义则容易使人沉迷于寻欢作乐的生活，也会把人引向毁灭之路。于是，他提出了不苦不乐的中道，也就是八正道。这八正道，概括起来就是 8 种方式（八支）：懂得真理（正见）、树立正确的目标（正志）、不说恶言妄语（正语）、不做坏事（正业）、用正当的方式谋生（正命）、勤修精进（正方便）、端正思想不生恶念（正念）和保持禅定的心理状态（正定）。

心质学本身就是研究人类社会心理和社会行为属性的学说，从头至尾也没有寂灭的迹象，只是在了解佛教的基础上，吸取了佛医的一些手法和方法对人类进行劝导，或者说进行非经济学术语的风险规避。之前已经提过的四谛、四念处、体用和十二因缘都是佛教的一些思考方式，我们试图把它们用到干扰心境上，也就是用它们对心质进行驯化。驯化这个词在上文多次被提及，此驯化不同于对野生动物的驯化，但也算与之同根同源。对野生动物的驯化目的是去掉动物的野性，使之为人类服务，而心质的驯化则是找到并了解自己的心质类型，在佛医的基础上，用启迪、涤荡心灵的思考和沟通方式干预心质的后天发育，让人像淤泥之中的莲花，虽苦但不觉苦。当然这也是八正道驯化心质的理论基础。

八正道不是简单的励志读物，对于已经适应速食文化的当今社会人来说，套用那些励志的口号反而会适得其反，人们已经被很多训导的话磨破了耳朵。怎样才能振聋发聩呢？要收起训话的口吻，将八正道落入实处，落入生活中，让它掷地有声。

我们在观看影视剧作品的时候经常有这样的感慨："哎呀！这人是瞎了眼了吗?"作为旁观者的我们对事情的发展脉络了然于胸，并具有正常的理解力和判断力，而当事人却一叶障目，不见泰山。剧中人可能由于一时的愤怒、嫉妒、胆怯等情绪的推动做了违背价值观和自己真实意向的决定，此时你也会说："如果是我，我就不会这么做，我就……"这其实就是正见。当你不在事中，当发生的一切无关你的个人利益时，你通常会做出一些你自己都不曾发现的充满智慧的决定，但一旦你是当事人，你便不容易从旁观者的角度去看问题，便很容易对事情的判断失去公允，此时你的正见又不见了。这也是正见的特点，不会因为你在意而出现，也不会因为你不在意而消失。正见就是你自己的眼睛，只不过它经常被蒙蔽。当双眼迷离的时候，生活时常会不如意，而你却不知道错在哪里。要知道人总是在烦心事少的时候比较放松，而烦心事也是在人放松的时候比较少，这是最具真理的地方。当你放下分别心，不再一味地权衡轻重、设置标准时，你便开始了"扫尘"的第一步；当你不再一味地努力放下得失，而是拾起得失、看到得失再放下得失的时候，你会对得与失有一个全新的定义；当你认识到偏见有时是好事有时是坏事，同时可以察觉到自己不再对人有偏见的时候，你便可以与无明"抗衡";当你像拥抱正面情绪一样接受负面情绪，不以好坏定义和区分负面情绪的时候，你或许就不再惧怕随时反噬的负面情绪。这时候的你慢慢从一种看电视剧的视角审视自己的一天，此时你看到了不堪，看到了荣耀，也看到了平平淡淡，你后悔做了一些事情，也后悔没做一些事情，但你只是做出像你在看电视剧时一样的反应，仿佛在观看别人的生活。这就是正见的开始。"正"不是"斜"的反义词，也不是"邪"的反义词，亦不是"错"的反义词。有人以为正直就是正见，但他却不知道自己恪守的原则在某种程度上是一种残忍的不近人情；有人认为正确就是正见，但他却不知道他的正确在旁人眼里愚蠢得可笑，所以不能用词语去框定正见。正见也是有时代智慧的，正见不会占据你认知词典里的任何一个字符，它仅仅是你获得的那个"我不是我"角色的立场，即便你只能持有一瞬，但在那极短的时间里，你是快乐的。

我不确定在当今社会，向 80 后、90 后、00 后甚至包括 70 后在内的群体宣讲八正道，是否会适得其反，因为即便这些是正面的、积极向上的思想和思考人生之法，也可能会引起部分人一定程度的反感。当今时代是个充斥着文化泡沫的时代，新旧信息更迭速度之快时常让人失去信心和决心，在面对很多问题时不知所措，那些所谓的心灵鸡汤最初就是要解决时代的痛点，直击人心，让人在下一秒可能就找回初衷，或者是放下无明的。在自媒体时代，人人都可能是内容的产出者，读者或者需要心理辅导的人已经无暇也没有精力和能力在浩如烟海的文献里找到解决自己问题的那一点。除此之外，文献发表的门槛降低，致使这种积极向上的文字内容良莠不齐，踩热点、骗流量、网络暴力等行为激荡起大量文化泡沫，新时代的励志文章再也不是单纯意义上的积极向上的文章，而是充斥着虚无浮躁的风气，这些不良行为给心灵鸡汤类的读物和思想贴上了新的标签，致使稍有文化造诣和欣赏水平的读者谈之色变。有一些宗教类的宣导文字也被划入此类。

在文化融合的今天，经济发达地区显然占据了文化传播优势。文化在碰撞中更迭，潮流文化更是日新月异，对"正"的理解和接受度也受到一定的影响。在这种社会意识形态里，人类有了轻视甚至蔑视"正"的倾向，普遍地接受了视觉的、娱乐的、简易的文化传播模式。也正是这种模式和途径给了低俗文化可乘之机。这种低俗文化主要通过压缩人们的思考时间、忽视人类的精神需求、违背文化发展规律，不顾时代的审美观来实现低投入、高回报、快速回报的卑鄙需求，采用简捷、直接、暴力的表现手法，比如艳俗的色彩、粗制滥造的场景、肤浅的内容等，来博取关注，而表面上又恰巧切合了当代人的心理需求，填补了他们的文化空白，让人类在马不停蹄的工作和生活中找到了发泄口和精神支柱。实际上，没有创意和正念的内容只会创造空虚。对于意志力不强的大多数人来说，这类文化会给人营造一个精神饱满的假想，最终让人找不到正见、落入"人去楼空"的无限悲剧中。"若夫金谷之会，徒咄嗟以夸客，孰若山舍清谈徜徉，以候其熟也"，这样的意境将不复存在，而这种沉静的处世态度才正是文化变态和心灵空虚的有效解决途径。有些职业或事物终将会被历史淘汰，但是他们与人类互动后留下的痕迹或是人类在这些事物的发展图式中留下的影子则会沉淀为文化，对社会意识形态的塑造和改变有着一定的影响。在非正文化大势的影响下，对文化保有足够的热忱和耐心的人越来越少。我们包裹在自己创造出来的劣质文化中而不自知，终将也会把自己的身份象征丢弃。

读完上述观点，请你认真审视：你对 hiphop 的热爱，是源自释放灵魂、自由不羁的街头文化还是源自肆意表达的快意？你对中国清新民谣的追求，是为了抒发孤独而高尚的情志还是单纯地为了附庸风雅？你对唱跳偶像的热爱，是因为他们唱跳俱佳、舞台渲染力强还是单纯地为了满足自己的意淫？这些问题都关乎着一个人价值观的建立。这就是我们说的八正道在现实生活中的意义。

我们要尝试不带着偏见去体会"正"。八正道并不是要你像行者一样进行苦修，也不是让你放弃现在所有的一切，去戒、定、慧，时时刻刻保有激情，平和到不能发脾气，更不是让你放弃现有的娱乐文化。说八正道是让你像上述那样，其实都是一种无知的偏见。像我一开始说的，正见就是以你坐在观众席上看自己演出的视角看待问题，这种独特的视角并不是天赋，而是有隐藏属性的，需要后天训练，至于悟性高低就与心质有关了，但通过对八正道的理解和体悟，几乎每个人都可以开发出这种隐藏属性。当一个人真的获得了这种心理剧视角时，他便无欲则刚，很容易就能解决困难，这并不是因为困难消失了，而是因为他甄选困难的阈值增高了，一般困难无法将其打倒。

简单来说，只有获得正见，才能辨别出你的每一次决定、每一个举动是否出于善意，才能感念每一次日出和日落的意义，才能认为"非生非灭、非色非心"并非一种无意义的形容。

第二节　正思维是佛医心质学的核心

在八正道中，除了正见，还有一个正思维。正见和正思维就是所谓的慧，即人生的钥匙。如果说正见是一种认识事物的角度和原则，那么正思维就是在正见的基础上对所识之物的反馈性思考。对正思维的解释，看上去有些违背我前面的立场。在前文中我说，佛教遵循的就是看了就做、做了就放下的循环，跟智识、逻辑没有关系，而这种反馈性的思考难道不是逻辑思维吗？我认为这种思考并不是衡量得失的过程，也不是在对比发生之事与成见之后的经验总结，而只是不让事物成为一个人成长的阻碍，也就是说这种思考是一个"不以物喜，不以己悲"的心智化过程，认识到通过实践行为而塑造的被植入意识的衡量标准并不一定完全正确。保罗·艾克曼（Paul Ekman）曾与藏传佛教徒讨论过如何避免"破坏性情绪"。对此，他用西方心理学做出了解释。他认为佛教徒找到了自动评估反应的替代行为，经过日复一日、年复一年的修炼，从自动评估这个本源上克服了"破坏性情绪"，这也就是他们看上去平和安详的原因。其实这就是正见和正思维的作用，正思维起到了破坏人类自动评估环境而产生负面情绪的生理反应的作用。正见是获得所谓的"上帝俯视"的视角，介于参与和不参与之间的参与，是生活最好的状态，而正思维正是这种状态下对心质的驯化过程，也就是保罗·艾克曼所说的替代行为。

这种修炼并不像描述的这么轻巧，而是像保罗·艾克曼所说需要经过日复一日、年复一年地不断重复、强调才会有效果，会让你顿悟，但不会让你一下子顿悟。这里仍然需要解释一点，虽然我们不断强调时间积累的重要性，但是正思维不是机械生产，不是一条流水线，不讲究效率，不要刻板地认为我今天练、明天练，几年之后就会积累起经验，这个想法是错误的，也是危险的。经验可以积累，但是正思维不行，正思维恰恰是破除经验的过程。经验是总结出的经验概念层面里的真理，一般用来训诫后人，警示后人勿要重蹈覆辙。例如，"劈柴劈小头，问路问老头""编筐编篓，难在收口""打蛇打七寸""良药苦口利于病，忠言逆耳利于行"这一类谚语都是古人在为人处世方面的经验总结。当然这些经验算不上严格意义上的真理，只是在无数次成功和失败后自觉地对结果进行的归纳。大多数人选择信任并听从它，结果事半功倍，这也验证了经验的正确性，当然并不是说违背它的人就一定会失败。这就是规矩世界中的规矩，人应该属于这样有人情味的世界，但那个真理的世界也不一定不属于人类。所以，如果你尝试着放下经验性的认知，跳出情绪化的掌控，撇开事先预判，断开情绪与行为的联系，想象自己只是一颗浮尘，并尝试着让心神进入这样的情境，慢慢地熟悉这样的训练情境，最后尝试着把这种情境作为你的日常。当然这不是鼓励你断绝红尘，离经叛道，或者为所欲为，而只是提出一种站在空的立场上对世界再思考的方式。放下这种人类赖以生存和发展的技能——权衡利弊和经验总结，你便放下了我相的重担。

相信你不会否认自己在上述尝试中的思考过程。你需要更进一步的思考，但是这个思考过程却不是进行经验总结的过程，也不是一种充满情绪化的思考过程，而恰是"经验是空，情绪是假"的思考过程，这就是正思维。正思维不仅是一种积极的心理暗示，还是一种信念，它能转变的不仅是那一刻的不愉悦，以及你在施行心理暗示的那个时间点的思维局限，还是心境。当一个人获得了正见的视角，便很容易洞察到自己在哪一刻用了分别心，在哪一刻是开悟的，又在哪一刻放弃了智慧。正思维便是这种洞察和领悟的过程。正思维也是一种驯化心质的力量，在正思维的引导下，心质便不再是身心愉悦的阻碍。正见和正思维是人生的智慧，是"心不随境迁"的能力，但智慧不是人人都有的，也不是与生俱来的，而情绪却是与生俱来的。人类在进化过程中之所以会遗传对情绪诱因的辨别、接收、解读和转化的能力，是因为这种能力是人类逃离外界伤害的一种原始反应，初民将它与有效地传达信息和保护自己联系起来，促进了生产并躲避了伤害。所以情绪产生的初衷是传递信息，情绪引发机体产生的一系列变化会在短时间内让信息传递，让机体做出反应。不巧的是，情绪本身是一件让人心生不宁的事情，这是情绪体和用的矛盾。在这种矛盾体系中，人类要做的远不止是拮抗和顽强，还应该学会在针锋相对的情况下顺势接受，这便是正思维可以引导的。如所遇之事让人产生不快，这是一种负面情绪，此时情绪的功用是快速而有效地传达"逃离当下环境"的信息，而在当今社会，有很多事是人们明知会受伤、明知有危险而必须要做的，如消防员救火、医护人员治疗传染病病人。在产生不快情绪而又不可逃避的状态中，应如何应对？不可一味地进行心理暗示，因为虽然心理暗示可起到一定的积极作用，让机体在一定程度上一段时间内保持和谐状态，但是心理暗示并不是真正意义上的接受，而是一种隐形的欺骗，一而再再而三的落差会让人心态崩塌。正思维才是这种情况下的首选。我们首先要获得正见，要跳出权衡得失的怪圈去看待环境，然后再在这样的立足点上去认识情绪，用心思、意识去传递信息。经过长期的自然选择，这种方式被印证了，被认定是最有力且最有效地让机体产生反应、做出反馈的方式。我们要了解情绪的由来，然后断开情绪与行为倾向之间的连接，接收情绪想要传递的信息，再成功转化这种信息，这时情绪的功用达到了，情绪也随之消失了。我们用这种修炼方式人为改变情绪结束的讯号，让情绪不再直到机体完成其传达的相应体验倾向的时候才停止，而是到大脑成功转化这种情绪所要传达的信息的时候停止。

　　这也就说明"情绪是假"，情绪的体是无用的，只有情绪的用才是人类生存和发展所需要的，但是情绪存在的意图就是影响人的心境，让人对环境的变化有所感受，并在此基础上做出反应。弗洛伊德认为，人的心理基础不会因为年龄的增长而坍塌或消失，成年人在结束了可以无忧无虑地玩游戏的时期后，还会在完全无意识的情况下找寻游戏的替代品。这个替代品即空中楼阁似的白日梦，这体现在成年人的幻想、梦、文学作品等一系列看似稀松平常实则激流暗涌的事情上，因为人类无法用所谓的正常态思想去解释梦境和文学作品的衍生及变态，这是一种替代式的满足。如果这种假设成立，那么对这种空中楼阁似的白日梦的依赖是心理疾病的疗愈方式，也是心理疾病的致命一击，这就与积极的心理暗示在人体产生的效应如出一辙。另外，心理学理论中有一种观点叫作心智化，用 Jeremy Holmes 的话简单概括就是：心智化是站在外面来看自己，从内心里面来看别人。这跟正见秉持的观点很相似，都需要运用元认知和元情绪来分析事物。认知是人类价值观形成的途径，而元认知则是认知操作系统的上一层，等于是一种对认知活动的认知和管控，元认知能力强的人更容易从外面审视自己、从内心里面看别人。当然每个人在读到这句话的时候很容易就理解到这种能力，因为这是你认知的过程，并没有真正运用到元认知能力。在实际生活中，一个人要真正用元认知去处理事情是非常难的，在我的理解里，这样的人可以称得上是圣人了，他不仅需要时刻地共情，还要能摒弃人性的本质——利己——去思考和处事，面对意志系统掌控范围之外的情绪起伏时也能用一种超然物外的态度去化解，这也正是这类人更容易管控情绪的原因。

　　心智化的过程其实就是修行八正道中的正思维，所以要做到心智化，还需要八正道中其他几"正"的配合。要做到心智化，我们就要戒除某些习性，不要谈"戒"色变。一说到"戒"，就容易让人联想到苦行，其实世俗生活中的"戒"没有那么苦痛，无非是一些蕴含着"必须"和"不得不"意味的"观"和"律",其中有一些是存在于你的潜意识里,指导着你的抉择的,有一些是社会生活的保障,是让你必须去遵守的、不得不做的规则。规则制定的初衷是保证人们生活质量,所以很多符合你价值观的"不为"就是"戒"。人总有私欲,总有攀比的分别心,这是人类进化的动力,同时也是阻力。如何用好这些欲望和分别心,也是"戒"。比如你嫉妒一个长相甜美、家境殷实、打扮时髦的女孩儿,这种嫉妒心让你心神不宁,久之这种嫉妒变成了怨恨,你就可能在私底下散播这个女孩儿的谣言。其实这个女孩儿跟你并无瓜葛,仅仅因为你的嫉妒,她变成了流言中心。那么如果你将这种嫉妒心变成任何一种完善自我的欲望,比如减肥、努力工作、提升审美修养等,那么你的欲望就是正面的。以上这两种不同情况其实正是"戒"的例子。难道"戒"就是要消灭人性吗?如果果真如此,那就太极端了。上例中第二种心境也是"戒"。你狠心粉碎了自己内心的嫉妒心后,嫉妒并不是消失了,而是被你转化了,嫉妒没能在你身上显现出卑鄙的副作用。同理,对于我们一直强调的分别心,难道修行真的能让你对万事万物一视同仁,让你在何时何地都能摆脱失意?并不是。它只是告诉你权衡利弊、得失没有那么重要。它只是提出了一个立场,就好像在你面前凭空升出一个有广阔视角的阳台,你站在阳台中央看着下面赶路的人,就发现好坏的界线变得模糊了。"心地无非自性戒,心地无痴自性慧,心地无乱自性定,不增不减自金刚,身身本三昧。"

有些人质疑这样的生活方式。在某些生活家的眼中,这种无欲无求的圣人的为人处世方式缺乏了烟火气,不该存在于人间;人就是社会动物,有血有肉,就应该有自己的喜好,活得恣意,这才是人类的生活准则。我想说这种观点反倒是支持了八正道的有效性。因为他们质疑的恰好就是八正道的反面观点。他们认为"戒"是戒掉了生活的恣意和躁动,摒弃了热烈生活的态度,"慧"则是没有根基的不科学的一时的感觉。他们认为八正道忽略了人性,用过于苛刻的要求给人类的生活制定了规矩,让人生失去了乐趣。其实,他们认为的八正道制定的规矩都是八正道所反对的,换句话说就是,他们认为的八正道制定的规矩正是修行八正道所能避免的,因为八正道是为了解决四谛里的苦谛和集谛引发的问题才创立的,其中的精髓也就是承认苦和集。人世间很多相遇和结合是为了更好地解决问题,而构建这种交往模式的过程就是感情培养的过程,当然这就是一切烦恼产生的根源,因为我们无法预测未来,无法杜绝关系的破裂,更没法克服"害怕失去而不再结交"这个命题。在一个狭义的循环空间里,苦谛和集谛是相互转化的，芸芸众生在这样的情感枷锁里乐此不疲，但这确实是人生真谛。当你带着分别心去看待的时候，这些全是生命不可承受的痛苦，而当你不再用成年人的逻辑思维去定义苦的时候，就会发现这其实是生活的常态或者说是生活的原本状态。八正道就是教会你从戒、定、慧的角度找到生活原本的状态，在这个状态里，你才能不执著于"我是谁"的问题，不被禁锢在"我拥有了什么"的紧箍里，才能用所谓的"人性"去享受生活，因为此时透过正见的眼睛可察知，那些生活家定义的乐趣、清修、苦行、苛责等都已不复存在。

八正道中的"戒"是正语、正业、正命、正精进，并不是让你放弃自我、放弃自由地拼命钻研，而是一种获得正见的保障。只有学会好好说话、好好生活、安身立命才能找到自己在生活里的角色，而找到那个角色的前提就是正语、正业、正命和正精进。找到自己的角色，才能自如地出入角色，在角色里，投入生活，感受不到所有杂念；走出角色，看到自己正在过日子，不去定义杂念。你可以不相信轮回，但万物因果相续，人类置身于一个有序和无序平衡的空间，无法预测事物结果，但事物结果对事物的起始因素有敏感的依赖性，所以我国民间有一句俗语叫作"三岁看大，七岁看老"，这就是有因有果的实践性证据。所以，对于一个混沌的个体，我们能够做的就是要获得正见和正思维。美国社会心理学家利昂·费斯汀格（Leon Festinger）提出了"费斯汀格法则"，认为生活的10%是由发生在自己身上的事情组成，而另外的90%则是由自己对所发生的事情的反应所决定。也就是说，生活中有10%的事情是我们无法掌控也无法通过预测去避免的，而另外的90%却是我们能够掌控的。下面我们以费斯汀格举的例子进行说明。早上起床后，卡斯丁在洗漱时，随手将自己的高档手表放在洗漱台边。妻子怕他的手表被水淋湿，就随手将之拿走放在了餐桌上。儿子到餐桌上拿面包时不小心将手表碰到地上，手表摔坏了。卡斯丁心疼摔坏的手表，不由分说就打了儿子一顿，还黑着脸骂了妻子一通。妻子表示不服气和委屈，解释自己只是担心手表被水打湿而将之收起来放到餐桌上。卡斯丁道他的手表是防水的。于是二人产生了激烈的争执。一气之下卡斯丁没有吃早餐，就直接开车去了公司。快到公司时，卡斯丁突然记起忘记了拿公文包，又立刻掉头回家。可是家中没人，妻子上班去了，儿子上学去了。卡斯丁的钥匙留在公文包里，他进不了门，只好打电话向妻子要钥匙。妻子慌慌张张地往家赶时，撞翻了路边的水果摊，摊主拉住她不让她走，要她赔偿，她不得不赔了一笔钱才得以脱身。待妻子送了钥匙，卡斯丁打开门，拿到公文包后，又赶去公司。卡斯丁到公司时已迟到了 15 分钟，挨了上司一顿严厉的批评，卡斯丁的心情糟到了极点。下班前，卡斯丁又因一件小事，跟同事吵了一架。妻子也因早退被扣除了当月全勤奖。儿子这天参加棒球赛，原本有信心夺冠，却因被打心情不好而影响了发挥，在第一局就被淘汰了。在这个事例中，手表被摔坏是其中的 10%，其他一系列连锁事件就是另外的 90%。当事人没有很好地掌控那 90%，才导致了这一天成为"闹心的一天"。这看上去就像是蝴蝶效应，初始条件很重要，改变一点就会引发不同的结局。费斯汀格法则的初始条件是受制于人类意识的，只要站在正见的平台上，打开"窗子"，就能迎向"徐来的清风"。例子中的主人公如果能及时跳出情境，发现费斯汀格法则，便能更好地掌控那 90% 的事件。他可以打趣说手表本就该换了，从而打消儿子和妻子的顾虑和自责，同时这种柔软的处理方式也是排遣自己内心郁闷的方法。如此一来，三个人的关系达到了一个既定的原始的和谐状态，这一天也就不会成为"闹心的一天"。

从例子中我们可以发现，混沌系统就是这样不遵循线性规律，不是说只要有投入就必定会有相应的收获，即使动机纯正，但在施行过程中妄语或投机，也是会影响产出的，这就是因果相续。想要避免心被蒙上阴影，想要夜路走得坦坦荡荡，那么你必然要正语、正业、正命、正精进。所谓的费斯汀格法则其实也是驯化心质的一种机制，它是从敦促人正语、正业、正命、正精进着眼的。

就像曾红极一时的网络流行语"冲动是魔鬼"一样，最初植入这句话的小品也遵循着费斯汀格法则。小品编剧用生动的形象来提高人们对所谓恶语、恶行和负面情绪危害的认知，将"戒"编入小品，让人体悟在启动情绪之前短暂的无情绪状态是多么重要。既然这句话是红极一时的流行语，那就说明这句话对应了广泛的症候群，能够引起大多数人的共鸣。这句话的意思是人在冲动的时候像是魔鬼，这就是情绪是"洪水猛兽"的体现。人们通过观察并总结出受冲动情绪感染的人容易做出伤害对方的事情，事后又往往发现自己的本意并不是伤害对方，但事实上并不是伤害本身不是本意，而是剧烈的伤害以致动摇了双方关系不是本意，因为在冲动的负面情绪的控制下（一般是愤怒、抑郁、悲伤等），人们往往口不择言，但是此情况下人们并不会改变说话的意图。比如不愿意写作业，愤怒的时候不会变成愿意写作业；不想起床，有起床气的时候不会改变意向，只会身不由己地做出出格的事情。这就是人类在情绪干扰下会普遍采取的做法——强烈地表达出自己的意图，做出情绪所传达的信息对应的体验倾向。

但是为什么大家会用"冲动是魔鬼"来劝导被情绪左右的人要三思呢？这就是"戒"的力量，只有体悟到"戒"的意义，而不是偏激地将其与牺牲自我联系到一起，才能对正见有所顿悟，也才能认识到驯化心质的重要性。在八正道的影响下，可识破负面情绪给人营造的情境的假象。

《六祖坛经》有言："定慧一体，不是二。定是慧体，慧是定用。即慧之时定在慧，即定之时慧在定。若识此义，即是定慧等学。"智慧与禅定一味一体，禅定是智慧的本体，智慧是禅定的妙用，二者的关系犹如灯与灯光。在这里为什么要提及定慧双修呢？因为修持八正道的过程也是干预心质的过程，心质的改变并不仅是心理状态的改变，也不是用实践活动去影响主观意识，去改变思维、认知、记忆、梦的投射等神经活动，而针对的是整个人的心境。虽然我们是在佛教祛魅的假设前提下开展的一系列活动，只讲方法不讲信仰，但是学禅很容易产生禅病，所以我们依旧要做一下简单的阐释，以免读者误入歧途，找不到属于自己的管理和驯化心质的方法。

第三节　从禅宗公案来认识心质学

首先讲两则著名的公案。

第一则。百丈禅师每日上堂，常有一老人听法，并随众散去。有一日老人却站着不去，师乃问："立者何人？"老人云："我于五百年前曾住此山。有学人问：大修行人还落因果否？我说不落因果。结果堕在野狐身。今请和尚代一转语。"师云："汝但问。"老人便问："大修行人还落因果否？"师云："不昧因果。"老人于言下大悟，告辞师云："我已免脱野狐身，住在山后，乞师依亡僧礼烧送。"次日百丈禅师令众僧到后山找亡僧，众人不解。师带众人在山后大磐石上找到一只已死的黑毛大狐狸，斋后按送亡僧礼火化之。原来，佛教的修因证果，正是因果律的体现。老人以为修行人可以不落因果，恰恰陷入了邪见，属于大妄语，结果受了"野狐身"之报。

第二则。慧能的弟子南阳慧忠是当时的国师，后来有个有神通的大耳三藏来到京城，其事迹被传得很神异。慧忠便被请去试试这大耳三藏得道的真伪。他问大耳三藏："我的心在哪里？"大耳三藏说："你是一国国师，为什么在天津桥上看猴戏？"慧忠说："对。"然后入定了一回，又问："现在我的心在哪里？"大耳三藏说："现在在江边看赛舟。"慧忠说："是。"然后深入禅定，又问："我的心在哪里?"大耳三藏回答不上来。慧忠说："你这野狐精!"便让人把他驱逐出了长安。据说此时慧忠的心在三摩地，就是那不生不灭、不增不减之处，野狐的道行是到不了那里的。

以上是野狐禅的两个公案。野狐禅是用来形容流入邪僻、未悟而妄称开悟的人或状态。我们在使用八正道的时候也会面对这样的流弊，因为我们的目的并不是开悟，只是简单地忘却烦恼，所以我们剔除了其中佛法的渊源，也就增加了妄想发生的概率。那么我们该如何避免呢? 其实答案就在百丈禅师的回答里。百丈禅师回复堕入野狐道的老僧不昧因果，破除了老僧之前不落因果的大妄，因为因果、轮回就在那里，不会因为你的修行而消失，没有人或事物逃得出因果关系，只是我们可以历历孤明，前念不生，后念不起，进入到一个前后际断的境地，你的感受依赖于读文字时的一时兴起，不依赖于灵感的迸发，也不依赖于短时间内的悟空而感受到的开阔。想象一下"晴川历历汉阳树，芳草萋萋鹦鹉洲"的情景，把孤寂和空旷感作为你冥想的基础。河面上的阳光是孤寂白，河堤上的树是孤寂青，远处的小洲上覆盖的芳草是洋洋洒洒互不联系，让自己进入这样的情景中，再去想当下的心识，就能历历孤明，即便当下变成了前一秒，因果相续却不昧因果。南阳慧忠之心至三摩地时，虽然大耳三藏对桥上观猴戏和江边看赛舟都有所顿悟，但这些都是文字游戏，它到不了三摩地，所以被识破。

讲这两则公案是为后文讲定慧等持做铺垫的，因为心理学的正念疗法，虽然理念取自于佛教，但是并不强调定慧等持，这样就埋下了一个隐形的炸弹。因为对改善情绪的正念疗法，每个人的理解不同，那么通过文字传达再由智识解读后的精华也是不同的，这就不能保证每个人都能走到正路上来，很多人在很多时候都是在围绕着文字打转的，对情绪调节的能力也时好时坏，所以要引入定慧等持的观念。定与慧虽然是假名，但是它们来自同一实相，意思就是运用和使用这两个概念时要定不能离慧、慧不能离定，也就是修定时定不离慧、定者定于慧，修慧时慧不离定、慧者慧于定。只有这样才叫定慧双修，否则就是将定慧分离，把自己引到幻象中去，让心情越来越糟，心境越来越糊涂。

再讲马祖道一的一则公案。（马祖道一）习定于衡岳传法院，遇让和尚。知是法器，问曰："大德坐禅图什么?"师曰："图作佛。"让乃取一砖，于彼庵前磨。师曰："磨砖作么?"让曰："磨作镜。"师曰："磨砖岂得成镜?"让曰："磨砖既不成镜，坐禅岂得成佛耶?"师曰："如何即是?"让曰："如牛驾车，车不行，打车即是? 打牛即是?"师无对。让又曰:"汝为学坐禅,为学坐佛。若学坐禅,禅非坐卧;若学坐佛,佛非定相,于无住法,不应取舍。汝若坐佛,即是杀佛。若执坐相,非达其理。"

这一则公案里包含了"磨砖不成镜""打车还是打牛"和"禅非坐卧"的问题,其实归根结底,就是讲自己的心质在悟道中的重要性。这里并不是说要着我相,而是讲在悟道的时候不要过分地在意方法,打坐参禅不如一朝顿悟。同理,当你为摆脱负面情绪的困扰而试用很多疗法,却发现收效甚微,也找不到缘由时,有可能是你执著于摆脱负面情绪,急于求成,满心投入到所谓的冥想、瑜伽、正念的概念里,而忘记了你的初衷是回归平和、找到快乐。车不动,你应该是打车还是打牛?牛者,心也;车者,物也。修行即修心,心若迷惑,不能转境,则被物转,随境界动,属迷;心若觉悟,则能转物。有时候我们认不清心质的意义和地位,所以在调整心情、转换心情的时候做了很多无用功。当你懂得了在学习八正道时运用定慧等持,而不仅仅是在无助、焦虑和愤懑的时候虚妄地、急躁地求助于某一入定的模式,那么你将会变得相对轻松,会对心质也会有一个更深的理解。所以前文花了大量的篇幅来描述人类的异化过程引起的心质的变化。人类的异化是人类发展的熵增结果,是不可逆也无法避免的,我们创造的事实是研究人类进化轨迹的最好切入点,由此我们对负面情绪的产生进行了分析。情绪是人类精神文明发展史中的一个重要内容,我们在本书里研究它,并不是把它放到一个与所谓正常情绪拮抗的对立面,而是把它当作一种像吃饭、睡觉一样的行为,那么问题就是为什么这些情绪还是能够引发人类疾病呢?因为这些情绪是一种传递信息的机制,是人类的保护机制,是在没有外界保护和提醒的前提下进行自我告知和敦促的机制。除此之外,情绪本身是人类生理和心理的改变,大多数人容易觉察出这种改变,却忽略了情绪传递的信息。因此,情绪被人类人为地认定和划分为正面的、负面的或者是好的、坏的。这里涉及觉的修行中的一对概念,即本觉与妄觉。本觉是无须学习的、无须逻辑思维的、天生的知识,出现在人的一切故事概念之前、从来不被污染、一直干净的知识;妄觉是经由后天学来的知识,是富有客观意义的、实践意味的知识,就会定义好与不好的情绪,所以在自我出现之后,本我感觉就会失去了原有的灵敏度,从而忽略了情绪实际是在传递信息。有时候单纯的劝诫对于一个患有抑郁症的人来说是无济于事的,我们需要做的是引导他放下分别心,放下由妄觉引发的评价标准,这样他就不会对抑郁的心情妄下抑郁的评价。就像宗杲禅师所言:"眼中无翳休挑刮,镜上无尘不用磨。信脚出门行大路,横担拄杖唱山歌。"这首偈子并不是教人逃避和忘却，而是让人正视变化。为什么"生活不止眼前的苟且，还有诗和远方"能够流行如此之久，到现在还能够宽慰很多人的心，因为它把生活的"迷"放下了。"苟且"就是人在泥沼里打滚，被穷、苦、忙、乱、疾病等牵绊。此句流行语还把"诗和远方"那种没有分别概念的东西列了出来，警示众人。你能接受这种美句，为什么不能接受真理呢？

"观一切法，不生不灭，不增不减，不垢不净，不来不去，不一不异，不常不断，非有非无。""八不妙理之风，拂妄想戏论之尘。无得正观之月，浮一实中道之水。"当然你不用执著于把世事尽数归入"八不"。只是就心理疾病而言，诸事没有好与不好，境遇没有顺与不顺，这样的心境就能够解决费斯汀格法则中的难题。放下妄觉，发现实相，就能躲避那所谓的事件中90%的不顺利。就如同体质不同，对疾病的耐受力不同一样，心质不同，对实相的认知力不同，所以没有永远不能开解的结，只有悟性的不同。如果你属于内敛质或者矛盾质，可能确实不容易放下，再去发现，但这并不代表你不能够接受所谓的中道。关于中道，虽然听上去有点深奥，但也并不是一个十分具象的调解方法，如果你反复琢磨公案和经文，不用你解数学题的思路，不在意来龙去脉，而只是体悟当下，你或许会有一个新的思路。

法无坏无成，何来"法自成"？

无无明亦无无明尽，何来"明理"？

无智亦无得，何来"自然得"？

无我相无人相，何来"汝我"？

色不异空，空不异色，何来"真妄"？

无色声香味触法，何来"执持"？

这不是排比造句，而是人生的"解题思路"。虽然称它为思路，但它实际上并不是真正需要你用逻辑去思考和解释的，只是一种解决你思维中无法逾越的困难的方法。这些法则会训练人们放下我相、丢下我执，那么当你再一次迎向困难的时候，你便会发现其实什么也不存在了。也就是说，你不是忽略了困难，也不是刻意用理性回避了困难，而是不加分别地接受了困难和困难的对立面。

另外，禅宗还有"触背关"的禅门公案，其通过"悖论"教人放下逻辑思维的黑洞，即不能触——无法顺着知识、常识和理性的认知；不能背——从知识、常识和理性的认知的对立面去作答和反应也不对，只有"向无摸索处摸索"，才能使心识歇息。

当一切攀缘的对象均剥落净尽，真真实实地面对自己时，才知生死根株所在，于此用力，方有相应时分。

这个方法的绝妙之处在于它是确切的、可实践的，它不是让你逃避，也不是教你忽略内心的真实想法，把不好的假想成好的，而是让你放下用知识和常识建立起来的评价标准。塞翁失马的故事是这一胜义谛的方便法门。"近塞上之人，有善术者，马无故亡而入胡。人皆吊之，其父曰：此何遽不为福乎？居数月，其马将胡骏马而归。人皆贺之，其父曰：此何遽不能为祸乎？家富良马，其子好骑，堕而折其髀。人皆吊之，其父曰：此何遽不为福乎？居一年，胡人大入塞，丁壮者引弦而战。近塞之人，死者十九。此独以跛之故，父子相保。"人们多借此故事来解释"祸兮福所倚，福兮祸所伏"的人生经验。文字的表达是人类经验的总结，但非言说是第一义，亦非所说是第一义。所以者何？谓第一义圣乐言说所入是第一义，非言说是第一义。也就是说，人类通过总结和转述塞翁失马来传递高于言说的内容，这就是方便法门所存在的意义。人们对财产损失的反馈是沮丧、忧伤、心疼等负面情绪，而经验总结是回顾丢东西的过程，加强丢东西的记忆，反复印证丢东西的原因，最后形成一条标准，将之深植于心，这个标准就是：丢东西是不好的，要杜绝，要小心。这是人之常情，而塞翁却并不这么看待事物，他并不强迫自己接受违背内心旨意的事情，而是跳出福祸两极，当儿子因骑马摔伤人人皆来慰问时，塞翁对此事的评价并不顺着常识而来。"此何遽不为福乎"虽然牵扯到了"福祸"二元，但不是仅站在二元论的角度上阐述的，这不是阿Q似的自我安慰，因为这没有一丝强迫的意思。它与自我安慰最大的不同就是没有接受也没有拒绝。这也是妄觉和本觉的最大不同，妄觉是依据后天实践积累的经验和学习记忆的知识而建立起的，是一套评价系统，而本觉却没有任何评价、标准的意味，就是看到就做，做了就放下，不受观念和知识的限制。

禅宗运用的"不二法门"，旨在超越一切对立，以明心见性，回归于清湛纯明的本心，彻见本来面目，这也是妄觉和本觉共生的和谐状态。观念是实践的副产品，明心见性不是建立在观念被彻底铲除的基础上的，而是一种有而没有的状态。顿悟不能去除执念，而仅仅能放下执念。"不二法门"主要有"彼此不二""垢净不二""生死不二""指月不二""色空不二"等意象群，用"触背关"来传递第一义主要靠脱离心意识的回答和反应，如此一来，便涵盖乾坤，截断众流，随波逐浪；如此一来，便也划好了界限，世俗是世俗，佛法是佛法，二者在同一空间也可相安无事。

再用一则公案来解释"触背关"的灵敏和机灵。"（香严智闲禅师）一日谓众曰：如人在千尺悬崖，口衔树枝，脚无所踏，手无所攀。忽有人问：如何是西来意？若开口答，即丧生失命；若不答，又违他所问。当恁么时作么生？时有招上座出曰：上树时即不问，未上树时如何？师笑而已。"若答便"触"，即粉身碎骨；若不答便"背"，即无法达意。所以我们既要直接跳出答与不答、触与不触的层面，又要避免堕入野狐道，瞎说一气，流于表面。此处答也不是，不答也不是，答非所问则更加危险，所以香严智闲禅师便总结这种悟道所谓的经验叫作枯木里龙吟。也就是说，无论是谁，只要能泯灭自己的肉眼凡识，大开心眼，正如开启枯木、髑髅中的慧眼，从超理性、超逻辑的意念中凭借禅定的般若波罗蜜，定慧双修，便可得到不可名状、不待直讲的真谛。这也是驯化心质的途径，虽然不能用文字表达，但却可以寄寓在文字禅上。只是要切忌像解数学题一样反复思考，套用公式，"所以云门道：如击石火，似闪电光。这个些子，不落心机意识情想，等尔开口，堪作什么？计较生时，鹞子过新罗"。不用计较这些所谓悟道的感觉，因为你不能抓住它，也不曾有它，但是云门却不直接说顿悟就发生于刹那之间，转瞬即逝，而是用"计较生时，鹞子过新罗"的生动情景来唤醒你。

赵州和尚对佛性的阐述也同样动人。"人问赵州：狗子还有佛性也无？赵州云：无。同样，人问赵州：柏树子还有佛性也无？赵州云：有大违常情，大疑常情。有无之间，春风便吻上了面颊；有无之间，盘丝洞便成了水帘洞。"这里不仅用"无"打破了逻辑的僵局，还用"有"避免了"无"说不出口的尴尬，但"有""无"并非反义词，也并非对立面，并没有打破洞见系统的平衡。又有一则有关赵州石桥的公案。一日僧访赵州石桥，僧问云："久响赵州石桥，到来只见掠彴。"师曰："汝只见掠彴，不见石桥？"僧云："如何是石桥？"师云："渡驴渡马。"道就像是当窗的烛台，烛光在风中摇曳，惚兮恍兮。你站在窗外，风大时看不见光亮，风小时看得见光亮，但并不能看得十分真切。可当你用急功近利的心去寻它时，它未必就是照明的蜡烛了，只有当它照亮黑暗的时候，它才是蜡烛。这跟赵州桥是一样的。当用于渡驴、渡马、渡人的时候，它就是石桥了。一切都在你的平常心里。只是这平常心"害人"不浅，并不会与人和睦相处，它蛰伏着或者假死着。很多人以为已经找到了平和状态，但这种平和状态分分钟就能失衡。生活在意识指导实践活动的文明社会，我们很难 stay hungry, stay foolish，所以我们需要通过刻意的心质驯化训练来摆脱认知和意识的束缚，从而得到平常心，即那种"渡驴渡马"的平常心。乔布斯在西芳寺观苔，Beatles（披头士乐队）在瑞诗凯诗修行，卡巴金创立了正念减压疗法，这些尝试都是平常心在觉醒，也都是都市人在受尽自我折磨后感悟到了驯化心质的重要性。虽然他们所追求的和所参悟的在表面看来并不一致，也并没有明确总结并正面表达出心质的概念，但是他们的行为和通过行为获得的感悟，表明他们在寻求八正道的帮助，在找寻干预和驯化心质的方法，并以自己的心质进行实验，摸索着找寻摇曳在黑暗里的烛光。乔布斯的苹果公司的成就，Beatles 在冥想圣殿里写下的"Find Your Own Way（找到自己的路）"，卡巴金的正念减压疗法在美国席卷起的狂潮，虽不宗一派，但其实都在反复印证着通过干预和驯化心质来对抗心理疾病，抵消抑郁、迷茫等情绪的正确性。

第十二章　九疗七明与心质

　　笔者认为，佛医学是指以三学、四大、五蕴等佛学理论为指导，以悟证论治、调理心神、注重饮食为特征，以身、心、灵调理与诊治并重为特色，以启迪无上智慧、改善思想境界、开示药师法门、追求永恒真理为目标，最终达到人体内外环境全面协调的医药学体系。在佛医学思想指导下的心质驯化与干预不仅是一种心理和生理指标的干预，而且是传播般若智慧、夯实真如本性、严把治学精神、树立人格魅力、放下我执心魔、摒弃外道侵蚀，令人心灵得到净化、境界得到提升、智慧得到增长的一种复杂过程。此复杂性不在于时间长短，而在于其影响深远。不要想当然认为佛医心质学很难理解，需要花费大量的时间去钻研、去训练、去领悟，其实简单来说，佛医心质学就是运用佛教的某些教人开示的方法，结合人的心质特点和都市生活规律，对人的心质进行调节和驯化，从而达到阴平阳秘、证果之乐。这些从宗教演化而来的词语，只是一个假象，我们需要理解的是那些超越载体的东西，是那些实际存在的真谛。故证果之乐就是在定与不定中皆能烦恼不生，抑或说沉沦在世俗事务中放弃烦恼的心。

第一节　怎样打破顺境与逆境的怪圈

　　缘受而爱生，缘爱而求生，缘求而利生，缘利而用生，缘用而欲贪生，缘欲贪而耽着生，缘耽着而悭吝生，缘悭吝而守护生，缘守护而执仗剑、诤论、恶口等，无数恶、不善法生。这就是脱离正见视角的可怕循环，但是这种循环同样也是脆弱的、不堪一击的。它无比庞大的时候，就是你不自知的时候，就是你沉沦在世俗纷扰中并被执取之乐蒙蔽了心智的时候，只要你持有了正见，就会发现你能轻而易举地打破"只有顺境才快乐"的怪圈。

　　打破这种怪圈的方法，除了我们已经讲过的四念处和八正道，还有笔者通过多年的研究而总结出来的"九疗七明"。其中"九疗"分别指医药疗法、禅定疗法、心法疗法、饮食疗法、真言疗法、针灸疗法、礼乐疗法、瑜伽疗法、情境疗法。①医药疗法：即处方用药、对症治疗，用佛家的特色方药来治疗疾病，强调药食并重、药咒并重、药香并重。②禅定疗法：即诵经修行、坐禅入定，用禅定与修行的方法来治疗疾病，强调参禅打坐、修行入定、意念加持并重。③心法疗法：即燮理心灵、驱邪消业，用佛家特有的心疗与法疗来治疗疾病，强调调动本心的力量兼运用佛法的力量。④饮食疗法：即饮食调理，养生护体，用佛家的食疗来治疗疾病。佛家认为六根所主皆为食，四食治百病，万病皆可以食为药，诸食皆可为药。佛家四食为段、触、识、思。段食者，为普通物质的食粮；触食者，为感官与外境的接触；识食者，为知觉；思食者，为思想或意志。另外，佛医饮食疗法是指佛教运用物食、身食、心食和法食等方法治疗各种身心疾病，最终使人体内外环境全面协调、身心疾病得到康复的治病与养生法门。⑤真言疗法：即持咒施法，消减业障，用佛教独特的真言与咒语来治疗疾病，许多疾病可以通过佛咒或药咒并重、咒食并重进行治疗。⑥针灸疗法：即五针并用，心法为上，用佛家独特的针灸方法来治疗疾病，强调针灸并用。其中值得注意的是，针灸还有心针与法针、心灸与法灸。⑦礼乐疗法：即循规蹈矩，佛乐养心，用拜忏与佛乐来治疗疾病，通过调整心态、调理心质，用心灵与超心灵的方法来治疗疾病。⑧瑜伽疗法：即修习瑜伽，调理身心，用佛家的特色瑜伽与止观的方法来治疗疾病，强调练瑜伽、修止观、调呼吸并重。⑨情境疗法：即移情别念，回归自然，通过改变环境和气场来治疗疾病，从改变生活起居环境入手，从调整阳宅、阴宅和人体气场来进行治疗。

"七明"分别指内明、素明、声明、艺明、诗明、花明、香明。①内明：潜研佛法，觉悟真理，通过研修佛法、觉悟真理来提高生命的境界。②素明：清心素养，生活简朴，通过守拙归真、食用六素，让身、心、灵更加纯洁。③声明：诵习真言，欣赏佛乐，通过佛教真言的学习和修持来提高生命的灵性。④艺明：勤修六艺，陶冶情操，通过陶冶情操、开阔胸襟来提高生命的质量。⑤诗明：勤炼诗魂，直指本心，通过鉴赏诗词、陶冶心志来提高生命的品格。⑥花明：品味花草，养心悦目，通过观花品草、回归本性来提高生命的神韵。⑦香明：明香悟道，调理身心，通过沐浴芬芳、修习香道来提高生命的维度。

"九疗七明"是笔者依据佛教经典总结出的适合现代人修行修心的实操方法，而佛医心质学也注重现实意义，是在总结现代都市人生活方式和认知规律的基础上创立的。这里所提及的"都市"不是"乡村"的反义词，而是"原始"的反义词，都市人的生活方式和认知规律是指已经成型的、与科技同步的现代人的思维模式和观念。也就是说，佛医心质学是一门专门针对用"观"和"律"指导实践活动的现代人的心质所创立的学说，是帮助现代都市人脱离执取之乐、放下我执、消除负面情绪、用平常心生活的一种方法。在研修过程中，如果运用得体，是可以证得胜义谛、不昧因果的。

第二节　从诗明来理解心质学的魅力

"九疗七明"是一个庞大的大健康体系，需要通过另外的专著进行全面诠释。那么在本章中，我们着重介绍七明中的"诗明"。诗这种容易被现代人接受的文学形式，存在于我们日常生活的方方面面。在寻常的生活片段中，才更容易发现人性的至美和真谛。因为这些跟你合拍的东西不带有任何矫揉造作的成分，你熟悉它们，忘记了它们的存在，这就是真谛。

佛教中的偈语就是古体诗歌的一种形式，它通过简要的语言表达出非常深奥的道理。我们先从六祖慧能和神秀的偈语开始说起，他们的偈语是表达他们思想的载体，而这种载体本身也是一种源于生活的文学艺术。

"身是菩提树，心如明镜台。时时勤拂拭，勿使惹尘埃。"

"菩提本无树，明镜亦非台。本来无一物，何处惹尘埃。"

第一首出自神秀之笔，第二首则是传颂极广的慧能的诗。如果没有神秀的诗，也就没有慧能的诗。所以读者要修心，就要先放下"慧能是正统"的偏见。这是佛教中老生常谈的明镜与尘埃的问题，笔者在前面的几章也提到过。读偈子不能带着理解去读，要打破理解，不物化任何一种事物（不论是菩提、明镜还是尘埃，抑或抹布），因为偈语中所言之物没有任何具象，如果你一一对应世俗之物，那就浪费了大师的心思。开悟的人毕竟是少数，大多数人还处在与情绪的对抗中，所以带着平和的、本我的情绪读诗的人少之又少，那么大多数人又如何能够与圣人在冥冥之中心有灵犀呢？读诗的关键不在于沐手焚香，不在于天朗气清，而在于当下。神秀注重修，慧能注重见，两者没有对错，其关键在于回向，以及发心的善与不善。

读诗也是一样，如果诗在胸中激荡，让你涕泪横流或者醍醐灌顶，你就不用管是谁的诗、作者操守如何、后人如何评价，只要体会那刹那的光明而不奢求守住那忽闪的烛光，只要体会光明的意义而不管那意义存活多久就好。

如果当你读罢神秀之诗，便有恍然大悟之感，则不必苛求自己转念接受慧能之诗。因为只有读诗能让你有好的发心，不用在意是何发心，许多时候，诗不能将作者的心一字一句地进行传递，它所寄托的是不可言说的事实。所以你只管读，只管自己感受，不必苛求与神秀或者慧能心意相通。他们的诗本就超脱了心意识。他们的诗中之境只是个黑洞，一个莫名其妙却瞬息万变的世界。

今录笔者所写的八首偈语，我们便可从中感悟到为什么佛教的智慧能够直指人心。

佛缘偈

谁向广寒忆月宫，我志九天傲苍穹。

广济众生佛愿在，因缘尽在慈航中。

菩提偈

千载菩提性本空，心佛何必动真容。

请君莫羡水中月，万法皆生因果中。

生死偈

生死无常转眼空，积行正道自圆融。

任凭尘陌几轮世，证悟菩提万法通。

如来偈

六月荷花映面红，十方禅众纳心中。

早知慧海难蠡测，端坐九天不动容。

无妄偈

莫为贪痴愁断肠，从来世态皆炎凉。

雄才自古多悲壮，岂与无明论短长。

心觉偈

菩提一叶印心怀，世界三千应景来。

待我识得四谛法，弥陀诵罢莲花开。

药师偈

病由四大三毒起，色受行识八苦齐。

若尔学得观止法，三千世界尽须弥。

清心偈

身是灵山心是佛，百千妄念莫执着。

竹篮系水观残月，苦海慈航踏碧波。

　　《读〈心经〉感怀》是笔者所写的一首现代禅诗，受到了读者的普遍欢迎。因为这首诗是笔者用自己的心、自己情和自己的爱所作。

读《心经》感怀

我的心，

是一朵智慧的莲花，

多少污泥与浊水，

都无法玷污那圣洁的高雅；

我的心，

是一杯淡淡的清茶，

无数露珠的牵挂，

全都倾注在那细细的嫩芽；

我的心，

是一本浪漫的童话，

在那鲜花盛开的田野里，

沐浴着春风迈出轻盈的步伐；

我的心，

是一匹奔腾的骏马，

在那宽广无垠的大地上，

迎着东升的旭日在纵横飞跨。

痴妄无明，

世界上的一切就失去了章法；

心无罣碍，

总能把人间所有的善恶洞察。

或色或空，

宇宙万物犹如一现昙花；

或生或灭，

生生死死早该彻底放下。

心中若有菩提，

就能感知大千世界的无穷变化；

心中若有大爱，

也就有了到达智慧彼岸的津筏。

五蕴皆空，

一切苦厄都无所惧怕；

金刚般若，

豪迈中自有万丈彩霞。

心中有了经卷，

成佛的道路不必远赴天涯；

人生有了感悟，

阳光的坦途必将四通八达。

诸法空相，

成就大道何须披上虚伪的面纱；

我心永恒，

成功之境界注定是无限的潇洒！

　　《心经》之所以能成为众经之首，是因为《心经》对人们的心质、心态、心境、心性、心理进行了高度的概括和浓缩。我们应该拥有怎样的心性、应该达到怎样的心境、应该怎样让自己的心质更加健康，在《心经》中都可以找到很好的答案。

《守望心灵净土》是笔者的另外一首阐述心性与心境的诗作。我们的守望之心，必须是一颗纯洁的心、善良的心、觉悟真理的心，这也是我们在修行中必须达到的境界。

守望心灵净土

我守望着，

心灵的净土；

我迈开了，

矫捷的健步。

从昨天到今天，

我在勾画着蓝图；

从此生至彼岸，

我在念思间觉悟。

风霜雨雪，

带给我们的不是痛苦；

日月星辰，

留给内心的却是气度。

多少慈航的胸襟，

让我们明白了大道不能迷迷糊糊；

多少济世的情怀，

让我们懂得了真情不再朝朝暮暮。

圣人的开示，

是黑暗中的光烛；

菩提的种子，

是轮回中的傲骨。

觉知真理，

不在乎衣冠楚楚；

超越我执，

别在意棒喝残酷。

日行千里，

深知岁月的单孤；

读书万卷，
方识百年的幽独。
如果眼里没有沙子，
就没有了窗前的迷雾。
如果胸中拥有世界，
就拥有了临门的五福。
佛的真言，
是觉知真理的甘露。
禅的心语，
是走向智慧的坦途。
当我们仰望星空，
昂起的是不屈的头颅。
当我们俯视大地，
放下的是无明的包袱。
六界无碍，
心中没有沙漠荒芜；
十相圆融，
世上自有正法常住。
三学五蕴，
是我般若的苗圃；
四谛八支，
是我灌顶的醍醐。
我信守着约定，
在琉璃的世界里纳新吐故；
我践行着诺言，
在无量的时空中乘愿踌躇。
法华的甘霖，
滋润了干涸的脏腑；
经论的灵光，

照见了本性的真如。

功名利禄，

何须苦苦追逐；

恩怨是非早该彻底结束。

如果没有细细的埃尘，

就不必手执红拂；

如果没有淡淡的微风，

就不需轻纱盈幕。

我们的守望，

不会再有旁骛；

我们的心扉，

永远不会闭阻。

"我从高速公路上开下来/在一个出口转出去/顺着一条公路走/最后开到一条小路/我顺着小路开/最后转入一条泥路/到处是隆起的土块/于是停下来/顺着小径走上去/但是连小径也崎岖难行/然后就消失了——出来到旷野上/处处可行。"

这是美国垮掉派斯奈德的禅诗。禅非一家所有，每个人都有可能通过禅悟道。斯奈德曾在日本的禅寺里修行，会写一些与现代社会关系密切的诗，但这些诗依旧蕴含着禅意。禅不属于北宋，不属于临济宗、曹洞宗，亦不属于神秘的时代，而属于你，属于我，属于当下。就像斯奈德并不定义"路"一样，你也不要定义生活和你我。你说古诗中有很多与斯奈德的诗所述相似的情境描述，如"山重水复疑无路，柳暗花明又一村""旧时茅店社林边，路转溪头忽见"，这些诗句对意境抓取的能力不知比斯奈德的诗要强几倍。语言没有优雅和不优雅之分，也没有犀利和不犀利之分，如果读者能领悟到其中意境之美妙，那么何必在意传达此意境的工具呢？

Blowing in the wind
答案在风中飘扬

How many roads must a man walk down

一个人要走过多少路

Before you call him a man

才能称为真正的男子汉

How many seas must a white dove sail

一只白鸽要飞越过多少片大海

Before she sleeps in the sand

才能在沙滩上得到安眠

How many times must the cannon balls fly

炮弹要多少次掠过天空

Before they're forever banned

才能被永远禁止

The answer, my friend, is blowing in the wind

答案啊，我的朋友，在风中飘扬

The answer is blowing in the wind

答案它在这风中飘扬

How many years can a mountain exist

一座山要伫立多少年

Before it is washed to the sea

才能叫作沧海桑田

How many years can some people exist

人们究竟要活到多久

Before they're allowed to be free

才能被允许拥有自由

How many times can a man turn his head

一个人要多少次回首

And pretend that he just didn't see

才能做到真正的视而不见

The answer, my friend, is blowing in the wind

答案啊，我的朋友，在风中飘扬

The answer is blowing in the wind

答案它在这风中飘扬

How many times must a man look up

一个人要抬头多少次

Before he can see the sky

才能望见天空

How many ears must one man have

一个人有多少只耳朵

Before he can hear people cry

才能听见哭声

How many deaths will it take

究竟要失去多少条生命

Till he knows that too many people have died

才能知道太多的人已经死去

The answer, my friend, is blowing in the wind

答案啊，我的朋友，在风中飘扬

The answer is blowing in the wind

答案它在这风中飘扬

这是诺贝尔文学奖获得者鲍勃·迪伦（Bob Dylan）的歌《答案在风中飘扬》（*Blowing in the wind*）的歌词。他虽然不属于垮掉派，但一样用带着禅意的心在传达内心的想法。我们索求的是和平和快乐吗？快乐是可以索求来的吗？我们有时候执意要做成某件事情的时候，就会轻易地把初衷抛在脑后。Bob Dylan 来演绎这首歌，与其说是演唱不如说是漫不经心的哼唱，他的哼唱仿佛在问：人究竟要活多久才能自由？人究竟要执着于色相多久才能真正做到视而不见？人究竟要用多少次死亡才能惊醒死亡是和平的反义词？有人能够回答吗？答案是悲伤的吗？答案是惊心动魄的吗？答案是意料之外的吗？

Bob Dylan 又仿佛是在回答，答案就在风中。风中有什么？什么也没有。因为本来就没有那些问题。

在本章的最后，用笔者所写的两首诗来作为结语。

心质论

心有灵犀本性通，品格气质诚为宗。

阴柔内敛莫滞缓，敏感外张贵圆融。

君子应循阳刚道，名媛莫陷矛盾中。

恭谦礼让生妙智，忠义仁和润襟胸。

心质与佛医

知人知面应知心，唯有佛缘最为亲。

灵聚神识即上法，胸集大蕴是甘霖。

问因推果明三性，相命寻由近五音。

天道有常传正念，真如本愿利生民。

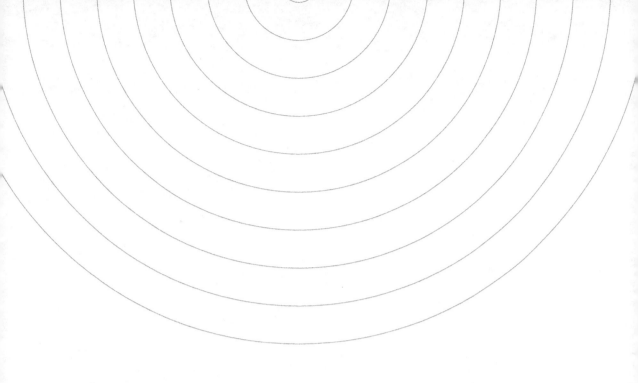

佛医瑜伽理论与实践

李良松　刘飘红／编著

马友诚　陈　洋　陈一凡　骆长永　陈琳雯／整理

第一章 佛教瑜伽概论

第一节 瑜 伽

瑜伽，作为一种有效的健身方式和练功方法，在当今社会受到了广泛的关注与推崇。现在的主流观点认为，瑜伽是拉、伸、屈、张等一系列动作的组合，做这些动作的同时配合有节奏的呼吸，可获得调理脏腑、舒筋活络、增强机体功能、摆脱亚健康的效果。这是一种偏重于塑形和保健的运动方式。在这种简单的健身练习中，练习者培养了养生的观念和思维。以此为基础和契机，人们对瑜伽开始了更深层面的探索。

一、瑜伽的来源

从词源上看，"瑜伽"一词源于梵文单词"yoga"的音译，其词根为"yuj"，派生于"yuj–a"（集中）和"yuj–i"（结合），与两个梵文词"yuj samadhau"（心灵的完美专注）和"yujir yoge"（合一）有关。"yoga"在英文中与"yoke"同源，原指横轭，本意是给牛马上驾具，后引申为制服欲望，具有捆绑、结合、联系、冥想、获得神通、精神统一等含义。古圣贤帕斯坦珈利所著的《瑜伽经》，将瑜伽定义为"对心的变化的控制（控制心意的波动）"。另外，也有称其为"契合至真之道""拓展灵性的方法"等。可见，瑜伽并非一种单纯的拉伸练习，而是在实践体位法的同时，注重身与心的结合，以实现一种外在与内在统一的练功方法。

从起源上看，瑜伽起源于古印度，并伴随着古印度文明的演进而不断发展。据传，5000 年前古印度的高僧们为求心神合一，常僻居深山老林，静坐冥想。在长期的修行中，高僧们通过观察万物体悟到自然法则，再将其印证在人体上，慢慢感应身体内部微妙的变化，逐渐学会与自己的身体对话，探索自己的身体，并对自己身体进行维护和调理，对疾病创痛进行医治。经过不断地钻研与归纳，他们逐步总结出一套理论完整、确切实用的体系，即"瑜伽"。20世纪初，在摩亨佐·达罗遗址和哈拉帕古城出土的文物中发现刻有盘坐冥想、呈莲花坐姿沉思的神像印章。莲花坐是瑜伽行法中的一个基本体式，这表明在3000年以前的古印度就已存在瑜伽实践。湿婆（Shiva），作为印度教的三大神之一，既代表生殖、创造，又代表毁灭、破坏，但在瑜伽文化中，他被看作"Adiyogi"，也就是瑜伽行者、瑜伽的发起人。湿婆是瑜伽科学的奠基人，第一次将瑜伽作为一种洞悉人体内在、顿悟生命本质的科学技术进行传授。

二、瑜伽的分类

如今瑜伽流派众多，其中体系比较完善、地位比较重要的有：①王瑜伽（又称胜王瑜伽、八支分法瑜伽、八部瑜伽，必须按顺序修习和超越持戒、精进、调身、调息、摄心、执持、冥想、三摩地）；②哈达瑜伽［又称哈他瑜伽、诃陀瑜伽。哈达指人体中的日月（阴阳）两种力量，该瑜伽注重体位的锻炼与调息，精神控制、调息、瑜伽体式三者构成了哈达瑜伽不可分割的整体］；③智瑜伽（又称智慧瑜伽，通过了解外在事物的本质，体验和理解生命的真谛）；④奉爱瑜伽（又称巴克蒂瑜伽、信仰瑜伽、爱心服务瑜伽，以仁爱之心爱人，以虔诚之心敬神）；⑤业瑜伽（又称行动瑜伽，把精神集中于内心世界，由精神活动引导行为，达到与梵结合的最高境界）。此外，还有真言瑜伽（以声音作为超越的工具）、拉亚瑜伽（消融宇宙）和综合瑜伽（走向现代）等。

瑜伽的分类方法主要有五分法、六分法、九分法等。

（1）五分法。包括原始瑜伽时期、前古典瑜伽时期、古典瑜伽时期、后古典瑜伽时期、近现代瑜伽5个时期。①原始瑜伽时期（前3000—前1800）。此时期瑜伽尚未形成体系，多为苦行，人们重视瑜伽是因为通过修习瑜伽可以获得神通力。②前古典瑜伽时期（前1800—200）。此时期产生了业瑜伽（强调行为）、智瑜伽（强调知识）、奉爱瑜伽（强调信仰）及瑜伽六支行法。《薄伽梵歌》将瑜伽实践第一次引入日常生活，瑜伽由民间信仰中的灵修实践逐渐转为正统。③古典瑜伽时期（200—?）。《瑜伽经》对瑜伽进行了体系化的建设，瑜伽行法形成了固定的八支，瑜伽开始进入正统派哲学的行列。④后古典瑜伽时期（200—1900）。主要包括密教瑜伽、诃陀瑜伽、赖耶瑜伽、军陀利尼瑜伽等体系。其中具有代表性的是密教瑜伽和诃陀瑜伽，在这两个体系中，身体方面得到了前所未有的重视，人们可以在圣化的身体上得到解脱，健康的身体更有助于瑜伽冥想。密教瑜伽注重瑜伽女，注重以性为中心的仪式；而诃陀瑜伽注重身体修炼，在净身、坐法和调息等瑜伽技术方面有很多发明。⑤近现代瑜伽时期（约1900—）。主要包括整体瑜伽、实践瑜伽、超觉静坐、基督教瑜伽、健身瑜伽、减肥瑜伽等。

（2）六分法。包括原始发展时期、韦达时期、前经典时期、经典时期、后经典时期、近现代时期六个时期。①原始发展时期（约前3000—前1500）。属于瑜伽的文字记载、原始发展较少的时期，多以静坐、冥想及苦行的形式出现。②韦达时期（前1500—前800）。此时期有关于瑜伽的系统记载，婆罗门教的宗教经典《韦达》最早提出了瑜伽的概念。③前经典时期（前800—前500）。《奥义书》记载，瑜伽是一种可以彻底摆脱痛苦的具体的修行方法。④经典时期（前500—前200）。此时期出现了瑜伽历史上最重要的两本经典著作——《薄伽梵歌》和《瑜伽经》。⑤后经典时期（前200—1900）。早期对现代瑜伽影响深厚的密教（坦多罗）瑜伽得到了显著发展，并发展成哈他瑜伽；强调把握现在的时刻，接受现实，不再渴望摆脱人们所在的物质世界。⑥近现代时期（1900—）。印度民族资本主义兴起，瑜伽不再限于本身的传统思想，得到了新的发展；被誉为"现代瑜伽之父"的罗摩克里希那创立了现代瑜伽。

（3）九分法。主要是根据格奥尔格·福伊尔施泰因（Georg Feuers-tein，1947—2012）所著《瑜伽之书》中的9个时代进行划分的，这9个时代分别是：①前吠陀时代（前6500—前4500）；②吠陀时代（前4500—前2500）；③梵书时代（前2500—前1500）；④后吠陀时代（奥义书时代，前1500—前1000）；⑤前古典时代（史诗时代，前1000—前100）；⑥古典时代（前100—500）；⑦密教或往事书时代（500—1300）；⑧宗派时代（1300—1700）；⑨现代（1700—）。

三、瑜伽的西方化

瑜伽为印度六大哲学体系（胜论派、正理派、数论派、瑜伽派、弥曼差派、吠檀多派）之一，既是一种哲学，又是一种精神和肉体融合的运动，自产生以来就与印度的宗教、哲学思想交织在一起，指导着印度人民的思想与生活，并逐渐渗透到其道德伦理和社会风俗之中。

近现代以来，印度瑜伽逐步传入西方，并蓬勃发展。1893年，来自印度的辨喜在芝加哥举行的世界宗教议会上发表演讲，使得美国大众对瑜伽有了最初的认识。此后

20 年间，辨喜在美国各个州进行瑜伽的推广演讲，吸引了大批追随者。在其影响下，许多印度瑜伽师也先后到西方传授瑜伽。现代瑜伽书籍大多在这一时期完成。20 世纪 50 年代，印度修行者玛哈里士·玛和斯（Maharishi Mahesh Yogi）的超觉冥想使"冥想和瑜伽"的思想风靡美国。1966 年，B. K. S. 艾扬格的《瑜伽之光》在美国出版，该书至今仍被视为瑜伽体式练习的"圣经"；同时，萨希德南达也到纽约创建了整合瑜伽协会，该协会至今已在世界上拥有超过 40 个分支机构。20 世纪 70 年代以后，西方出现了各种瑜伽组织和一些瑜伽品牌。在好莱坞明星（如麦当娜、玛丽莲·梦露等）的推崇和商业运作下，20 世纪 90 年代，瑜伽作为一种健身方式，掀起一股世界性的浪潮，同时也被加入了更多的时尚色彩，被西方主流社会所接受。在融合和创新的过程中，一些新的瑜伽体式方法不断被创造，以便被更广泛的大众所接受和学习。

在 20 世纪 80 年代，我国电视媒体和书籍介绍了瑜伽大师柏忠言和其弟子张蕙兰的瑜伽练功方法。张蕙兰也被称作当代中国的"瑜伽之母"。近年来，随着我国大众健身热潮的兴起，瑜伽的浪潮也逐渐席卷我国各个地区。在我国主流瑜伽的概念里，瑜伽是一种通过不同的体位姿势伸展肌肉、消除紧张、塑造形体，通过特有的呼吸法按摩内脏、调节内分泌、减压排毒，通过休息术和冥想放松神经、缓解压力、改善睡眠，从而达到身、心、灵合一状态的运动方式。

第二节 佛教瑜伽

瑜伽从诞生至今已有 5000 多年的历史，作为一种融合宗教、哲学并且能够指导人类生活生产思维的修行方式，可谓是人类智慧的结晶。如此深奥而精细的一门学问，在发展过程中不断与各种文化相互融合、相互影响，不断升华，成了今天呈现在我们眼前的瑜伽形态。在提到各种文化与瑜伽交融及其对瑜伽影响作用时，不得不提佛教与瑜伽的融合，这也是最典型、最重要的思想碰撞，这种结合对瑜伽科学的发展及定位都有着至关重要的作用。

一、 佛教瑜伽的诞生

佛教于西汉末年传入中国，此后译经活动持续进行，绵延千余年，留下了卷帙浩繁的汉译佛经文献。通过研究这些佛经文献，不难发现佛教修行与数论瑜伽修行之间存在诸多相通之处。数论瑜伽是古印度宗教婆罗门教哲学体系的一支，结合了数论派和瑜伽派理论。据《佛所行赞》等佛陀传记的记载，佛陀早年出家拜师求道，他的第一位老师阿罗蓝向他传授的就是数论瑜伽。阿罗蓝向他宣说数论哲学后，教他修习四禅，直至达到"无所有处"，也就是自我（即原人）摆脱身体、获得解脱的状态。然而佛陀认为，只要自我存在，就仍会陷入生死轮回，并不能真正获得解脱。于是，佛陀离开阿罗蓝，又拜郁陀伽为师。郁陀伽也教他修禅，超越"无所有处"，达到"非想非非想处"。佛陀仍然认为这样并不能获得解脱。后来，佛陀自己在菩提树下修禅，沉思入定，证得十二因缘及达到解脱的八正道。至此，早期的瑜伽思想就因佛陀的觉悟得到升华，并被融入了新的佛教理论，佛教瑜伽也就诞生了。这一部分的内容将在第二章"佛教瑜伽起源"展开详细论述。

佛教的基本教义是四谛，即苦、集、灭、道。一切皆苦，苦有原因，苦能灭寂，灭寂有道。数论瑜伽主要包括四部分内容：轮回、轮回的原因、解脱和解脱方法。这与佛教四谛相似。其中，轮回的实质即一切皆苦。同时，佛教所说的"灭寂有道"，也就是灭寂痛苦而获得解脱的方法。佛教中"道"指八正道，即正见、正思、正语、正业、正命、正勤、正念和正定，可以归纳为戒、定、慧，其中的正语、正业和正命属于戒，正勤、正念和正定属于定，正见和正思属于慧。戒、定、慧三者的关系是依戒而资定，依定而发慧，依慧而证理。这也与数论瑜伽修行的路径一致。倘若仿照佛教戒、定、慧分类，瑜伽八支中的前五支可以称为戒；后三支可以称为定；最后明辨知觉与原人的区别，达到无种子入定可以称为慧。

二、 佛教瑜伽和早期数论瑜伽的异同

佛教瑜伽和早期数论瑜伽在修行实践中的某些观念和方法方面存在相似之处。例如，佛教的五戒是不杀生、不偷盗、不邪淫、不妄语和不饮酒，而瑜伽八支中的自制是不杀生、诚实、不偷盗、梵行和不执取。佛教认为痛苦的原因是以无明（即无知）为起始的十二因缘。数论瑜伽也认为人生烦恼的原因是无知、自我、性、贪欲、憎恨和执著，而其中的无知是根本原因，"无知是将无常、不净、苦和非我呈现为常、净、乐和我"。这也与佛教所说的四颠倒一致，只需要将其中的非我改为"无我"即可。佛教倡导四无量心，即对众生怀有慈、悲、喜和舍；数论瑜伽同样提倡慈、悲、喜和舍，

只是其中舍的概念与佛教有差异。佛教推崇神通，但佛陀同时也指出不要滥用神通，因为获得神通不等于获得智慧；同样，数论瑜伽在推崇神通的同时，也指出神通妨碍入定。此外，佛教的四禅与数论瑜伽的有智入定相似；佛教的无息定和灭尽定与数论瑜伽的无智入定相似；数论瑜伽的无智入定又称法云禅，无种子入定又称法云入定，而佛教中也有法云三昧的称谓。数论瑜伽的无智入定以信念、精勤、忆念、入定和智慧为前提，这也与佛教三十七菩提分中的五根即信根、勤根、念根、定根和慧根一致。佛教唯识论中的八识，即阿赖耶识、末那识、意识、眼识、耳识、鼻识、舌识和身识，与数论瑜伽中的觉、自我意识、意、眼、耳、鼻、舌和身相似。二者关于熏习的观念也相似。

然而，佛教修行与数论瑜伽修行的不同之处也是明显的，主要体现在修行达到的目的及对世界和人的认知上。二者修行的目的是要达到解脱，分别为"涅槃"和"独存"。佛教认为人可以通过修行，最终断除以无明为起始的十二因缘，摆脱生死轮回，达到涅槃；而数论瑜伽认为人可以通过修行，最终明辨知觉与原人的区别，使知觉回归永恒的原初物质，摆脱生死轮回，使原人达到独存。原人，即人的自我。佛教认为，人由五蕴和合而成，刹那生灭，并不存在这种被称为自我的实体。佛教不仅认为人无我，而且也认为法无我，即"法我两空"。"法"这个词在梵语中含义很多，在这里是指世界万物。佛教的这些观点是与数论瑜伽的观点根本对立的，因为数论瑜伽认为原人和原初物质是两种永恒的存在。

三、 佛教瑜伽的早期发展

西汉末年，印度佛教传入中国。最初的译经者对瑜伽缺乏了解，译之为"道"，这与当时把佛教混同于黄老之术不无关系。到了东晋时期，印度僧人佛驮跋陀罗到中国传禅数之学，才将瑜伽译为"禅"。

从"抑止心的作用"上说，瑜伽与禅是同义语，也可以说后者是前者的继承和发展。在印度吠陀时代，被婆罗门教奉为经典的《白骡氏奥义书》的第二章中就有"让感官和意识的注意力，转移到心上，你就能乘梵天之舟，振奋起精神，渡过恐怖之源的水流"的阐述。原始佛教典籍《经集》中也有这样的话："抑制自己的意志，向内反省思维，守住内心，不让它外骛……要学会独自静坐……圣者的道路是孤独的起居生活，只有孤独，才能领略生活的乐趣。"

瑜伽的修行分为修身及修心，包含动功和静功，同时禅分为止禅和观禅两大类，所以我们可以认为禅是瑜伽中以修炼思维为主的修行方式的总称，即无论是以何种方式进行修行，若是思惟修，就是禅。

瑜伽的理论在大乘佛教时期有了最早的发展。佛讲求智慧，讲求般若，但是智慧是需要身体力行才能获得的，而"由定入慧"则是一个最好的方法。当自己的心慢慢沉淀，直至最后没有念头生起，完全入静时，智慧也会显现，指引我们证悟空性、脱离轮回。同时，瑜伽认为只有达到总制中的执持、禅定和三昧才能抑制心的作用，从而生起智慧。所以在"由定入慧"的阶段，瑜伽是一种合适的修行方式。

在大乘佛教时期主要诞生了两个派别，即中观派和瑜伽行派。瑜伽行派，顾名思义就是以瑜伽为主要修持方法的派别。此派的修习者们强调禅定，在禅定时把关注点放在心念上。当修习者们修习程度加深、禅定至深时，会由心感悟到空性，了知空的意义，也了知万事万物的本质，从而也就生起智慧，获得解脱。瑜伽行派也因此总结出了唯识论、三性说、五位百法等。

1. 唯识论

唯识论认为世界上的一切现象都是由人们的精神总体或作用"识"变现出来的，事物的一切属性（广延性、体积、香味等）都是人们的主观意识。"是诸识转变：分别、所分别，由此彼皆无，故一切唯识。"瑜伽行派将人的主观认识能力和精神作用分成了八识，前六识为眼识、耳识、舌识、鼻识、身识、意识，这六识的主要意义在于区别和认识，它们分别是眼、耳、舌、鼻、身、意所对应的活动，且由外界的色、声、味、香、触、法所引发。其中前五识是我们一般意义上的感觉，而第六识是前五识的总领与指导，它不但能了解和认识现在，也能认识过去和将来。除了统领前五识，意识也能单独思维，起着认识作用。第七识是末那识，起着思维度量的作用，其实是指我们每个人心中所执著的我。当我们有我的意识时，会伴随有 4 种根本烦恼，即妄生有我和法（我见）、不明事理（我痴）、执著妄生我和法而傲慢自大（我慢）、执著自我（我爱）。也因为有了对我的执著，人类才会一直在轮回中不得出离，永远处于痛苦之中。第八识为阿赖耶识，有谷物仓库的意思。这一识是前七识的共同根据和主宰，也是前七识存在的前提。阿赖耶识的主要作用是保存一切"种子"，即我们一切念头、行为的信息都会储存在这一识里面。它带着我们累生累世的善业和恶业，跟随着我们一起轮回。在时机成熟时，阿赖耶识"种子"库里的信息会在现实中兑现，这是因果轮回的原因，我们被业力所牵引，之前所种下的因，会在恰当的时候化成果。瑜伽行派修行的主要目的在于断除因果轮回，其方法是转变自己的心念，放下我。

2. 三性说

之后瑜伽行派对宇宙的本质进行了探索，提出了三性说和三无性说。三性，指遍计所执性、依他起性和圆成实性。遍计所执性是一种虚妄的存在。一切事物本来不存在，有人却周遍计度为实在，但这种实在只是一种主观的迷妄。依他起性是一种相对的实在，它由因缘引起，却不是永恒的存在，因为因缘只是识的流转，是在人们的心中方生方灭的因果关系。圆成实性是一种绝对的实在，它不依赖于因缘而存在，只是由自身并且在自身中存在着的一种实在，这种实在最圆满、最真实的，是由拥有无上智慧的瑜伽修习者们亲证所得到的，这也就是真如实性。《瑜伽师地论》言："云何圆成实性？谓诸法真如。圣智所行，圣智境界，圣智所缘。"总而言之，在瑜伽行派看来，认识事物就必须把三性统一起来，先将认识由错误的认识（遍计所执性）提高到相对真实的认识（依他起性），再提高到绝对真实的认识（圆成实性），从而达到佛教的最高境界。万法又可归为三无性，即相无性、生无性、胜义无性。相无性指没有实体，没有属性，一切体性皆无。生无性指没有生，没有自然所有之性，一切犹如幻象。胜义无性指远离妄执的我和一切事物，无相空寂，一切清净。

3. 五位百法

五位百法最为核心的部分就是认为一切现象都是由八识变现出来的，而色法、心法、心所有法、不相应行法都是有生灭变化的，因而都是不真实的，只有无为法才是最真实、最圆满的，无为法就是最终得以解脱的根本道路。

在有了诸多理论基础后，瑜伽行派认为人可以通过特定的修行来证悟佛教的真理，有烦恼的八识可以转变成摆脱烦恼的八识，从而得到 4 种智慧：①眼识、耳识、舌识、鼻识、身识、意识转变后即可得到"成所作智"；②意识可得"妙观察智"；③末那识可得"平等性智"；④阿赖耶识可得"大圆镜智"。具此四智后，即可达佛果。

之后，佛教和瑜伽的普及范围越来越广，直到佛教传入中国后，二者又有了新的融合。

四、 佛教瑜伽的传承

19 世纪，在印度摩亨佐·达罗和哈拉帕古城遗址出土的约纂刻于公元前 3000 年的印章中，发现了刻有瑜伽坐冥想的神像，这说明早在印度河流域文明时代就已经有了瑜伽的实践。后来瑜伽便成为婆罗门教、佛教、耆那教等印度各种宗教徒修习的方法。

作为印度婆罗门教的一种哲学派系，瑜伽行派追求的最高境界为三昧状态。三昧状态，梵文为"Samādhi"，音译为三昧，意译为等持、定。瑜伽则是达到这种状态的一种修行方式，讲究保持安稳、虔诚专心，简单概括为调息静坐、冥想入定。瑜伽行派所推崇的《瑜伽经》第一次提到了"Dhyāna"，该词音译为禅那，意译为思惟修、静虑，也可以翻译为定。用现在的话来说，禅是指修习者的精神集中于一种特定的观察对象，以佛教义理的正确思维，尽力排除外界各种欲望对内心的诱惑和干扰，以便达到弃恶从善，使本体心性获得绝对自由的状态。就禅的本源来讲，禅并非佛教独创。早在公元前 6 世纪，佛教创立之前，禅已在古代印度广为流行。佛教成立之后，只是援用禅作为佛教的一种主要修持方法。

在公元元年前后，伴随着佛教的传入，瑜伽也传入了中国。瑜伽是入定之门的一种依持和方法，可制心一处。瑜伽派所遵循的禅定，作为古代印度宗教主流的修行理论，也对佛教有了潜移默化的影响。佛教吸取了禅定，将之作为八正道之一的正定，三学之一的定学。因此，瑜伽在传入中国初期，其修行形式多与佛教的修行形式互相结合。

作为一种修行法门，瑜伽以调息、静虑、摄心、修慧的方式追求身心合一的最高境界，这与中国古代哲学思想所追求的实质相契合，因此，瑜伽在我国被广泛接受，进而对我国的宗教、医学、气功和武术等都产生了深远的影响。瑜伽在我国的存在和传承是以佛教各教派中止观、定慧、禅定、止寂、数息观等方式进行的，所以我国古代文献中有关瑜伽修行的记载有最初《佛说大安般守意经》中提到的禅数学，也有魏晋南北朝时期释道安的毗昙学，瑜伽由此得以推广。与此同时，般若学盛行，禅定——瑜伽修行在我国的另外一种称谓，作为一种修行法门附生发展。此时还有慧远大师所译《修行方便禅经》，该书阐述了以数息观、不净观修得"涅槃"的过程，瑜伽修行的至高境界得以体现。之后佛驮跋陀罗译的《达摩多罗禅经》、沮渠京声译的《治禅病秘要法》等都谈到佛教坐禅的一些方法及注意事项。

魏晋时期的各类佛学流派都对禅有所阐发，禅宗在我国渐成体系。隋唐时期，在佛教学说教派的分化过程中，人们对于禅也有了更进一步的认知和看法。伴随着禅宗的中国化和人间化，瑜伽本身也在加速进行着一个本土化的过程。其中隋代创立的天台宗，提出"止观双行"以融合南北佛教理念。唐代的法相宗远承印度瑜伽行派，尤其传承了其护法一系的思想，并推行《解深密经》和《瑜伽师地论》。华严宗大师宗密认为，"经是佛语，禅是佛意，诸佛心口必不相违"，并提出了以教之三种与禅之三宗对应的理论。禅宗的创立是瑜伽世俗化的一大重要体现。禅师弘忍提倡"静乱无二""语嘿恒一""四仪（坐住行卧）皆是道场，三业（身口意）咸为佛事"，把禅（静、嘿）贯彻到了日常"役力"生活（乱、语）中，改变了凡禅必坐的传统，这是佛教重大的思想变革。

密宗的创立，则更带有本土色彩，并且与政治紧密结合。其中密宗法门中提倡的金刚瑜伽，是指依《金刚顶经》所行的瑜伽。瑜伽意译为"相应"，在这里特指依密教宗旨，贯彻于全身心的一种禅定，或称"三密瑜伽"。它用手势（身）、咒语（口）和观想（意）的方法，表征和想象一切如来金刚萨埵加护于己，使自身聚集无限神变和享受一切的能力，由是了知"此心本性清净，随彼所用，随意堪任"，达到自身即菩萨身的自觉，具备入坛场、受灌顶作阿阇梨的资格。可见瑜伽在不断本土化的过程中，有了自己的称谓和系统，但其本质是不变的，仍是追求身心合一的最高境界，所以瑜伽的追求和修行方式与本土宗教、信仰在某种程度上是相通的，更切合于我国民间风俗，更容易被我国社会民众所接受。

自宋代开始，佛教的政治地位逐步衰退。程朱理学盛行以来，佛教被视为"异教"。此观点直至清代时被推翻，佛教发展都依前轨，此时虽有佛学西渐，也有"佛教复兴运动"，但是佛教教义教理保守传承，并未有更多的升华。

瑜伽作为一种修行法门，被融入了佛教的传承发展，在佛教不断的本土化过程中，拥有了庞大的群众基础。瑜伽的重要性随着佛教传承愈加显现，佛教教义的阐发因为瑜伽而处于实处，佛教与瑜伽伴生而成，延续至今。关于瑜伽的发展和传承的具体内容详见本书第三章"佛教瑜伽传承与发展"。

本书所述佛教瑜伽是以佛教理论为基础，以身心合一、相应观行的瑜伽作为修习方法的思想体系。长期践行佛教瑜伽，可以调整身心健康，达到舒适而平静的身心状态，还可以消除烦恼，获得智慧，佛教瑜伽对个人的健康快乐、家庭的和谐美满、社会的稳定发展有重要意义。

关于佛教瑜伽，有佛门瑜伽、佛家瑜伽、佛医瑜伽等多种表述方式，但其所表达的是相同的概念和定义，反映了相同的佛家修行智慧和思想内涵。

第三节　佛教瑜伽中的道与法

一、　佛道与瑜伽之道

佛道有三方面的含义。①道，乃梵文单词"bodhi"（音译"菩提"）之意译，义谓果德圆通。佛道，指佛果之无上菩提。②指佛陀教化众生之道，即佛教。③道，谓因行，指成佛之道，即至佛果无上菩提之道。

瑜伽之道，也就是成就瑜伽的道理、修行瑜伽的道路。佛教瑜伽，即以佛道统御瑜伽，以佛道修习瑜伽。关于具体的瑜伽之道将在本书的第三章进行详细的介绍，并在第四、五、六章给出具体的修炼方法。

二、　佛法与瑜伽之法

佛法是佛所说之教法，包括各种教义及教义所表达的佛教真理。实际上，佛法分为两大类：一是理法，一是修法。以理法统修法，以修法证理法。

（一）理法

佛法有六名：①善说，如实而说；②现报，使人于现世得果报；③无时，不待星宿吉凶而随时得修道；④能将，以正行教化众生至菩提；⑤来尝，应当自身证悟；⑥智者自知，智慧者自能信解。

佛法为佛教导众生之教法，即出世间之法。相对于此，统治者统治人民所定之国法，则称为"王法"。印度及中国、日本佛教史中有关佛法与王法的关系，因时因地而异：有以王法而护持佛法、推动佛法者，如阿育王、迦腻色迦王、梁武帝等；有以王法而抗衡佛法，乃至摧毁佛法者，如我国历史上著名的"三武一宗"之祸。此外，佛所得之法，即缘起之道理及法界之真理等；佛所知之法，即一切法；佛所具足之种种功德（十八不共法），均称佛法。广义而言，"佛法"一词，含义极广，举凡诸法本性、一切世间之微妙善语，乃至其他真实与正确之事理等，皆属佛法。然狭义而言，则一般所说之佛法多指佛所说之教法。

（二）修法

瑜伽属于修法的重要组成部分，是佛陀传授，各大祖师觉悟，修者在实践中不断检验总结出的修行方法。不同的佛教流派，瑜伽修法也各有不同。

1. 佛陀时期的修法

佛陀在菩提树下证悟之时，发现了生命及宇宙生灭的本质，悟出了瑜伽的最终法门。他最主要的修行思想是十二因缘、四谛、八正道等。

（1）十二因缘。①无明。无明为过去烦恼的总称。②行。行是造作为义。③识。识为初入胎识，即由过去感业动力，使感异熟报体的阿赖耶识，遇缘托胎，以完成现实之生命体。④名色。名色为胎相之完成。名是精神，色是物质。⑤六入。六入为六根完具位，示名发毛爪齿位。⑥触。触是觉触，为认识之开始，谓出胎后与境相触。⑦受。受为领纳，即情绪作用。⑧爱。爱以染着为义，由受而来。⑨取。取是驰取追求，由爱而来。⑩有。有是存在之义。⑪生。生是未来受生。⑫老死。老死为身心演变的必然结果。

（2）四谛。即苦、集、灭、道四种正确无误之真理。此四者皆真实不虚，故称四谛、四真谛。另外，此四者为圣者所知见，故称四圣谛。四谛大体上可以用以解释宇宙现象"十二缘起说"，为原始佛教教义之大纲，乃释尊最初之说法。四谛依次称为苦圣谛、苦集圣谛、苦灭圣谛、苦灭道圣谛，或苦圣谛、苦习谛、苦灭谛、苦灭道圣谛，或苦谛、苦集谛、苦尽谛、苦出要谛，或苦圣谛、集圣谛、真圣谛、道圣谛。其中，苦与集表示迷妄世界之果与因，而灭与道表示证悟世界之果与因，即世间有漏之果为苦谛，世间有漏之因为集谛，出世无漏之果为灭谛，出世无漏之因为道谛。

（3）八正道。属于三十七道品中的一部分，是止息痛苦、消除烦恼的 8 个准则，分为正见、正思惟、正语、正业、正命、正精进、正念和正定。①正见，又作谛见。即见苦是苦，集是集，灭是灭，道是道，有善恶业，有善恶业报，有此世彼世，有父母，世有真人往至善处，去善向善，于此世彼世自觉自证成就。②正思惟，又作正志、正分别、正觉、谛念。即谓无欲觉、恚觉及害觉。③正语，又作正言、谛语。即离妄言、两舌、恶口、绮语等。④正业，又作正行、谛行。即离杀生、不与取等。⑤正命，又作谛受。即舍咒术等邪命，如法求衣服、饮食、床榻、汤药等诸生活之具。⑥正精进，又作正方便、正治、谛法、谛治。发愿已生之恶法令断，未生之恶法令不起，未生之善法令生，已生之善法令增长满具。即谓能求方便精勤。⑦正念，又作谛意。即以自共相观身、受、心、法四者。⑧正定，又作谛定。即离欲恶不善之法，成就初禅乃至四禅。

2. 汉传佛教的修法

汉传佛教体系繁杂、传播范围广、本土化持续时间长，故在不同时期都有相关的瑜伽修行方法。

如汉代《安般守意经》就提到禅定的方法为数息观，即安般守意。作为一种瑜伽修行方法，安般禅至今还在流行。魏晋时期，般若学兴起，将数息观的瑜伽法不断发展完善。

南北朝时期《达摩多罗禅经》《治禅病秘要法》等佛经都谈到佛教坐禅的一些方法及注意事项。同时从中土传入的无着、世亲创始的瑜伽行派的系列著作，如《十地经论》《摄大乘论》等，也为完善佛教瑜伽的理论体系起到了积极作用。

隋唐时期强调"止观双行"。玄奘的代表著作《成唯识论》是他杂糅唯识十家对《唯识三十颂》的注疏编译而成的，是慈恩一宗的奠基性论著。法相宗（唯识宗、慈恩宗）远承印度瑜伽行派，是推行瑜伽行派本土化的重要宗门。华严宗以弘扬《大方广佛华严经》为主旨，致力于禅学的研究。至于禅宗的主要禅师弘忍，他提倡"静乱无二""语嘿恒一""四仪（坐住行卧）皆是道场，三业（身口意）咸为佛事"，把禅（静、嘿）贯彻到了日常"役力"生活（乱、语）中，改变了凡禅必坐的传统。之后以神秀、慧能为代表的"南能北秀"，更是奠定了禅宗的发展方向。密宗的主要法门也与瑜伽息息相关，《金刚顶经》所行瑜伽，又称"三密瑜伽"。

五代十国时期，"五家禅"思想出现。宋代，编纂灯录和语录成了禅宗的主要事业。同时净土宗发挥慧日"禅净双修"的主张，认为佛教的一切修行，最后都要归向净土，并身体力行。明清时期，瑜伽思想理论上的创新较少，主要研习前人的佛教瑜伽思想。

3. 藏传佛教的修法

藏传佛教分为前弘期和后弘期，而后弘期是其思想的主要发展时期。朗达玛灭佛后，西藏长期处于混乱状态。978 年以后，西藏进入封建经济发展时期，新兴的封建主再度兴佛。这个时期的兴佛活动比较分散，因而形成许多教派，如噶当派、宁玛派、萨迦派、噶举派、希解派、觉宇派、觉囊派及格鲁派。他们在苯教的理论基础上进行发挥，从而创立了具有独特内涵的瑜伽思想和修行方法。

①噶当派提出了以"三士道"为理论基础的瑜伽修炼方法。三士道分为下士道、中士道、上士道，即"下士勤方便，恒求自身乐""中士求灭苦，非乐苦依故""上士

恒勤求，自苦他安乐，及他苦永灭，心他为己故"。②宁玛派的最有特色的修法当属大圆满法，此法也是宁玛派修法的核心内容，由3种瑜伽组成，分别是玛哈瑜伽、阿努瑜伽、阿底瑜伽。③萨迦派的核心思想是"道果"，是建立在阿赖耶识基础上的教法。在印度曾经出现过9种道果，而萨迦派则传承下来了"宝教道果之法"。这些教法也就是瑜伽修行的9种法门，其中有13种密法，通称为"十三金法"。④噶举派则主要传承四大语旨、大手印瑜伽法及那若六法。⑤觉囊派以"他空"为理论基础、以《时轮根本略续》为经典，提出了六支瑜伽修炼法。⑥"坟墓瑜伽"法，是希解派奉行的主要秘密修持法。⑦格鲁派的理论基础是"缘起自性空"，其主要思想来源于宗喀巴大师的《菩提道次第广论》。格鲁派的瑜伽修止法主要包括止、观两个方面。

4. 上座部佛教的修法

上座部佛教坚持传承和保守佛陀的原本教法，不主张对佛陀的教法做过多的发挥和改变，因此，有人将之称为"根本佛教"或"原始佛法"，以区别后期发展出去的佛教。由于其向南传播至斯里兰卡，然后再传到东南亚的缅甸、泰国、柬埔寨、老挝，以及中国云南等地区，所以又被称为"南传佛教"。该佛教所传诵的三藏经典为巴利语所著，故其也被称为"巴利语系佛教"。巴利语是佛陀在世时由摩揭陀国的方言所衍化而成的，佛陀鼓励信徒们使用方言传播、发扬佛法，巴利语体系也因此向南传播。南传上座部佛教与目前流传于中国、韩国、日本等东亚国家和地区的大乘佛教或北传佛教有所不同，南传上座部佛教延续了佛陀在世时最初期以四谛五蕴、八正道为基础的思想，这种思想作为指导思想同时也贯穿了整个瑜伽的修行过程。

《清净道论》是一本依据南传上座部佛教大寺派学说撰写的，论述佛教戒、定、慧三学的著作。它以佛教世界观为指导，用分别述说的方法，对客观存在的世界、人的主观内心世界、物质和精神进行分析论证，并对佛教的各种名相进行解释，提出了许多瑜伽修行法。

每个坐禅者都应该次第亲证戒、定、慧三个阶段，从而走完整个修行历程。

（1）戒。《清净道论》的著者觉音大师认为戒的特点是"诸恶莫作"。修行者应当用佛教的戒律来约束自己的行动、磨砺自己的身体、控制自己的欲望，从而获得"升天的阶梯、入涅槃的城门"，也就是说修行者要按照佛教的规定抑制自己的身心活动，以做好禅定前的准备。

（2）定。其特点是"众善奉行"。定是在守戒活动之后进入的一个更高层级的心理、生理活动。在这个阶段，修行者要用本人的善心来支配自己，以正念压倒邪念，分别善恶好坏，使思维向好的方向转变，从而生起禅思。

（3）慧。其特点是"自净其意，是诸佛教"。慧是修行者需要亲证的另一阶段，也是最高阶段。此阶段中有五蕴、十二处、十八界、二十二根、四谛、缘起6种慧地（基础理论）和见清净、度疑清净、道非道智见清净、行道智见清净、智见清净5种慧体（体会）的内容。觉音大师说，定是慧的直接原因。

后世在此基础上有许多发挥，并出现了一大批瑜伽师。其中突出的修法有马哈希禅法、葛印卡内观、孙伦念住禅修法、隆波田动中禅、柏奥禅法、阿姜查的深林寺院内观法、阿姜念的修法、佛使比丘的自然内观法、阿姜摩诃布瓦、阿姜达摩多罗、阿姜李的七步骤等，具体内容将在第三章第五节"上座部佛教的瑜伽"一节进行阐述。

第二章　佛教瑜伽起源

第一节　圣歌启示说

考古研究发现，约在公元前 3000 年的印度河文明中就有瑜伽的实践。公元前 6 世纪到公元前 5 世纪，新兴佛教充分吸收了瑜伽的思想，将之作为修行方法，后来印度佛教的有宗被称为"瑜伽行派"，密宗则被称为"瑜伽乘"。

奥义书时代，"瑜伽"一词作为修行方法最早出现在《鹧鸪氏奥义书》中。《白骡氏奥义书》则开始对瑜伽进行系统的阐述。该书从静修地点的选择、静坐姿势、呼吸调整、意念控制等方面展开论述，说明瑜伽最终要达到的目的是亲证梵我，获得白骡最后的解脱。《慈氏奥义》对瑜伽进行了分类，提出了最初的六支行法（调息、制感、禅定、执持、思辨、三昧），这标志着瑜伽学说初步成形。

到《摩诃婆罗多》（其中尤以《薄伽梵歌》为代表）产生时，瑜伽开始作为一个重大课题得到认真对待和探讨。《薄伽梵歌》（可译为"圣歌"）作为《摩诃婆罗多》（可译为"婆罗多王朝的伟大史诗""伟大的印度"）的一部分，是世界上较重要的宗教经典之一。一般认为其原始部分可能形成于公元前 4 世纪至公元前 3 世纪，而该书现在的版本可能成书于公元 3—4 世纪。《薄伽梵歌》重视行为、信仰与知识的结合，把一切为了解脱、证真、控制心和感官的行为都归纳到瑜伽的范畴中，使瑜伽的内涵大大丰富，也使瑜伽从原来苦行、巫术、灵性修持与实践、修行方法、宗教信仰、哲学等零散的形态，变成一个有机结合的整体，构建出了一个相对完整的理论体系。瑜伽的地位也因此有了由附属向核心的转变。

《薄伽梵歌》记录了克里希那（至上之神的人形化身）和阿周那（印度神话中最伟大的武士，般度五子之一）之间的对话，对话的主题也是事件的矛盾中心，即如何摆脱阿周那因即将与堂兄弟们开战而产生的困惑和道德困境。该圣歌巧妙地借克里希那至上之神的口来讲解作为一名武士和王子应尽的责任，并由此展开对各种瑜伽和吠檀多哲学的讨论。在这部史诗中，克里希那以至高神化身的形象启示包括阿周那在内的人们可通过3（或4）种途径达到解脱，即业瑜伽、信瑜伽、智瑜伽（如果是4种途径，则还应包括王瑜伽）。这也使得瑜伽学说的内涵得到升华。

《薄伽梵歌》认为，崇尚业瑜伽者是把行动作为职责来履行，并不追求和执著于行动的成果。基于这样行动的人，自然可看淡成败与生死，从以物喜、以己悲的患得患失之中超脱出来；反之，则汲汲营营一生而不知所以。

《薄伽梵歌》强调智慧的重要性，该处所谓的智慧并非普通的智慧，而是能够证悟宇宙本原的智慧。它要求人们参悟关于世界本原的知识，并运用瑜伽来完善和证悟。本原，或可认为是《薄伽梵歌》中提到的"梵"，而需要证悟的则是如何达到"梵我合一"的境界。运用智慧认识了我而达到"梵我合一"者，将超脱轮回，达到与克里希那所处的一样的超神、超万有的境界，因此，这种理论后来被称为"智瑜伽"。

克里希那提出瑜伽士要有对神的虔敬信仰，才能得到神的庇佑而得到解脱。关于宗教的知识、各种各样的修行方式、烦琐的祭祀仪式，均由信仰而生，故信仰才是瑜伽的核心。不同的人可以用不同的方式来修行瑜伽，有学者将瑜伽修行归纳为3种形态（或3个阶段）。①外部崇拜：崇拜大神的各种化身，供奉大神及其化身的偶像，朝拜神庙、圣地等。②内部崇拜：内心向神祈祷，默诵大神的名号，吟诵赞神的圣歌等。③与神结合：通过瑜伽，达到"梵我合一"的境界。这种理论即后来所谓的"信瑜伽"。

《薄伽梵歌》指出：王瑜伽被认为是瑜伽中最高级、最机密的，主张通过对心理活动的控制与修持来实现解脱。王瑜伽注重对内在精神活动、深层意识的控制和转化，认为人的意识不停地活动会造成对内在灵魂的束缚、消耗灵魂的潜能、阻碍灵魂的显现与升华，故必须通过瑜伽来控制意识的活动。

印度作家、神话学家德度塔·帕塔奈克（Devdutt Pattanaik）对《薄伽梵歌》中的几种瑜伽做了如下总结：①履职尽责，把注意力全部集中在行动上，并接受任何可能的产出，那么你就是行动瑜伽士；②履职尽责，坚信在任何情况下神都会看顾你，那么你就是虔信瑜伽士；③履职尽责，知晓有许多力量都在发挥作用，且这些力量并不全都在你的控制之下，那么你就是智慧瑜伽士。

不同种类瑜伽的修行方法并非孤立存在的，而是相互渗透融合的，它们有着共同的核心，即最终达到"梵我合一"（或"神人合一"）的境界，实现最终的超脱。室利·阿罗频多（"印度三圣"之一的圣哲）在《瑜伽论》中有"瑜伽之道，属直觉，属实行，属诚敬，属伦理，属综合性，由经验而达乎知识者也"的阐述，肯定了瑜伽形态的多样性与综合性，又提出"人类生活行为外表的事实和内在精神的最绝对最完整的实践至协调统一是'瑜伽'的中心旨趣"，表明瑜伽的最终归宿是内在与外在的结合。

《薄伽梵歌》中这样描述瑜伽的境界："那些已经达致瑜伽的人，平静则是其自我觉悟的方法。没有对感官享乐的欲求，没有对行动结果的执著，弃绝了所有个人动机，这样的人达致瑜伽的圆满。"《薄伽梵歌》以神话的形式启示后世实践瑜伽的理论与方法，使瑜伽由原来的民间灵修实践变为正统修行方法，并提升了其精神内涵。

第二节　修行开悟说

《摩诃婆罗多》是享誉世界的印度史诗，与《罗摩衍那》并称为印度的两大史诗。书名"摩诃婆罗多"的意思是伟大的婆罗多族的故事。尽管这本书讲述的是关于两类对立的统治者的斗争，是弱小对强暴、受侮辱损害者对加侮辱损害者、遭遇流放迫害因而接近人民的贵族对高踞王位骄横残暴的贵族的斗争，但是从瑜伽的角度来看，不论其所述故事本身还是其所述圣人的言教，都渗透着（作者）对修行瑜伽、摄念智慧以达到"梵我合一"境界的向往。

该书不止一次强调，这世间的真理或正法就包括智慧与瑜伽，而瑜伽是一种包括身心两方面的修炼。在各种故事中，人们通过修炼瑜伽或控制感官等保持平静，获得"瑜伽神功"，达到"涅槃"或"至高的梵"。如该书记载："瑜伽的全部方法就是控制感官。感官是苦行和地狱的根基。毫无疑问，执著感官，则走向罪恶；控制感官，则获得成功。正法就是弃绝。在这个时代，没有疾病，没有感官衰退，没有猜忌，没有哭泣，没有傲慢，也没有诽谤。没有争斗，没有懒惰，没有仇恨，没有敌意，没有恐惧，没有烦恼，没有嫉妒，没有悭吝。至高的梵是瑜伽行者的最终归宿；一切众生的灵魂是白色的那罗延。"

《摩诃婆罗多·毗湿摩篇》中第 23～40 章便是著名的宗教哲学插话《薄伽梵歌》。这部宗教哲学诗共有 18 章，700 颂。在这部著作的 18 章中，与婆罗多族大战总共进行了 18 天。"18"这个数字的运用想必不是巧合，而是富有深意的，即史诗作者将《薄伽梵歌》视为《摩诃婆罗多》的思想核心。《摩诃婆罗多》中最早被翻译成英文的也是《薄伽梵歌》，由英国查尔斯·威尔金斯于 1785 年翻译出版。当时，德国语言学家威廉·洪堡无比推崇该书，说："《摩诃婆罗多》的这个插话是最美的，或许也是我们所知的一切文学中唯一真正的哲学诗。"又说："它也许是这个世界宣示的最深刻和最崇高的东西。"此后，《薄伽梵歌》相继被译成多种西方语言，对西方思想和文学界产生了深远影响。

"薄伽梵"是对黑天的尊称，可以意译为尊者或世尊。

在《薄伽梵歌》中，黑天向阿周那阐明达到人生最高目的（解脱）的 3 条道路，即业瑜伽、智瑜伽和信瑜伽。在古代印度，瑜伽是指修炼身心的方法。波颠阇利的《瑜伽经》提到 8 种瑜伽修炼方法，即自制、遵行、坐法、调息、制感、执持、禅定和三昧。在《薄伽梵歌》中，黑天将瑜伽的含义进行了扩大，用之泛指行动方式。瑜伽"yoga"一词源自动词词根"yuj"，意思是约束、连接或结合。黑天所谓的瑜伽，要求行动者约束自己，与至高存在合一。

前文已介绍业瑜伽、智瑜伽和信瑜伽，在此不再多说。《摩诃婆罗多》强调正法的智慧与瑜伽，故也有将瑜伽分为智慧瑜伽和行动瑜伽。如："我早就说过，在这世上，有两种立足的方式，数论行者的智慧瑜伽，瑜伽行者的行动瑜伽。即使不参与行动，并不能摆脱行动，即使弃绝一切，也不能获得成功。因为世上无论哪个人，甚至没有一刹那不行动，由于原质产生的性质，所有的人都不得不行动。"然而对于行动的分寸，该书给予了详解："瑜伽不能暴食，也不能绝食；瑜伽不能贪睡，也不能不睡。控制饮食娱乐，控制行为动作，控制睡眠觉醒，瑜伽消除痛苦。一旦控制思想，真正立足自我，摆脱一切欲望，才算瑜伽行者。"所以，瑜伽并非不行动，而是在行动中有控制，控制感官，控制个体对感官的贪恋，在所为中有所不为，平静地对待一切。

除却行动外，弃绝也是瑜伽修行的一大重点。"摒弃心中一切欲望，唯有自我满意自我，普利塔之子阿周那啊！这是智慧坚定的人。遇见痛苦，他不烦恼，遇见快乐，他不贪图，摆脱激情、恐惧和愤怒，这是智慧坚定的牟尼。他不贪恋任何东西，无论面对是善是恶，既不喜欢，也不憎恨，他的智慧坚定不移。他的所有感觉器官，摆脱一切感觉对象，犹如乌龟缩进全身，他的智慧坚定不移。除味之外，感觉对象已经远离戒食的人，一旦遇见最高存在，连这味也远远离去。即使聪明而又勤勉，怎奈感官激动鲁莽，强行夺走他的理智，贡蒂之子阿周那啊！用瑜伽控制一切，坐下专心思念我；所有感官受到控制，他的智慧坚定不移。……摆脱爱憎，达到清净。达到清净的人，脱离一切痛苦；心灵达到清净，智慧迅速稳定。不能够约束自己的人，没有智慧，也没有定力；没有定力则没有平静，没有平静，何来幸福？"

在这里，摒弃与行动的核心是一体的。在诸多事件的结果面前，对于内心激起的各种情绪，我们要摒弃；在诸多人际交往面前，对于内心的波澜，我们要抚平。也就是说，我们要摒弃对任何事物着相的理解，以达到内心的平静，稳定智慧，尽快达到瑜伽。

在印度，瑜伽是一种古老的修炼身心的方法。它常常与严酷的苦行相结合，人们认为通过瑜伽能获得神奇的力量（神通）。在《摩诃婆罗多》的叙事部分就能见到瑜伽的这种功能。在论述解脱法的篇章中，瑜伽与数论关系紧密，是实现解脱的重要途径。

《摩诃婆罗多》中解脱论的理论依据主要是数论和瑜伽。数论和瑜伽在印度起源很早，在史诗时期吸收《奥义书》和沙门思潮的思想营养，获得了较大发展。

解脱论思想的出发点是认为世界永远充满苦难。这是区别入世法与出世法的重要依据。入世法认为世界既有痛苦，也有快乐，人可以通过履行正法，克服痛苦，获取快乐。即使今生遭逢不幸和痛苦，也能通过行善积德，追求来世幸福。出世法却认为执著世俗生活是一切痛苦的根源，故需要通过解脱的方法以脱离苦海，而解脱的方法是分清灵魂和身体。数论哲学主要提出二十五谛说：身体由二十四谛构成，灵魂是第二十五谛。二十四谛是指原初物质（又称未显者）、大（又称觉）、我慢（自我意识）、心（思想）、五种感觉器官（眼、耳、鼻、舌和身）、五种感官对象（色、声、香、味和触）、五种行动器官（语言、双手、双脚、肛门和生殖器）和五大元素（空、风、火、水和地）。第二十五谛灵魂又称自我、原人或知领域者。

数论认为人的自我是灵魂，而人出于无知，将身体认作自我。自我认同身体，受身体束缚，不断从事行动，也就带着业报陷入生死轮回之中。因此，解脱的方法便是让自我（灵魂）彻底摆脱身体的束缚。采取苦行者的弃世方式，摒弃一切行动，断绝一切善业或恶业，也就摆脱了轮回转生。

在某种程度上，瑜伽和数论殊途同归。相较数论，瑜伽更注重身体及意念上的行动。瑜伽在身体及意念上的行动主要有两点，即控制思想（感官）和控制呼吸，其目的是摄念以达解脱。然而解脱的修行过程非常艰难，途中有重重阻碍，诸如欲望、愤怒和贪婪等，修行者应该通过控制感官、集中思想根除之。香底利耶说瑜伽主要由三昧（沉思入定）构成。瑜伽的力量在于禅，瑜伽的本质也在于禅。禅是二重的，即集中思想和控制呼吸。一个人集中思想，依靠激发或执持的瑜伽技巧沉思自我，寂然不动，不受干扰，犹如无风处燃烧的一盏灯，自我照亮他，如同无烟的火、灿烂的太阳、空中的闪电。

第三节　佛陀创立说

这一节要介绍的是佛陀成道的故事。事实上，佛陀成道与瑜伽的产生与发展有着密切的关系。可以说，瑜伽影响、促进了佛陀的觉悟，而佛陀的觉悟又使得瑜伽上升到了一个新的境界，成为真正意义上的瑜伽。

一、从出生到出家

佛陀成道前叫作乔达摩·悉达多。他的父亲是迦毗罗卫国的国王——净饭王，他的母亲是净饭王的王后——摩诃摩耶。摩耶夫人在蓝毗尼花园中的一棵蓊郁葱茏的无忧树下诞下了悉达多太子。刚生产完的摩耶夫人没有感到一点苦恼，初降诞的太子也非常安详。这便是佛陀的诞生。

太子诞生后，世间的一切都得到了安稳。可随着年龄的增长，悉达多太子却对皇宫中的生活越来越感到厌恶，酒宴、金银和美女都不能提起他的兴趣。因为除了这些，他心中还有一个更高的理想，认为还有更多的人需要他。

他喜欢在幽静的小道上散步，或者在寂静的环境中沉思默想。一天，他忽然向父王禀告，他要到城外的园林中游玩。途中，他见到了生离死别、战乱饥荒，顿时感到疑惑和忧伤。他开始思考为什么会有生老病死，懂得了生老病死的痛苦，感叹世事无常，繁华总会消逝。这更加坚定了他的决心，他要去寻找真正的解脱生死苦海的智慧。

太子在出家修行的道路上遇到了几位对他影响很大的导师，其中有两位就是印度出名的数论瑜伽的成就者。太子正是因为跟随他们修行，才顿悟智慧，证得菩提，也投身于瑜伽这门高深的学问中，使之更加完善。

二、 从阿罗蓝到郁陀伽

从所有关于佛陀出家的记载可以看出，有两位仙人对佛陀的影响是最大的，一位叫阿罗蓝，另一位则是郁陀伽。他们两位皆为数论瑜伽的成就者，在当时有着高深的智慧。佛陀在拜访他们前虽然也修行瑜伽，但却一直没有得到正确的方法，而经两位仙人指点后，佛陀学到了他们的智慧，也发现了他们的不足，终于在 6 年后于菩提树下证得圆满。

佛陀在还是迦毗罗卫国太子时向阿罗蓝学习的故事是这样的。

一天，月光透过树林的缝隙照到太子的甲胄上，太子走进了一片寂静的山林。此时太子非常虔诚，因为他将要去拜访仙人阿罗蓝。

还没等太子走近，阿罗蓝远远地看到了他，便高声地赞叹并迎接他。二人见面后互相寒暄，互相行合掌礼，交换礼节，十分恭敬。礼毕后，阿罗蓝询问太子来的路上是否一路平安，二人一番交流后，按照规矩有顺序地坐下。仙人见了太子，端详了他的容貌，随即被他的德行深深感染。他凝视着太子年轻却平静的面庞，顿觉如沐春风，身体像久旱干裂的土地适逢甘霖。此时他便知太子的智慧不是一般人所有的。

于是，阿罗蓝举手示意，并与太子交谈，言："我很久以前就知道你出家了，斩断了与亲人好友的繁杂的锁链，从皇宫中逃离出来。你有着深远的智慧，并觉悟了自心，这样就能免受凡人的痛苦。过去明胜王在老年的时候，舍弃王位让给自己的儿子，这就好比人们佩戴鲜花发饰，等到花朵枯萎后就会丢弃它。没有人像你这样，在人生的黄金时期不接受王位而出家修行的。所以，我从中观察到了你坚固而伟大的志向，堪比一件法器。我认为你应当乘着智慧的舟楫，去超越生死的苦海。"

仙人继续说道："凡人向我求学，我定要认真审视一番才会开始教授，而现在我已经感受到了你求学的决心。你可以在我这里学到所有东西，我不会对你有任何隐瞒。"

太子感叹道："如此，我就像虽然在黑夜里行走却得到了火炬的照亮，就像虽然迷路却得到了正确的指导。我要渡海，您就是那轻舟，今天我的这种感觉更加强烈了！我今天在您这里得到了许可，所以我想将我心中的疑惑与老师分享。出生、衰老、得病、死亡这四种忧患，怎么样才能避免呢？"

听到太子这样问，阿罗蓝感到十分惊讶，便从自己所知道的诸多经典论说入手，进行了详尽的解说：

"自性、转变、出生、衰老、死亡，构成了芸芸众生的一生。自性原本是纯净的，转变则是五者中最为重要的。我感觉到的和见到的，会随着境与根的不同进行转换，也就是转变。境界有五种，分别是色、声、香、味、触。根则分为业根和觉根两种：手、脚、语言、见道、修道，这五者是业根；眼、耳、鼻、舌、身，这五者是觉根。最后还有一种根为意，意根有两种含义，它既属于业根，也属于觉根。自性的转变成为因缘，能知觉这种因的，就是我。迦毗罗仙人（印度早期数论瑜伽的创始人）以及他的弟子眷属们，就是因为明白了这个我的奥妙，并且以此进行修行，最后证得解脱。

"先前的迦毗罗和如今的摩诃波阇波提都是觉知生、老与死亡的人。他们都可以称为见。和他们的观点不同或相违的人，则称为不见。愚昧、痴呆、造业、贪爱和欲望，都是引起转世轮回的因缘果报。若有见、不见、转轮三者在心中，则永远无法离开众生。那些不相信我的人便会怀疑，不能了解的人则无法得到方便法门。若被深深的境界中的妄想所包围，就会在我上纠缠，就会是非颠倒轮回，就会产生异常的理解和做法。

"我所说的，我所知觉的，我所去的地方，我所来的地方，我所停留的地方，如是等等的执著与妄想的我执，就会因为我而轮回。在这些种种的自性里犹豫，不能分别是与非，也就不能做出正确的决定，这便叫作疑。如果说法指的是我，那么说其他的就是指意，也就是在说觉和业（根），但其实这些都是在说我。如果不进行分别，把以上的说法叫作总揽、愚昧、狡黠、自性、转变等，如果不了结这些就称为不别。

"有的人进行礼拜，诵读诸多经典，杀生去祭祀天神，用他们认为纯净的水和火进行祭祀，他们在做这些事情的时候想着我要解脱。这些做法和想法都不是方便之门，而是愚昧的行为。愚痴所造成的妄想执著，意、言、语、觉、业和境界所造成的妄想执著，都称为执著。所有的问题都出在我这里，这也称为摄受。以上提到的这八种迷惑，全部沉沦于生死轮回间。世间的所有的愚者都被五戒（不杀生、不邪淫、不偷盗、不妄语、不饮酒）所摄受，从而无法解脱。

"暗痴、大痴、嗔恚和恐怖是四种不良的状态。懒惰称为暗，对生死的执著称为痴。贪爱和欲望是大痴，这种痴会导致人们产生迷惑。对他人和事物怀恨在心就是嗔恚，心里面有所恐惧则称为恐怖。这世间的愚痴的人们，由于妄想执著于这五种欲望不可自拔。执著于生死是产生大苦的根本，这样就会在五道中轮回反复。转生以后，我所见的、我所听闻的、我所知道的、我所作为的，都是因为自我的妄想执著而生。在生死的洪荒中顺流而下。

"这种因缘不是起于自性，那么产生的结果也就和自性没有关系。唯有持有正确的思维的人，才会朝着四法（指法宝中的四法，即教法、理法、行法、果法）的方向寻求解脱。

"那些狡黠的、智慧的和愚昧懒惰的，那些显现的与没有显现的，如果知道这四种法，就都能脱离生、老、死。既然已经可以摆脱生、老、死，那么就会到达一种无尽的境地。这世间所有的婆罗门都是按照这个方法进行修行的。这种修行就是梵行（意为清净、尊贵、值得赞叹的行为，或如清净、尊贵的诸佛、独觉佛、出家圣弟子等清净者们的生活方式），也是人们十分称赞的行为。"

在听完阿罗蓝的叙述后，太子思索片刻，再次问道："请问您刚才提到的方便法门是什么意思呢？我们获得以后究竟又会到达什么地方呢？我们应该遵行什么样的行为呢？又应该做到什么时候才能解脱呢？我们又是因为什么要进行梵行修炼呢？我们应该使用什么样的方法呢？这些种种的要义，我想听老师给我更加详细的解答。"

阿罗蓝便又以自己所学的经典经论对太子的问题进行解说：

"若要解脱生死，首先，要脱离世俗的家庭束缚，进行出家修炼，依靠向别人乞讨食物而生活，要广泛学习威仪的言行，从内心信奉、守持正确的戒律。其次，要克制自己的欲望，懂得知足，懂得止。在生活细节方面不能精挑细选，应该适应所有的好与坏的条件。再次，要能承受得住一个人的独居生活，并在一个清净安闲的地方进行修炼，每天都要认真地修习各种经典。最后，对待贪念和欲望要有恐惧的心态，并心生畏惧，要追求没有欲望的清凉境界，控制身体的所有感官（根），使他们落定，保持心安、寂静。

"这样就可以做到远离欲望、邪恶、不善的思想等欲界的诸多烦恼，远离那些世俗的喜乐。若是可以做到以上这些，那就获得了初禅的境界（初禅天）。

"当到达了初禅天的时候，我们就会体会到前所未有的喜悦，这时就会产生觉观心，在这个境界中产生一些奇怪的想法。这时如果被初禅的境界束缚，愚痴的心又会生起并且执著于此。若要继续修炼，我们应当远离初禅的喜悦，继续解脱，如此最后就能升至梵天。在梵天中的智慧者仅知道这些是远远不够的。他们懂得止观，利用止观继续向上修炼，在到达梵天境界的基础上更加精进，如此便可以到达第二禅天。如果此时依然没有执著于当下的喜乐，那么就可以升至光音天。在到达光音天后，更有智者可以脱离这种境界中的喜乐，继续修炼，继而到达第三禅天。第三禅天的境界会使人们感到安乐，没有求胜的心理。智者继续向上，就会升至遍净天。若智者能在遍净天不被这种喜乐困扰，持续地修行，就可以进入第四禅天。此时苦乐的感觉已经全部被湮灭。智者就可以进行最后的解脱。第四禅天的果报就是升至广果天。之所以称之为广果天，是因为在那里人的寿命会变得非常长，但还是会有极限。智者在广果天修习禅定，感受到身体成为过去，就脱离了肉体。在禅定的状态下可以继续增进自己的智慧，慢慢地脱离第四禅天。当决定继续增进、探求的时候，就要抛弃色欲，从自身的所有感官孔窍开始，慢慢地修行对虚无状态的理解，最终就能非常坚定地将自我从肉身中完全分离出来，这就进入了空观的境界。在空观的境界中，智者进一步内观，就会达到无量识（无量识者，开上之一切一心识，即无量识也，以摄一切之心数）的境界。此时，保持心中的寂静，就已经脱离了我和所在的身体，感觉周围什么也没有，即进入无所有的境界。这种无所有，就好像皮和骨分离了一般，如同野鸟离开了铁笼一般，从境界中脱离，解脱也就是这个道理。那些以前的婆罗门，超脱总是不能究竟。有智慧的人就应该知道，这才是真正的解脱。你所问的方便以及解脱，就是我刚才说的那些。对这种说法深信不疑的人就应该认真学习它。

"林只沙仙人、阇那伽仙人、毗陀波罗沙仙人以及其他的求道者们，都是遵循我刚才所说的道理，从而得到了真正的解脱。"

太子听完这番话后，反复思考着其中的道理，从中发现了自己最初求道时的凤愿，感觉被仙人点醒，思绪如同泉水一般涌出，源源不绝。太子开始向仙人阐述自己的想法：

"老师，我听了您的绝妙的智慧后，感觉到了其中微妙而深刻的含义。我知道了，如果不能舍弃因缘，就不能证得究竟之道。我通过自性的转变懂得了因缘的道理。若是要说解脱，自我内观是生法，也是种子法。您认为自我清净就可以达到真正的解脱，但如果因缘和自性会合，则又会成为束缚，就像那些种子一样，可能会受到地、水、火、风这四大物质的影响。它们离散的时候很正常，但是遇到了种子就会复生。如果不知道这些业障是因为贪爱而生就无法真正觉悟，我认为只有舍弃这些才能称为解脱。

"只要众生的心中还有我的思维存在，那就不会有究竟的解脱，我们舍弃了三种东西后，却又得到了其他的三种东西。那是因为我是常常在心中的，不能抛弃我执，就会有琐碎的烦恼跟随着你，这些东西越积越多，心就会离方便法门越来越远。

"您说真正的解脱，是指寿命可以延长很久；您说当离开了我所在的身体，就到达了无有的境界。但是大多数的人都不能从这个境界离开，那又何谈去追求那个境界，所以只要渴求到达那里，这就应当不是真正的解脱。渴求这里和渴求那里，虽然不是一个东西，但是道理是一样的，如果说二者是相分离的，那最终其实并没有到达那个境界。

"比如暖的感觉，如果离开了火，那就不会再有暖的感觉了，就像在拥有这个身体之前，这个身体是不存在的，那就好比在追求那个境界之前，也并没有追求这个境界的说法。所以虽然之前获得了解脱，但后来又被身体所束缚，也不是真正的解脱。因缘离开身体后，为何有的有知觉，有的没有知觉？如果说有知觉，那就不是真正的解脱。如果说没有知觉，那我就没有什么用处了。如果抛弃了我，还能有感受，那我和木石又有什么分别？"

在太子问完这些问题后，阿罗蓝仙人感到非常震撼，他无法回答太子所提出的这些深奥的问题。

当知道阿罗蓝仙人的智慧并不是最圆满的之后，太子就离开了此地，继续寻找更加高深的大学问者。于是，他找到郁陀伽仙人进行求教，郁陀伽仙人也是数论派的修行者，比阿罗蓝仙人的智慧更深，但是还是无法抛弃我执，在我妄想上持有幻想。虽然郁陀伽仙人观察到了更细微的境界，见到了想与不想的分别，离开了想与非想处，但他没有更深的见解了。世间的众生，即使到达了那里，最后还是会退回原点，反复轮回，而太子所求的是出离轮回的终极究竟。太子又离开了郁陀伽仙人，继续找寻修行的方法。

三、从瑜伽苦行到圆满智慧

为了追求更加绝妙的道理，太子登上了伽阇山。山中有一座城，叫作苦行林。太子到那里的时候，已经有 5 位比丘住在那里了。太子见到了 5 位比丘，他们都善于摄受自己的七情六欲，并且守持戒律，遵苦行，太子也在这座苦行林安定了下来。苦行林在尼连禅河的旁边，十分清静，在这里可以安静地修炼。

这 5 位比丘知道太子的事迹，也知道太子正在追求解脱之道。他们尽心尽力地供养太子，就像敬拜自在天一样；他们很谦卑地照顾太子，以待老师之礼待之；他们跟随在太子身边，耳濡目染，身心灵都受到了熏陶和影响，心境也随之发生改变。

太子勤奋地修炼，为了超脱老、病、死，专心地行苦修，节制自己的身体，甚至忘记了吃饭。他的心中净而无染，他恪守斋戒，经历了普通修行者所不能忍受的磨难，每天都寂静沉默地坐禅思索，就这样过去了 6 年。在这期间，太子极其瘦削，羸弱不堪，他想要超脱却没能成功，于是又重新陷入了迷惑、昏沉中。

因为对生、死的苦难感到畏惧，所以要专心地追求正觉的因缘，而不是像这样苦修，只有从内心舍弃欲望，才能觉悟。道理并不是通过羸弱的身体获得的，而是需要有强健的身体才能探求。于是太子开始进食，他的身体得到了营养，身体得到滋润后，心境也变得安详了，心境安详后就可以获得寂静，获得寂静后就能到达禅定的境界。经由禅定的境界就可以觉知神圣的法门，就能获得难得的法力。寂静的心境可以超越生死，但首先要脱离世俗的各种羁绊。以上这些精妙的法门，都是建立在正常饮食的基础上的。

当明白了这些道理后，太子就在尼连禅河里沐浴。在他沐浴完毕准备走上岸时，发现自己的身体竟然羸弱不堪，无法起身。当时，幸得一位天神递给他一根树枝，他抓住后才得以顺利上岸。那时，在山林的另一边有一位牧牛的长者，他的大女儿名叫难陀。一位修行至净居天的修行者告诉难陀，太子现在在树林中奄奄一息，你应当前去供养他。这位牧牛女就来到了太子所在的地方，为太子戴上了白玉头饰和手镯，给太子穿上了青色的布衣。青色和白色相互映照，就像圣水清净了尘埃一般，此时牧牛女信心倍增，稽首跪拜在太子脚下。牧牛女为太子供奉了鲜香的牛乳，以十分慈悲的心供奉，太子接受了牛乳的供养。太子进食完毕后，感官身体得到充实，这时才能开始觉悟智慧。太子的身体变得光泽起来，他的德行学问也更加崇高了，如同河流注入大海，如同日月交相辉映。可是他身边的 5 位比丘见到这种情况，十分惊讶，反而出现了奇怪的想法。他们认为太子的求道之心减退了，便离开了太子。这就好像人获得解脱后，生、老、病、死、苦五大烦恼就离开了一样。

太子又独自一人开始了游历修行，最后走到了菩提树下。在菩提树下，太子觉悟了佛法，从此获得了正觉正道，彻底获得解脱。

佛陀觉悟的是瑜伽的正法，他仔细地观察这个世间，认为流转的经过是十二因缘，流转的主体是苦，由这个主体展开，所以有生老病死的现象。人为什么会有老死呢？

因为有生，所以才有老死。再来观察，生又是从什么地方而起的呢？这是一切善恶行为业的结果，这个生死的原因就是行为的有业，由于这个行为的有业所以生出取来，这就是叫作由爱而生，这个爱又是从哪里来的呢？这是由受而生的，希求（受）一切，所以对一切就生出爱来。受是爱的原因，这个受又是从哪里生的呢？这一切的受是从触而生的。感到的一切的苦、想到的一切的乐，是因为有触才知道的。触是从哪里生的呢？这个触是从众生自己眼、耳、鼻、舌、身、意的六入而生的，这个六入是从哪里生的呢？是从名色而生的。这个名色的根源又是什么呢？其根源是识。不过，有的时候识是从名色生的，有的时候名色是从识生的。识是从名色生出来的，名色是从眼、耳、鼻、舌、身、意的六根而展开的。这中间有一种作用叫作行，这个行的根结何在？这就是所谓无明，亦即是生死的根本。由无明而起行，由行而有识，由识而展开名色，由名色而生六入，由六入而感触，由感触而有受，有受而生爱，有爱而执取，有取而造业，由业而有生，有生即有老死，一切众生轮回流转的生生灭灭都是这样。

一切众生和诸法都由因缘而生，现在佛陀终于从千辛万苦中证得甚深微妙的真理——十二因缘、四谛、八正道。关于十二因缘、四谛、八正道，将会在第三章的"佛陀时代与瑜伽"一节中详细论述。

第三章　佛教瑜伽传承与发展

如第二章内容所述，在佛陀证悟的过程中，瑜伽修炼的思想对他产生了较大的影响。他先后拜访了两位瑜伽大师，听受了他们对于生命的见解，然而佛陀觉得自己的困惑仍然未得到解决，于是便又开始了之后的修行，最终证得佛果、参悟空性。

从本章开始，我们主要论述佛教不同时期的瑜伽，主要包括佛陀时期、部派时期、汉传佛教时期、藏传佛教时期和南传佛教时期的瑜伽。佛教在其发展过程中，不断地对瑜伽产生影响，二者相互交融、相互促进。例如，瑜伽的八支行法以及在大乘佛教中出现的瑜伽行派，以瑜伽为方法来达到佛教追求的最高境界，便是最好的证明了。

第一节　佛陀时代与瑜伽

一、佛陀证悟的主要思想

佛陀在菩提树下证悟之时发现了生命及宇宙生灭的本质，悟出了众生能得解脱的最终法门。为度化众生，佛陀开启了他传法的 49 年。佛陀最主要的思想皆围绕着十二因缘、无我、八正道、四谛等展开。

（一）十二因缘

有情生命在世间轮转生死的过程可分作十二个阶段，即无明缘行、行缘识、识缘名色、名色缘六入、六入缘触、触缘受、受缘爱、爱缘取、取缘有、有缘生、生缘老死。简单来说，十二因缘就是指无明、行、识、名色、六入、触、受、爱、取、有、生和老死。在这十二因缘当中，无明的前面是老死，老死的后面就是无明，十二因缘周而复始，没有终结。生命体，在它完美的意志与觉性尚未建立之前，是混沌无知的，对真如实相不明了，这原始的混沌就是无明了。行是生命体盲目地随缘妄动，从无明而来。它转动生命之轮，开启了一期生命的具体活动。识是生命体藏有解脱法和烦恼法种子的心体，心体的生化力量为无明引起的妄动所现行，令心法与色法能赖它出现。名色是生命体在特殊时间能应用的有限个别精神力，以及在生存空间里所持有的形相物质。六入是眼、耳、鼻、舌、身和意的活动所要依赖的器官。触是对外界刺激的接触。有了感觉器官和精神力，生命体便能对世间及自身内外起官能的接触，体验世间的物质生活了。受是生命体接触外界刺激后所起的感性反应，可使个体生起善、恶或中性的感受，起情感的波动。爱是对事物所产生的喜欢和不喜欢的反应。取是对所爱事物眷恋和占有，对不爱的事物摒弃与毁坏。有是对一切迁流不居、虚幻不实的事物视作真实永久，而加以牢固的执著。认定有有或有无的存在，这样众生便迷失于有有和有无的虚幻里，为虚幻所束缚，从而失去自由。生就是在六道之内的生存，从妄执虚幻不实而来，因无法摆脱对六道的执著，便永无止境地投身于六道。老死是生命体一期的生命完结，但他在这一期生命里所经历的愚痴昏迷的生活却建立了枝末的无明，这就是对生命颠倒、愚痴的执著，以致不但不能除去无明，反使其持续强化，如此便再重复生命的轮转。只有了解到是无明的力量带着我们机械地轮转生死的，我们才能自觉地着手清除无明，求法修行，力求斩断生死轮回的锁链，永住于完美解脱之中。

（二）无我

我们是永远不可能在任何地方的世间心物里找到一个常住不变、恒作主宰的我的，我们所认作的我，只是一系列生灭不定、迁流不居、绝不永久的身心活动。一切物质，都是恒久处于不断运动、变化与生灭之中的，灭了的就不再存在，方生的又迅速坏灭；一切精神，无论是喜、怒、哀、乐、忧、悲、苦、恼还是其他心理状态，都是刹那生、刹那灭的，灭的就不再存在，方生起的又迅速湮灭。在一切物质和精神里，决不可能找到一个永恒不变、恒作主宰的我。了知了世间万物皆无我，便也不用去执著了。

（三）四谛

生命的存在有 4 个真谛，即苦谛、集谛、灭谛和道谛。苦是六道轮回之苦。只有认清问题的存在，才能去寻找解决烦恼的方法。我们只有认清六道的生存中只有无限的烦恼，没有永久彻底的快乐这一事实，深知苦谛的真实性，才能立志追寻更快乐的生活。集是导致苦恼生起的各种行为。我们要知道，苦恼是由自己一手造成、累积的，因为有了贪嗔痴慢疑，才种下苦因，导致苦果，而苦恼的源头则是无明。灭是一切苦恼皆已止息的境界。我们要知道，一切苦恼皆可消除，真实永久的快乐是可以获得的，六道生灭轮转是可以超越的，只有逆着十二因缘的导向直指无明，才能寻找解脱的法门。道是导致苦恼止息、快乐自由、无限解脱生起的法门。我们要知道，证悟空性（无我智慧）是解脱的唯一方法，如此才能坚持不懈地行解脱之法。

（四）八正道

八正道属于三十七道品中的一部分，是止息痛苦、消除烦恼的 8 个准则，分为正见、正思惟、正语、正业、正命、正精进、正念和正定。正见是知苦、知致苦的行为，以及知止苦的行为，对宇宙万法不执著，远离颠倒。正思惟是不生邪念恶意，不受淫欲操纵，不起贪嗔痴之想，清净无污。正语为口舌远离妄语、绮语、是非谗言，不做戏论，不谤正法，语常清静。正业是不做杀、盗、淫、妄和一切能招致苦果的业，务使自己的业能够清静。正命是舍弃不正当的职业，远离一切与杀、盗、淫、妄及迷乱人心有关的谋生方法，只以增长自他福慧的事业为生计。正精进是立志、努力、不断地去除已生起的邪恶品性，将未生起的邪恶品性禁之于未发，能令尚未生起的优良品德生起，又能使已生起的优良品德得以保持，一切的努力都适时恰当，尽力而为却不强求速成。正念是在日常的生活中能经常察觉注意自己的身心活动，知道这些活动为什么如是生起，也要察觉注意宇宙的一切法，虽有善有恶，但皆是迁流不居，永无实体，无常无我。正定为摄心不乱，专注一境，在定中以正念引发和驾驭禅定的力量，增长自他的慧命解脱，远离一切邪僻妄念，只住于清净无垢之中。

佛陀的这些基本思想既继承了瑜伽的思想，又在其基础上进行了突破和升华，在之后为瑜伽的丰富与发展提供了思想依据。

二、 佛教与瑜伽

佛教与瑜伽从创始就有着千丝万缕的关系。瑜伽修行在印度萌芽要比佛教早，古印度瑜伽中的不少内容实际上是佛教中禅的最初形态。随着佛教的建立与发展，瑜伽也不断地受其影响。

我们一般将瑜伽的发展分为五个历史阶段，即原始瑜伽时期、前古典瑜伽时期、古典瑜伽时期、后古典瑜伽时期、近现代瑜伽时期，而佛陀时期所对应的则为前古典瑜伽时期。在这个时期，有两部极具代表性的创作，《奥义书》与《摩诃婆罗多》中的《薄伽梵歌》。《奥义书》认为瑜伽修行最为核心的理念就是"梵我同一"，《薄伽梵歌》则阐述了这个时期瑜伽修行的具体道路。

在《奥义书》时代（公元前 800 年开始），人们对终极真理的哲理思辨成为当时修行的主要方法，瑜伽逐步脱离苦行。作为修行方法的"瑜伽"一词最早出现在《鹧鸪氏奥义书》中。在佛陀之后产生的《石氏奥义书》把瑜伽解释为"坚实地统治心和各种器官的活动"，此时瑜伽已然成了一种修行的手段。《解脱奥义书》更加体现了佛教对瑜伽的影响，并对此有了进一步的说明，该书第二章第六轮曰："五识不起时，思维意亦静，高等心不动，是谓至上境。此境称'瑜伽'，诸识静然闭；其人于是中，傲然无放轶。'瑜伽'固双是，事物之生、灭。非是有心思，而或臻至'彼'，亦非以语言，更非眼可视。除非说'彼是'，此外复何拟?"《白骡氏奥义书》对瑜伽行法的具体内容做了详细的介绍。然而归根结底，瑜伽是围绕着亲证梵我、获得解脱而展开的。

瑜伽和佛教的目的都是追求最后的解脱，摆脱轮回。二者虽然对事物本质的认识有所不同，但在很多方面有着极为相似之处。

三、瑜伽中的"梵我同一"

佛教的思想是围绕着万法皆空展开的。我们之所以在不断生灭，是因为我们一直处于无明之中，没有认清万事万物的本质，受业力的牵引而不断轮回反复。我们身边的一切其实都是因缘和合而产生的，其本质皆为空性，所以当认识到空性和无我之后，通过修行放下我执后便能摆脱业力的牵引，最终出离轮回，获得解脱。

瑜伽的理念是围绕着"梵我同一"展开的，正如《奥义书》所述，梵为最高真实，而现实世界为幻力的产物。幻力被等同于原质，即梵通过原质呈现为各种现实形式。原质是瑜伽对于世界本质的认识，正如数论哲学认为世界有原人和原质两种永恒的实在。原人（神我）是不变的、永恒的自我，也就是灵魂。《广林奥义书》说："它（自我）不可抓住，因为它不被抓住。它不可毁灭，因为它不被毁灭。它无所执著，因为它不被执著。它不受束缚，它不受苦，它不受伤害。"原质（自性、自然）是原初物质，处于未显状态，是不可见的。原质具有善、忧和暗三种性质：①善性质是指轻盈、光明和喜悦的性质；②忧性质是指激动、急躁和忧虑的性质；③暗性质是指沉重、阻碍和迟钝的性质。这三种性质始终处在运动之中，原质失去平衡，发生变化，就会导致智、我慢（自我意识）、心根（思想）、五知根（眼、耳、鼻、舌和身）、五作根（口、手、脚、肛门和生殖器）、五种精细成分（色、声、香、味和触）和五种粗大成分（地、火、水、风和空）。原质便与佛教当中的五蕴（色、声、香、味和触）和六根（眼、耳、鼻、舌、身和意）相似。瑜伽要求人们分清原人和原质，行动是原质的行动，而非原人（灵魂）的行动。原质体现人的本性，原质的三种性质始终处在运动之中。依据这三种性质的组合比例，人可以分为善性之人、忧性之人和暗性之人，行动也可以分为善性行动、忧性行动和暗性行动。这是古印度的人性论。它既不是性善论，也不是性恶论，而是认为人性包含有这三性。每个人的人性特征取决于这三性的组合比例。修炼最终要达到保持灵魂纯洁，不受这三性束缚的境地。行动出自人的本性（原质），为履行社会职责而行动，不谋求私利，不执著于行动成果，灵魂就能摆脱原质的束缚，达到解脱的境界。总的来说，原人不同于原质。原人永恒不灭，只是带着生前的善业或恶业轮回转生。如果人"不怀欲望，无欲望，摒弃欲望，心满意足，以原人为欲望，他的气息就不离去。他变成梵，达到梵"。"达到梵"就是与梵同一，摆脱轮回。

可以这样说，佛教中无明的状态就像《奥义书》中所描述的原质，人们因为没有认清这种状态，所以一直受业力的牵引，不断地轮回，以致无法得到解脱。当时的佛教和瑜伽有着一个共同的目的——认清本质、摆脱轮回，而且它们一切的修行方法都是围绕着这一目的展开的。

四、 瑜伽起初的修习道路

对于瑜伽的具体修行方法，《薄伽梵歌》中有较为细致的叙述。

在《薄伽梵歌》中，黑天向阿周那阐明了达到解脱这一人生最高目的的三条道路：业瑜伽、智瑜伽和信瑜伽。①业瑜伽，是指以一种超然的态度履行个人的社会义务和职责，不抱有个人的欲望和利益，不计较行动的成败和得失。黑天认为行动是人类的本质。他说："用思想控制住感官，凭借那些行动器官，从事行动而不执著，这样的人是佼佼者。从事必要的行动吧！行动总比不行动好；如果你拒绝行动，恐怕生命都难维持。"即使一切行动都难免带有缺陷，犹如火焰总是带有烟雾，一个人也不应该摒弃生来注定的工作。行动本身不构成束缚，执著于行动成果才会构成束缚。因此，不怀私利，不执著于行动成果，只是为履行自己的社会职责而行动，就能获得解脱。②智瑜伽，就是以数论和《奥义书》的哲学智慧指导自己的行动，即认识到世界有原人和原质两种永恒的实在，最终摆脱原质的束缚。正如书中黑天所说："具备这种智慧的人，摒弃行动的结果，摆脱再生和束缚，达到无病的境界。一旦智慧克服愚痴，对于已经听说的，对于仍会听说的，你就会漠然置之。如果你的智慧，受到所闻迷惑，仍能专注入定，你将达到瑜伽。"还有很重要的一点就是用智慧"让自己的感官摆脱感官对象束缚"，这样则能"遇见痛苦，他不烦恼，遇见快乐，他不贪图，摆脱激情、恐惧和愤怒……他不贪恋任何东西，无论面对是善是恶，既不喜欢，也不憎恨……他的所有感觉器官，摆脱一切感觉对象，犹如乌龟缩进全身，他的智慧坚定不移"，最终达到解脱。③信瑜伽，就是虔诚地崇拜黑天，将一切行动作为对黑天的奉献。书中说道："将一切行动献给梵，摒弃执著，从事行动，他不受任何罪恶污染，犹如莲叶不沾水……这位主人不为世界创造行动者和行动，也不创造业和果的结合，只是自己本性在活动。这位主人不接受任何人的善和恶，而无知蒙蔽智慧，导致人们迷惑。人们只要用智慧，消除自己的无知，智慧就会像太阳，照亮至高的存在。以它为智慧，为自己，以它为根基，为归宿，他们用智慧消除罪恶，走向不再返回的地方。"

这三条道路都是通向解脱的方式，都要求行动者要约束自己，最终做到与至高存在合一，即"梵我同一"，而摆脱轮回，"愉快地安居九门之城，不行动，也不引起行动"。

这就是佛陀时期的瑜伽。佛教创始之初受到瑜伽修行的启发和影响，将其融入自己的修行中，并使之持续不断地迸发出更多的能量和智慧。

第二节　部派佛教与瑜伽

佛陀于说法 49 年后入无余涅槃，留下了无上智慧。他的弟子们为了更好地弘扬佛法，决定将其整理成文字。整理佛陀教言（言论）的过程历经了三次集结，在第二次集结之后佛教便有了公开的分派，从那时起佛教就进入了部派时期。与此同时，瑜伽也进入了古典时期，且此时期还诞生了一部经典——《瑜伽经》。

一、部派佛教的形成

在佛陀涅槃后的 100 ~ 200 年间，佛教不断地发生一些分派系现象。在第一次集结时，佛弟子对戒律的"八事"有过细微的争论，而佛教公开的分派还是在第二次集结之后，此时佛教分为了上座部（意为以佛教长老为中心的正统派）和大众部（即佛教的非正统派）。

关于佛教分派系的原因，南传佛教和北传佛教有不同的说法。南传佛教认为是因为对于戒律的意见不同，其中主要是对"十事"的争论。十事为：①角盐净；②二指净；③复坐食净；④他聚落净；⑤酥油、蜜、石蜜和酪净；⑥饮楼伽酒净；⑦无缘坐具净；⑧所习净；⑨赞同净；⑩受蓄金银钱净。南传佛教认为，坚持这十事非法的为上座部，坚持实行十事的则为大众部。北传佛教认为分裂的原因是对教理的看法不同，即对阿罗汉果的看法不同。最初佛教把它作为究竟位，只要达到这个境地就可断尽一切烦恼，但也有人认为阿罗汉果仍有局限性，即余所诱、无明、犹豫、他令入与道因声故起。

在上座部和大众部这两个根本部成立以后的100～200年间，佛教又从这两个根本部分为十八部或二十部。如据《异部宗轮论》记载，上座部又分为化地部和犊子部等，大众部又分为鸡胤部、多闻部、一说部等。

众多部派之间一直争论的主题在《成实论》中被概括为"十论"：二世的有无、一切有无、中阴有无、顿悟或渐悟、罗汉是否有退、睡眠与心是否相应、心性是否本净、未受报业是否存在、佛是否在僧数、有无人我。

从哲学上看，众多部派争论的主要有以下三个主题。

第一，是对于法的实有与否的争论。①我法俱有论：上座部中的犊子部、法上部等认为有为法和无为法都是实有或真正实在的，且认为我也是实有的。②法有我无论：一切有部、多闻部等认为有为法和无为法都是实有的，谓"三世实有，法体恒有"，但由于法体的作用是因缘和合而引起的，所以绝不能有常一主宰的我。③法无去来论：大众部、化地部等认为无为法是实有的，对有为法主张"过去、未来非实有体"。④现通假实论：说假部认为蕴、界是真实的，十二处是假的。⑤俗妄真实论：出世部认为现实世界的存在都是由"颠倒"生的，因此一切都成虚妄，一切都是假名，而出世间都是真实的。⑥诸法俱名论：一说部认为有为法、无为法、世间法、出世间法都是不真实的，它们都不过是一种假名而已。

第二，是对于有我和无我的争论。①犊子部提出了"不可说的补特伽罗"（不可说的我），认为补特伽罗是从前世转到后世的联系者，即轮回与解脱的主体，其实这个我只是一种用哲学雕琢过的灵魂。这已经超出了佛教的根本理论，改变了它的性质。②经量部提出了"胜义补特伽罗"，这是由体性永恒的一味蕴和由其派生的根边蕴二者和合而构成的，它是一种真实的我，行相是"细微难知，难可设施"。这个主张已经彻底改变了原始佛教和合学说的性质。③大众部仍维持着因缘所生法，把解脱根据求之于人们的心，认为有情的心性本来是清净的，但被外来的、无始有终的客尘烦恼所杂染而变得不净，如果断除烦恼，心性就会显现。

第三，是关于有神、无神的问题。①关于佛陀本身，上座部主张历史的佛陀，认为佛陀的肉身仍然是有限制的，寿命是有边际的，他的特点主要是思想伟大、智慧湛深和精神纯洁；而大众部则把佛陀的人格极力提高，把他描绘为神通广大的神，具有三十二相、八十种好等，认为历史的佛陀只是他为了在人间宣传教化所托的肉身。②关于佛陀和他弟子的区别，上座部尽量提高阿罗汉的地位，认为其几乎与佛果同；而大众部以佛为最高，认为阿罗汉仍有局限性，有退转的可能性，没有达到解脱。

总的来说，部派之间的争论点以对佛教理论的理解为主，但是各部派对一些基本的原理如十二因缘、四谛等仍是坚持的。部派佛教的思想为之后大乘佛教的兴起奠定了基础，对在同时期诞生的《瑜伽经》也产生了重要影响。瑜伽的思想又有了新的变化，具体体现在瑜伽对心和烦恼的认识及修行的具体方法（八支行法）上。

二、 瑜伽对心和烦恼的认识

瑜伽对心的作用非常重视，《瑜伽经》谈到心的认识作用包括正确的认识（正知）、错误的认识（颠倒）、想象（分别）、睡眠和记忆。其中正确的认识包括知觉、推理和圣典，这与数论的主张相同。错误的认识是一种虚妄的认识，即这种认识没有相应的客观对象为依据。想象有时是真实的，有时是非真实的。睡眠时心仍然在活动，所以醒来后能够对睡眠有印象，而这种认识是一种非存在的原因引起的。记忆是过去的知觉、经验仍然没有变化的再现。

在瑜伽派看来，心活动的背后还有着重要的原因，这和人们现在的行为有关，而他现在的行为又与过去的行为（业）持续相关。人们过去的行为会在心中留下种种潜伏的印象（种子），这种印象在一定条件下会对现在或将来起作用，而引起行为的原因是人的情意作用的烦恼。这与佛教中所讲的基本一致：人们在无明的状态下是被业力牵引着而产生行动的，这些行动又会产生新的业和烦恼，并对现在的一切造成影响。《瑜伽经》解释烦恼有五种。①无明：人们被世界所束缚，烦恼和痛苦的根源在于无明。我们把一种认识对象当作另外一种认识对象，如把无常、不净、苦、无我看作为常、净、乐、我，这就和佛教的四颠倒相一致。②自我意识：即把统觉、意等误认为神我。③贪：渴望快乐，把贪作为达到目的的一种手段。④怒（嗔）：对痛苦起嫌恶之情。⑤生存意欲：即人们热爱生存，对死亡恐惧。归根结底，世界上的苦难都是由人们自己的认识、无知所引起的，若要消灭烦恼，就要消灭无知，即去除无明，如此才能打破业报轮回，最终获得解脱。

瑜伽和佛教都认为去除无明、改变自己的落脚点是心。瑜伽把心的转变境地分为五种。①扰心：心被客观事物的感觉所拨弄，常会不安和骚动，这是人间苦乐的来源之一。②盲心：是心在强烈的冲动或盛怒的情志下，丧失区别事物好坏的能力，表现为昏迷不醒、心思不专一。③迁心：心的不稳定情态，心被烦恼所苦，有时能集中于某一事物或对象，但不能抑制心的作用。④一心：心已经能集中于某一事物，为抑制心的作用做好了准备，但还不能达到断灭的作用。⑤灭心：心的作用已经被断灭，心恢复其本来的平静，所谓"心无所知，苦乐俱灭"。其实瑜伽认为，达到上述一心和灭心的情态时已进入瑜伽，但是还是留有情意和思虑作用，此时人们只有进一步修持，才能进入更高的境地（三昧境地），这是八支行法的最高层次。

以上瑜伽的理念即佛教的四谛，认为世界是众苦所集，引起苦难的原因是无明，无明则是四颠倒，一切修习都为了去除无明、摆脱苦难，而摆脱苦难的道路是正见。另外，《瑜伽经》把苦、集、灭、道四谛解释为轮回、轮回的原因、解脱、解脱的道路。因此，瑜伽行者则达到了摆脱烦恼、断绝轮回的境地。

三、 瑜伽的八支行法

古典瑜伽分为行瑜伽和智瑜伽两种。行瑜伽主要是对自律行为（如善恶、苦乐、爱憎、欲求等）和身体活动（如坐法、控制呼吸等）的修炼，又称外修法；智瑜伽是对道德、身体和精神等的综合修炼，尤其重视禅思活动，又称内修法。

古典瑜伽的修行分为八个阶段，即禁制、劝制、坐法、调息、制感、执持、禅定、三昧。前五个被称为外支，注重对道德和身体的训练；后三个被称为内支，注重对精神的训练。

1. 禁制

禁制（持戒）指必须遵守戒律。包括五种戒律：不杀生、诚实、不盗、不淫、不贪。《瑜伽经》认为，在做瑜伽功之前，一个人必须要有充分的道德修养，否则的话，他的心是不会平静的。

2. 劝制

劝制（精进）指应遵守道德准则，包括清净（对身体和食物的清净，为"外净"；对内心污浊的清净，为"内净"）、知足（不求自己分外之物）、苦行（忍受饥、渴、寒、暑、坐、立等痛苦，遵守斋食、巡礼、苦行等誓戒）、读诵（学习经典、念诵圣音——唵"Om"）、敬神（敬信自在天大神，为神奉献一切）。

3. 坐法

坐法（体位）指保持身体平稳、轻松自如、精神放松。包括莲花坐、勇士坐、吉祥坐、狮子坐、孔雀坐等。

4. 调息

调息指调整和控制呼吸。《瑜伽经》指出，调息时要注意呼吸的三种作用，即向内吸气的作用、向外吐气的作用、不吐不吸长长将气储于胸腹之中的作用。此外，调息时还要注意四件事。①处：指气息被吸入后，在胸腹之内所到达的范围；气息被吐出以后，在宇宙中达到什么地方。②时：指呼吸的时间。要求在呼气、吐气过程中，一定要保持速度适中、间隔和节奏合宜。③数：指呼吸的次数。要求出气、入气一定要徐缓而轻长，切忌短促、粗急。④专注一境：指调心的问题。在呼吸时，要将意念专注在某一点上，不能分散。

5. 制感

制感（摄心）指抑制各种感觉感官，将感官的活动完全置于心的控制之下。

6. 执持

执持（凝神）是使心专注于身体的一处，如肚脐、鼻尖、舌端等，也可以使心专注于外界的一种对象，如月亮、神像等。

7. 禅定

禅定亦称静虑，指使专注一处的心与所专注的对象相统一，使主客观相融合。

8. 三昧

三昧是瑜伽实践的最后目标，就是真正达到了心与其专注对象冥合为一，那时"心如虚空，只有对象的光辉"。三昧又分为有智三昧和无智三昧，前者是瑜伽行者专注于某一对象，使尘世的束缚得到松弛，但仍然带有一定思虑情感的状态；后者指心的一切变化和作用都已经被断灭，完全达到与专注对象合一的状态，即瑜伽的最高境界。然而有智三昧又分为四种：粗考三昧、细考三昧、欢喜三昧和自存三昧。在经历过这四种有智三昧后才能进入无智三昧。进入无智三昧后，既舍弃了外界种种对象，又断灭了心的迁流不息的作用。

其实我们之前提到的佛教的八正道与此处的八支行法存在共通之处。如正业和禁制都是对行为的规范；正精进、正念和正定与执持、禅定、三昧完全一致，都是讲如何端正意念，集中精神断灭心的作用；八正道讲慧和观，认为"由定生慧""非禅不智"，定和慧有密不可分的联系，而瑜伽讲正见和慧，坐法、调息和制感对于佛教和瑜伽都是入禅之要津。因此，八正道与八支行法有着紧密的联系。

此外，对于在瑜伽修炼中遇到的障碍，《瑜伽经》认为要通过修五事（即信、勤、念、定和慧）来克服，此五事和佛教的五精进是一致的。又如，对于在修习中获得的神通，瑜伽和佛教都不把它当作目的，只是将其当作达到解脱的一种手段，方生方灭。

这就是部派佛教时期的瑜伽。由于《瑜伽经》的诞生，瑜伽体系更加完善，理论与实践更加精准细腻，而《瑜伽经》的形成又与佛教有着密不可分的联系。

第三节　汉传佛教与瑜伽

早期佛教在三次集结后走向了多极发展，原因是佛教本身具有厌生遁世而又言行一致的特点，这决定了它对社会生活很难产生重大影响，更不可能作为一个集团长期存在的性质。伴随着佛教的不断传播，佛教的教理教义、思想及其对人生的基本预判等都需要根据传播区域的不同而做出改变，以满足不同区域、多个社会层次的需要。因此，历史上部派佛教在南北区域间传播、本土化、吸收新的元素创新发展。

随着部派佛教的发展，其中一部分教派开始向贴近人世间转化，变得更加世俗化，吸收世俗男女为信徒，同时积极参与或干预社会现实生活。这种教派，从公元前1世纪至公元3世纪，在南方的安达罗王朝、北方的贵霜王朝（大月氏）及恒河平原上的吠舍离等地纷纷涌现出来，与维护早期佛教教义的教派形成明显的对立。这种教派逐步成熟，往往自称"方广""方等"或"大乘"，以后就汇集成了大乘佛教教派。此教派盛行于西域诸国，先后行于大夏国（巴克特里亚）、安息国（帕提亚）和贵霜王朝。

一、 汉代佛教与瑜伽

佛教传入中国，应以汉哀帝元寿元年（前2年）贵霜王朝使臣伊存口授《浮屠经》开始。另有一说则以汉明帝夜梦金人、遣使求法为佛教传入中国的开始，此说在《四十二章经序》和《牟子理惑论》中均有记载。两汉之际，即公元元年前后，通过与西域长期互通，佛教终于扎根在中国。佛教在早期传播中带有谶纬方术等色彩，故受到统治阶层的拥护，但伴随政权更迭，佛教发展历程也较为曲折。此期间的佛教传播依然秉循着早期佛教教义，但在中国封建社会特殊的文化背景下，其或与皇权相持，或与儒家相悖。

据现存最早的经录《出三藏记集》记载，从汉桓帝到汉献帝（189—220）的40余年中，译介为汉语的佛教经典共54部、74卷，知名的译者有6人。这标志着汉传佛教的发展进入了一个突飞猛进的时期。第一批到达中国的译经者为月氏人支娄迦谶和安息人安世高。他们在汉桓帝建和初年（147—148）进入洛阳，成为当时著名的佛经译者。安世高译有《佛说四谛经》《转法轮经》《佛说大安般守意经》等，这些都是属于代表小乘禅学的小乘经典。另，支娄迦谶译有《道行般若经》《佛说般若三昧经》《佛说首楞严三昧经》《佛说无量清净平等觉经》等，这些都是属于代表大乘般若学的大乘经典。

安世高本为安息国太子，游学至洛阳后，开始系统地翻译佛教经典，是有我国文字记载的第一位佛经译者。他译介的佛典主要以讲述早期佛教基本教义的著作为主，有理论性很强的《阴持入经》，有把禅定与佛理结合密切的《大十二门经》和《佛说大安般守意经》等。他所传授的佛教思想被称作"禅数学"，提倡禅与慧并重，属上座系说一切有部。

其中《佛说大安般守意经》中提到了禅定方法为数息观，即安般守意。所谓禅数的"禅"，即禅定；"数"，指用四谛、五阴、十二因缘等解释佛教基本教义的事数，从佛典的文体上说属于阿毗昙，以其能使人懂得佛教的道理，亦称为"慧"。因此，"禅数"也就是后来我国佛教常说的定慧、止观。安般禅要求用自1至10反复数念气息出入的方法守持意念、专心一境，从而达到安谧宁静的境界。这与气功入静原理相吻合，故亦称为佛教禅定气功。安般禅所追求的境界与瑜伽所期境界不谋而合，二者同为可达到聚精会神的宗教修行方法，同样认为可以修得宁静智慧、身心合一。当时人们相信，这种禅法最后能达到"制天地、住寿命""存亡自由"的理想境界。这种禅法与古代中国神仙方术的呼吸吐纳、食气守一等养生之术相似，很容易就为当时的民众所接受。所以作为一种气功或瑜伽修行方法，安般禅至今还在流行。

二、魏晋南北朝时期佛教与瑜伽

从曹魏代汉到隋灭陈，共计 369 年，总称魏晋南北朝时期。魏晋南北朝时期是群雄涌现、门阀争强的战乱频发时期，但在局部地区或短暂时期内又有相对稳定和繁荣的局面出现。人口迁徙频繁、少数民族入主中原，促进了佛教在全国范围内的传播。此时的佛教较之汉代更加深入社会的各个阶层和生活的各个领域，此期间形成了独具中国特色的佛教思潮，影响着魏晋南北朝时期一些国家统治者的思想。此期间玄学兴起。与两汉儒学的谶纬之言不同，玄学更加倾向于探讨本体论和认识论问题。这种新的认知观点远离政治和实际生活，抽象，哲理性强，对逃避或钝化当时残酷的权力斗争的部分士族和士大夫阶级有很大的吸引力，这使玄学成为魏晋南北朝时期占统治地位的思想形态。玄学的兴起给佛教的传播创造了良好的思想条件。

三国至西晋时期，佛教逐渐向南传播，在吴地有了很大的发展。此期间盛行般若学，支娄迦谶译的《道行般若经》（或另有灵帝时竺佛朔译本）备受推崇。般若学是首个以纯理论形式进入上层社会的佛教思想，直到两晋，始终是佛教中的显学。这种强调一切皆空的空观思想，在一定程度上蔑视世俗正统观念和批判小乘出世俗苦行方法，受到当时贵族阶层的热烈欢迎。在支谦、康僧会、竺法护等译经者的佛学思想中，佛教吸取其他宗教思想、融入现实社会、教化世俗的作用越发得以体现，这是从属于大乘佛教而又不同于原始佛教的特色。

西晋亡后，中国北部陷入了混战状态。佛教在后赵、前秦、后秦、北凉等一些有影响的朝廷中受到了最高统治者的信仰和支持，迅速发展。此时佛教是团结民族、提高人民凝聚力的有效武器。期间释道安成为小乘佛教安世高的禅数学的传承发扬者，他极力提倡译经，《杂阿毗昙鞞婆沙》《阿毗昙心》等相继译出，由此开创的毗昙学是禅数学的延伸和发展。小乘教义在北方各地比在南方流行，这个传统一直延续到北魏中期。

东晋时期，繁荣于魏吴西晋的佛教般若学成为佛教中占主导地位的思潮，并渗透到了上流士大夫阶层。此时期涌现出的名僧和议论佛理的名士越来越多，推动了佛教在南方地区的迅速扩展。此间，慧远于庐山传教，译出《修行方便禅经》。此经按不净观、慈悲观、因缘观、界分别观、数息观五部组织，分别对治贪、嗔、痴、慢、疑等烦恼。其中数息观和不净观被称为"二甘露门"，因由其可修得涅槃而得到特别重视。数息观作为类同瑜伽的禅定方法，在不断地得到完善。此种禅法比安世高和鸠摩罗什所译介的禅法更加系统，也更讲传承。同时慧远也在佛法的南北交流上做出了贡献，促进了毗昙学等禅数学在南方的发展。他吸取各家经验创说，创有神论、三世报应说、神不灭说，为佛教结合我国本土传统奠定了神学基础。

南北朝时期（420—589）是在统治阶级大力扶持下，佛教得以全面持续发展的时期。此时期南、北佛教略有不同，南朝继东晋重视佛教义学的传统，在佛教理论上多有发明。特别是刘宋一代，在建康成立了以佛驮跋陀罗和求那跋陀罗为核心的译场，涌现出慧观、慧严等一大批学僧。佛驮跋陀罗译的《达摩多罗禅经》、沮渠京声译的《治禅病秘要法》等都谈到了佛教坐禅的一些方法及注意事项，认为禅定的步骤是静坐—入定—观想—某种境界—出定。北朝偏重于兴办福业建造和禅行神异，其义学则宣扬律己禁欲，对僧尼严加管理。此时期涌现了大批译著的佛教经典，如大乘经典《大般涅槃经》《大方广佛华严经》《胜鬘经》《楞伽阿跋多罗宝经》《深密解脱经》等，这些经典与《道行般若经》一起开辟了佛性论和唯识论这一新的佛学领域，成为南北朝时期以至隋唐时期的热门话题。同时，由南北二途分别传入了无着、世亲创始的瑜伽行派的系列著作如《十地经论》《摄大乘论》等，也影响了几代佛学思潮，为之后唯识学派的产生奠定了基础。之后"唯识无尘"的思想成为我国佛教的主流思想。

此时期产生了大批的佛教师说：①三论学，为魏晋以来般若学的变态和延续；②涅槃学，是热门探讨佛性的重要学派；③毗昙学，对佛教理论有着清楚的解释，强调业报轮回，影响颇为深远；④成实学，强调心性后天形成，否定心性本净，被视作小乘空宗的代表；⑤地论学，针对《十经地论》翻译而衍生的对心性的不同认识；⑥摄论学，所译的《摄大乘论》是瑜伽派唯识学的奠基性著作，着重探究心的性质和心生万有的机制，以及人的认识过程和据此修持成佛的道路，创造了一个庞大的唯心主义体系；⑦律学，以约束佛徒行为和规范僧团生活的纪律为主要内容，强调完全意义上的佛教徒的学派；⑧禅学，魏晋文士重般若轻禅定，至晋宋之际，禅智并重始在僧侣中占主导地位。佛驮跋陀罗、慧严、慧观等传罽宾达摩多罗和佛大先的五门禅法，"以禅命宗"，力图用禅统摄佛教的一切修为，禅学逐步独立，成为与义学并列的另一股力量。同时统治阶级推行禅学以响应群众，民间也有一些禅学广为流传，如菩提达摩以 4 卷《楞伽经》传法，崇尚"虚宗"，极端卑视不净、骨锁、无常、苦等禅观，以"二入四行"教人，禅智并重，重视坐禅。他要求通过壁观，识自本有真性，在实际上达到无爱憎、无得失、无悲喜、无是非，超脱一切的精神境界。他所追求的坐禅一脉相承于前，对后世有深远的影响，可以看作是瑜伽在南北朝的传承与本土化。

三、 隋唐时期佛教与瑜伽

至隋唐时期，佛教达到了空前的繁荣，这要归功于国家大一统的局面。唐代《开元释教录》勘定汉译佛经共 192 部、395 卷，有译者 12 人。

隋的统一，结束了前朝的战乱与分裂，实现了各民族的传统与文化的融合。一种以儒家为主体，辅之以佛、道的思想文化格局大体稳定下来。佛教的适应力强，生命力也足，在和平富裕期可以是锦上添花似的装饰，在战乱贫困期又能成为生死线上的慰藉。佛教的多种崇拜、多种学派说，适应了人们信仰的各种需求。经过魏晋南北朝时期的传播，佛教在中国已经拥有了深厚的群众基础。佛教拥有精深的哲学体系、丰富的理论学说，兼容并包地吸收各种宗教的观念，同时潜移默化地影响着儒家的思维模式。可以说，佛教融会了儒家和道教学说，形成了与中国传统文化相应的一整套文化艺术形式。此时期的佛教继承了南北朝时期的各类师说，融会了儒家的伦理道德观念和道教的神仙长生思想，开始了判教立宗、著书弘教的发展创新时期。此期间创立的佛教派有隋代创立的天台宗、三论宗、三阶教，唐代创立的华严宗、法相宗、禅宗、律宗、净土宗和密宗。其中特别的是创于隋代的天台宗，它提倡"教禅并重""定慧双开"，开辟了佛教的新格局；强调"止观双行"，融合南、北佛教风格，如北方佛教注重禅法，又如南方佛教注重玄理；强调"昼谈义理""夜便思择"，其中"夜便思择"指修定，其核心为止观学说，即通过止息散心、观想简择获得般若智慧。与瑜伽修行法门一致，天台宗认为止观这种修行方法是佛教解脱的根本途径，甚而可以概括为佛教主体。

至唐代，统治阶级从安定民心、巩固统治的层面考虑，采取以儒家为主体，调和并用的政策，这也为宋代理学的形成创造了条件。所以，此时的佛教发展随着统治阶级政策的变更有着或扬或抑的变化趋势。

唐初有佛、道之争。唐代统治者吸取隋代因佛教而发生动乱的教训，为了抬高门第，采取以先道后佛为政策。在此时，佛教的政治地位是弱于道教、儒家的。随着政治统治的稳固、对外交流的扩大，唐太宗对三教有了新的认知，对佛教有了安抚之意，加之玄奘、王玄策等在与当时印度、西域交流上的贡献，佛教的地位开始上升。之后唐高宗、中宗、睿宗都宣导并利用佛教。至武则天朝，更加推崇华严宗，因《华严经》以"圆融自在"的观点认识世界，以"法界"为总相，统摄万有，万有各自独存的思想正符合盛唐气象，且武则天也需要为自己的统治援引宗教支持。之后鉴于禅僧在民众中的影响和地位日益上升，她引见禅师、支持东山法门，推动了禅宗在全国的大发展。到唐玄宗李隆基执政期间，虽李隆基信道，但由于唐朝国力强盛、对外交流频繁，他采取了对各类信仰兼容并包的态度。他还曾为《金刚般若波罗蜜经》作注，并将之颁行天下。印度善无畏、金刚智、不空相继来华时，李隆基都给予了他们相当高的礼遇，这为另一佛教派别即密宗的确立和发展奠定了基础。

此时可谓是佛教发展的鼎盛时期。之后由于佛教势力的急剧膨胀，僧侣阶层与世俗地主在经济利益上的矛盾激化，社会上反佛意识的高涨，以致唐武宗"会昌灭佛"，此举给佛教以沉重的打击。之后不久，唐末农民战争爆发，这对佛教发展又是一次冲击。战乱中，由于寺院经济被剥夺，僧尼被迫还俗，寺庙遭毁，经籍散佚，这使得佛教宗派失去了繁荣发展的客观条件。

作为唐朝佛教的代表人物，玄奘历时17年，亲践110国，传闻28国，遂述《大唐西域记》12卷。《大唐西域记》亦是当今研究古印度和中亚史必读的重要文献。玄奘的著作甚少，但其译著的佛经甚多，他重点译介瑜伽行学派和说一切有部的论著。他对般若经类也做了系统的编纂。此外，他还译介有关上座、大众、三弥底、弥沙塞、迦叶臂耶、法密等小乘诸部的经律论。其代表著作是《成唯识论》。该书是玄奘杂糅唯识十家对《唯识三十颂》的注疏编译而成，是慈恩一宗的奠基性论著。法相宗（唯识宗、慈恩宗）思想远承印度瑜伽行派，特别是护法一系的思想。唯识学派又分为圆测学系和窥基学系。窥基学系把本宗所依佛典归纳为"六经十一论"，他们所重视的是《解深密经》和《瑜伽师地论》。法相宗是推行瑜伽行派本土化的重要宗门。

华严宗以弘扬《华严经》为主旨，以"四法界"理论为核心，特别是到华严五祖宗密，注疏关于禅的许多著作（如《禅源诸诠集》《禅门师资承袭图》等），致力于禅学的研究，认为华严、禅为一，同归一乘显性教，认为"经是佛语，禅是佛意，诸佛心口必不相违"。华严宗历来祖师"未有讲者毁禅，禅者毁讲"，提出以教之三种与禅之三宗对应的理论。此举一改始于南北朝时期的法禅之辨，调和佛教内部诸宗。

为了结合解决魏晋南北朝以来就存在的流民问题，以唐朝独特的禅院经济发展为基础，顺承天台宗的佛学发展，逐渐掀起一股佛学思潮。这一思潮中的主要禅师有弘忍，他提倡"静乱无二""语嘿恒一""四仪（坐、住、行、卧）皆是道场，三业（身、口、意）咸为佛事"，把禅（静、嘿）贯彻到了日常役力生活（乱、语）中，改变了凡禅必坐的传统。

所谓役力，与"作"一样，均指体力劳动。日常劳动和与之有关的俗务，被引进禅学，是禅宗对传统佛教思想的重大改革。此举也可以看作瑜伽修行思想的世俗化。之后神秀、慧能所起的"南能北秀"更是体现了禅宗之后的发展分流。"会昌法难"之后，进入五代时期，南宗继六祖慧能之后，遂"一花开五叶"有沩仰、法眼、云门、临济、曹洞，后临济又分为黄龙宗、杨岐宗，并称"五家七宗禅"。佛教在思想上更趋超脱，追求伸屈自由，至宋代仍有流传。

密宗的流传则更加有本土的神秘色彩，其中"开元三大士"，即善无畏、金刚智和不空，对密宗的流传起到了很大作用。其中不空涉猎广泛，精通秘密总持、三密护身、瑜伽护摩等，迎合了唐王朝统治阶层的需要。他经常开办"请福疆场"等结合政治的宗教活动，且翻译密典，兼开灌顶，演瑜伽教，置曼陀罗，声达西域。这是瑜伽法门上升到政治阶层的一个历史佐证。密宗的主要法门也与瑜伽息息相关，如曼陀罗灌顶、《金刚》瑜伽、护摩。其中《金刚》瑜伽，指依《金刚顶经》所行瑜伽。瑜伽意译为相应，这里特指依密教宗旨，贯彻于全身心的一种禅定，或称三密瑜伽。它用手势（身）、咒语（口）和观想（意）的方法，表征和想象一切如来金刚萨埵加护于己，使自身聚集无限神变和享受一切的能力，由是了知"此心本性清净，随彼所用，随意堪任"，达到自身即菩萨身的自觉，具备入坛场、受灌顶作阿阇梨的资格。此种法门大受群众欢迎，也为政治所用，是其他宗派的法门无法相比的。所以，密宗通过瑜伽修行的方法，在提高人生命活力的同时，也促进了瑜伽思想、修行法门在中国的传播和发展。

四、宋代佛教与瑜伽

五代十国时期，周世宗推行改革、整顿佛教，对佛教采取了大规模压制的政策，以振兴儒家，这为宋代确立新的思想风潮奠定了基础。随着文化、经济重心逐渐南移，吴越佛教越加兴盛。此时钱俶明确提出了"三教合一"，认为儒、释、道三家都要求修心，不应争其高低。佛教内部则有延寿的《宗镜录》以心为宗，调和禅、教二家的观点。

宋代君主专制主义空前加强，此时佛教的地位更加让步于皇权政治。为顺应内外趋势，响应国家皇权，宋代佛教引进了"天下国家"和"忠君忧时"思想，首次将古代佛教与爱国主义和民族主义结合在一起，由此也彻底结束了沙门与王者抗礼的时代，僧尼必须绝对地臣服于君主的权威。

此时禅宗的发展得益于禅寺的经济发展和大寺禅院的兴盛。禅僧同官府及士大夫交往日密，更加推动了禅风的变化。这时期佛教的特点是以阐扬禅机为核心，创立"不离文字"的"文字禅"。与此相应，编纂灯录和语录成了宋代禅宗的主要事业。

此外，净土信仰在宋代有了新的发展，其主张依他力与内力结合求取来世的解脱和幸福，即以念佛行业为内因，以弥陀愿力为外缘，内外相应往生净土。净土修持法门为称名念佛，为吸引更多的信徒，所以也叫"易行道"。此间净土宗提倡"禅净一致"和"台净合一"。延寿是禅净一致说的积极倡导者，他发挥慧日禅净双修的主张，认为佛教的一切修行，最后都要归向净土，并身体力行。

五、辽、金、元代佛教与瑜伽

辽、金两代，受汉文化洗礼，贵族阶层都崇尚佛教。另，该时期佛教虽有所发展，但仍循宋代佛教主流。辽代佛教诸派，以华严宗和密宗为最发达，五台山是这两个宗派的研习重镇，两个宗派的代表著作有《华严经玄谈抉择》《显密圆通成佛心要集》。其中《华严经玄谈抉择》一书，表达了对当时禅、教互相排斥现象的不满，而以澄观、宗密两家的思想为指针，倡禅、教融合。

金代佛教以禅宗为主流，且主张三教融合论。

元代以藏传佛教为国教，推行喇嘛教，以加强与西藏的联系。元朝创建初期就以八思巴为国师、帝师，统领天下释教，推动了喇嘛教在西藏和北方部分地区的传播，加强了各族之间的思想文化交流，强化了西藏和中央政权的联系。

此时期佛教以禅宗为主流。北方有万松行秀、雪庭福裕一系的曹洞宗和海云印简一系的临济宗；南方有云峰妙高、雪岩祖钦、高峰原妙、中峰明本、元叟行端等所传的临济宗。总的来说，曹洞宗盛于北方，临济宗盛于南方。另有白莲教和白云宗等教团流行于元代江南地区，后演变为民间秘密结社，于势力壮大后，成了反抗统治阶级的一个工具。

六、 明清时期佛教与瑜伽

明王朝建立之初，推崇理学，统治阶级强化理学专制思想统治，而对佛教严格控制。此时期佛教仍然以禅宗和净土宗为最流行，在思想理论上则甚少创新。三教合一的影响力深入民间。此时流行"善书""宝卷"以适应不同阶级的信仰需求。此时期对禅学阐发深远的有紫柏真可、云栖袾宏、憨山德清、蕅益智旭。其中憨山德清，一生受法会禅师影响最深。法会禅师力主禅净兼修且通达华严，认为"禅乃心之异名，若了心体寂灭，本自不动"，完全可以不拘是坐是行，是入是出。其倡导三教合一，且各自专门阐发，继承与发展了前人的思想。

1644 年，爱新觉罗氏入主中原，建立了多民族统一的大清帝国。清朝至辛亥革命被推翻，前后延续了 267 年。这期间也有出于个人取向而对佛教进行研究的，但政府始终对佛教施行严格的管控，以喇嘛教为联系蒙、藏上层的政治手段，在文化教育层面推行儒家、理学，实行全面的思想控制。此时佛教净土宗取代禅宗，在教义教理上无更多发展，而更多的是为统治者所用。雍正帝以禅门宗匠自居，对当时禅宗的败落进行严厉抨击，并以云栖袾宏为范例，推崇三教合一和禅净合一，倡念佛净土。其后，乾隆帝大力扶植士大夫学佛运动，使念佛净土在社会上被深入推广，成为世俗学佛的基本内容。至光绪年间，居士杨文会倡导佛学西渐，提出"佛教复兴运动"，开启了建设现代佛学潮流。

梳理汉传佛教发展历史便会发现，这是一个外来宗教不断适应国情的本土化过程。瑜伽作为与佛教息息相关的一个修行法门，自佛教传入起始，也就开始了自身本土化的过程。虽然历史上有佛教佛性、派别、禅义之争，但不可否定的是，禅定、观想是佛教修行的重要途径，这在各种教派学说中可见一斑。瑜伽的重要性随着佛教传承愈加显现，佛教的阐发因为瑜伽而处于实处，佛教与瑜伽伴生而成，延续至今。

第四节　藏传佛教与瑜伽

佛教自古印度传出后，有一支进入了我国的西藏地区，我们称之为藏传佛教。在藏传佛教的发展历程中，有两个时期最为显著，即前弘期和后弘期。在西藏地区流传的佛教，古代显密兼有，现代基本上都是密宗的佛法，或者叫作金刚乘。在藏传佛教的理论体系中，瑜伽是一个不可或缺的重要成分。虽然藏传佛教的发展历史悠久，派系众多，但各个派系都十分注重瑜伽的修行。

公元 4 世纪，古印度的婆罗门教开始复兴。它"大量吸收佛教和者那教的教义和教规，也融合了许多民间和地方的信仰习俗，逐渐成为一种包罗多种神明、多种哲学思想、多种祭祀仪规和多种生活方式的混合体"。到了公元 7 世纪，新婆罗门教即印度教完全形成，并得到很大发展。佛教吸取古婆罗门教、印度教、湿婆教和其他民间信仰的一些因素，逐渐形成了既有佛教的理论基础，又有密法实践的密教，并以瑜伽为其主要的修行方式。藏传佛教学者根据密教发展的过程，将其分为四部，即事部、行部、瑜伽部和无上瑜伽部，是密教的四个发展阶段。前三部的经典被翻译成汉文的较多，无上瑜伽部经典被翻译成汉文者稀少，而四部的经典几乎全部被翻译成藏文，保存在大藏经《甘珠尔》和《丹珠尔》里。

在瑜伽修行方面，无论是显教还是密教，都非常强调次第，即在修行过程中不可越级。这种注重次第的特点，早在吐蕃时期就已经形成了。阿底峡的《菩提道炬论》、宗喀巴的《菩提道次第广文论》、塔波拉杰的《解脱道庄严论》、白珠·晋美曲吉旺布的《大圆满前行宁提导文》，都是修习显密的次第理论专著。在密教修行方面，对次第的要求更加严格，前行和正修是两个主要次第，事部、行部、瑜伽部、无上瑜伽部是修行密法的基本次第，此外还有生起次第、圆满次第，有相瑜伽、无相瑜伽等各个层面的次第。

一、藏传佛教的瑜伽次第

藏传佛教密教修习道次第，分为续部经典为主的道次第和教授（或云口诀）为主的道次第。

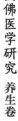

续部经典为主的道次第主要指事部、行部、瑜伽部、无上瑜伽部四瑜伽。其中无上瑜伽部是藏传佛教各教派都推崇和追求的最高密法，分为生起次第和圆满次第，有大威德、集密、胜乐、喜金刚、时轮金刚等本尊法。生起次第是寻思次第，是不真实的瑜伽，其修习次第总分为前行、正行、结行仪轨三大部分。圆满次第是非寻思次第，是真实的瑜伽。对于修行者，一般要求先修生起次第，后修圆满次第，以起到靠前一个瑜伽产生后一个瑜伽的作用。续部经典为主的道次第修法，在藏传佛教各派中修法一样，只是所修的本尊法有所侧重。藏传佛教各派在修口诀为主的密法方面有各自的殊胜教法，这体现了各教派的特点。下面我们分别介绍藏传佛教各教派的修习道次第。

（一）噶当派的瑜伽次第

《菩提道炬论》是噶当派始祖、著名印度佛学大师阿底峡所著的有关修习道次第的专著，统摄显、密二教。在阿底峡进藏时，藏传佛教界的修习道次还非常混乱，教理不系统，修持不规范。有的僧人重显轻密，偏向戒律，诋毁密教；有的僧人重密轻显，轻视戒律，对佛教教义，尤其是对续部密义任意发挥。针对这些情况，阿底峡尊者撰写了《菩提道炬论》，要求修行者以此为准，进行显、密修行，纯化佛教。《菩提道炬论》把学佛的人分为三类：第一类叫作下士，这类人不希求解脱世间痛苦，只求今生今世的利乐，称为"人天乘"；第二类叫作中士，这类人只追求个人解脱世间流转轮回之苦，称为"小乘"；第三类叫作上士，这类人不仅自求解脱，而且愿普度众生，称为"大乘"。人既然分为三类，那么修习次第也分为三道，即下士道、中士道、上士道，合称为"三士道"。下士道要求行人发愿心，皈依佛、法、僧三宝，止恶修善，积德积福。中士道所修的内容是戒、定、慧三学，以求获得解脱，达到涅槃。上士道要求行人发菩提心，勤修"六波罗蜜多"，既度己，又度人。

（二）宁玛派的瑜伽次第

虽然宁玛派被称为古老派，其许多教法也是吐蕃时期莲花生、无垢友、贝惹杂纳等著名佛学家传下来的，但是该教派在11世纪中期才形成。宁玛派把佛教大、小乘各宗派思想和教法进行了归类，把人们的根器和修行所要达到的境界，从显教到密教评划为"三根九乘"，即把人划分为低根、中根、锐根三种，把法划分为声闻、独觉、菩萨、事部、行部、瑜伽部、生起瑜伽（父续玛哈瑜伽）、教阿耨瑜伽（母续）和大圆满阿底瑜伽九乘。这是对佛教全部思想的划分和概括总结，也是修行佛法的道次第。其中前三乘反映的是显教思想，是化身释迦牟尼对根器较低的徒众所说，故称"共三乘"。次三乘，又称"外三乘"，是报身佛金刚萨埵所说，属于初级密法，适合于中根器的人修习。最后三乘，又称"内三乘"，是法身佛普贤所说，适合锐根人修习。宁玛派把它们当作最高法门。修习此三乘密法的人必须是受过灌顶、具有一定佛学基础的，一般人难以修成，也不被允许修炼。当然，由于宁玛派的特殊性，其对修学者并没有严格要求，甚至有一部分人从一开始就修炼这种密法。

（三）萨迦派的瑜伽次第

萨迦派的最大特点是理论庞杂、思想烦琐，不仅坚持"万法唯识"，而且主张"缘起性空"，以印度著名密教大师毗哇巴所传的"道果教授"为核心教法，把它建立在阿赖耶识（七识）的基础上，认为生死涅槃无别。在显教方面，随龙树派教授而修。根据"首应破非福，中则破我执，后破一切见，知此为智者"的教授，萨迦派的瑜伽分三种次第而修：最初通过修生死过患、暇满人身难得、业果、慈悲等来破除十恶，证人天善道；中间破我执，证悟空性；最后破一切见，证人法无我义。最后破一切见又分为断实执戏论和断无实执戏论两个方面。

（四）噶举派的瑜伽次第

《正法如意宝解脱道庄严论》是塔波拉杰通赤在学习和修持噶当派的《菩提道次第广论》和噶举派的《大手印法》后，对二派的理论和实践方法进行深入研究的基础上撰写的，在噶举派的形成和发展过程中起到了承上启下的作用。

噶举派的修习道次第的专著有《大手印法》和《那若六法》。其中《大手印法》又有显、密之分，显教"大手印"主修心性，强调止观并重、定慧双修，证心之空分、佛之法身；密教"大手印"主张心身同修，乐空、明空同证，即身成就佛之三身。密教"大手印"共分四个层次，称"四瑜伽"，每一瑜伽又分为三品，凡十二阶，每一阶的境界都有明确的衡量标准。

（五）觉囊派的瑜伽次第

觉囊派是藏传佛教史上比较独特的一个宗派，是藏传佛教各教派中唯一一家倡导中观"他空中"的宗派，其主要密法为《时轮经》，其具体修习次第总括为"六支瑜伽"。六支瑜伽，又叫"六加行为法"，是时轮金刚乘法修炼气息的六种方法和次第，指收摄、禅定、运气、持风、随念、三摩地。每一支瑜伽都有一定的修炼特点。

（六）格鲁派的瑜伽次第

《菩提道次第广论》和《密宗道次第广论》是宗喀巴大师在总结前人学术成果的

基础上完成的，在论证方面，以"出离心""菩提心""清净见"为要点，深刻阐述了从初发心到证得无上菩提之间的修习次第和修学方法。二书反映了宗喀巴先显后密，止观双运，戒、定、慧三学并重的修习次第和"缘起性空"的理论思想。

二、 前弘期的瑜伽思想

佛教初传入西藏时，由于佛教与当地本源的苯教的思想碰撞，藏传佛教曾经出现了几次较大的弘扬期和灭佛期（朗达玛灭佛），最终导致佛教的传播以失败告终，但是这为后来佛教在西藏的发展奠定了理论基础。该基础中不乏瑜伽的修行思想。藏传佛教前弘期的思想主要表现在三个方面：汉地禅宗思想流传，中观思想盛行，密宗思想风靡。这里着重论述汉地禅宗思想和中观思想。

（一）汉地禅宗思想的传播

汉地神宗思想主要表现在三个方面。

首先是心性本净的佛性论。堪布提悟禅师说："心性既已洗濯无需水，既已布施无需财，如以正心修得真理，由于真实故，遂可得如来。"在这里，"性"指人心的本性。他的逻辑是：心—性—佛。也就是说，人性和佛性是没有任何差别的，清净心（即佛性）内在地、先天地存在于每个人的心中，不需要后天从外面人为地洗涤或布施。只要定心修得了佛法，就可证得真如成为佛了。是谓"即心即佛，心佛不二"。

其次是无思无为的顿悟成佛法。无念是摩诃衍那顿悟理论的主要内容，其意思是，无论是好的念头还是坏的想法都是成佛的障碍，只有无思无为才是成佛的唯一方法。

再次是不立文字的快速成佛法。汉僧摩诃衍那还主张不需修法以扫除文字障碍，但凭静坐睡卧，徐徐入定，方寸不乱，便可直指人性，体验佛性。这就是主张不立文字，不研究和学习佛典，只要悟得佛性本有，就能顿悟成佛。虽然以摩诃衍那为首的汉地禅宗师徒们被赤松德赞王扫地出门了，但是其思想的余韵曾长久地影响着后弘期以来的藏传佛教诸宗派的教义思想，也影响着他们的瑜伽修行理论。

（二）中观思想

吐蕃在藏传佛教前弘期占主导地位的佛教思想是静命、莲花戒所持之中观自续派见。所谓中观，即脱离常断二边的中道观。"说一切有部、经部、唯识三个宗派堕入了执著法之边见故，未能超出执著之戏论。此宗则依据中转法轮之一切经典，一切法不落常断之任何一边，承认其中道，所以称为中观宗。"另外，此宗认为"一切法都没有真实存在的体性，所以称为说无自性宗"。

总之，将一切法的现象理解为缘起有，本质理解为自性空，即中观见。中观宗见依世俗和胜义二谛的建立为本体，圆满通达了人无我和法无我的真谛。中观宗又分为中观应成派和中观自续派。藏传佛教前弘期吐蕃地区传扬的佛教思想是中观自续派见，故这里主要介绍一下中观自续派的思想。

中观自续派的根本观点是：一切诸法于世俗错乱思想者之识中皆有，而于胜义无错乱思想者之慧中则皆无，即说自续中观之所。中观自续派又分为瑜伽行中观自续派、经部行中观自续派二种。不许外境而许自证分之中观师，为第一派之相，所相者，如静命阿黎。不许自证而许外境由自相成就之中观师，即第二派之相，所相者，如清辨阿黎。亦有释义，若所许根本之建立与唯识宗相顺，即瑜伽行中观自续派；若如经部许极微积集为外境事，则谓经部行中观自续派。瑜伽行中观自续派亦有与相实派相顺之中观派及与相假派相顺之中观派二种。

藏传佛教前弘期流行的主要思想是瑜伽行中观派。此派的方法论和其对二谛的解释，承袭清辨一系的自立量派的思想，不同于月称一系的随应破派的思想。瑜伽中观派的创始人是静命论师（亦称寂护），他是公元 8 世纪东印度人，曾任那烂陀寺主讲，与智藏、莲花戒被誉为清辨以后"东方自立量派三大家"。其中静命和莲花戒与前弘期佛教瑜伽的关系极为密切。

具体来说，静命的瑜伽行中观派思想的发展过程为：先主张唯心无境说，肯定了内心的真实存在，否定了外境的真实存在，继而再进一步说心亦不可得，把心的真实存在给否定了。中观自续派的代表清辨反对瑜伽行派的这一观点，认为与其先说有后说无，还不如直接说二者均无。静命吸收了清辨的这个说法，认为在世俗谛里唯心无境，在胜义谛里心境俱无，这便是静命学说的关键所在。

禅宗在西藏的传播和中观瑜伽行派的思想为前弘期的佛教瑜伽奠定了理论基础，广泛地影响了后弘期各派思想的发展。

三、 后弘期的瑜伽思想

朗达玛灭佛后，西藏长期处于混乱状态。978 年以后，西藏进入封建经济发展时期，新兴的封建主再度兴佛。这个时期的兴佛活动比较分散，故而形成了许多教派，如噶当派、宁玛派、萨迦派、噶举派、觉囊派、希解派及格鲁派。他们吸收了苯教的许多理论，并对之进行发挥，形成了具有独特内涵的瑜伽思想和修行方法。

（一）噶当派的瑜伽思想

噶当派推崇以三士道为理论基础的瑜伽修炼方法。三士道认为，欲求学佛的人，必须访求名师，在师长的教导下，身体力行，以师教为先决条件，避免误入邪道。一旦具备了这个条件，即可从下士道开始依次修习。

下士道认为，凡人皆有死，而人在死时又不能将自己所有的名利财富及亲属家人带走，因此，修习佛法的人应该爱惜自己难得的一生，要发愿心，皈依三宝，做止恶行善之事，以便积德积福，远离地狱之苦。这就是"下士勤方便，恒求自身乐"的说教。要想彻底超脱六道轮回之苦，就要修习中士道，兼修佛经中的四谛和十二因缘，最后在戒、定、慧三学中达到涅槃的境界。因此，以"中士求灭苦，非乐苦依故"来称谓中士道。普度众生，只有佛才能办到。要想成佛，就得修习上士道，这样才能实现最终目的。因此，以"上士恒勤求，自苦他安乐，及他苦永灭，心他为已故"来称谓上士道。

总之，三士道的创立，不仅为噶当派奠定了修习佛法的思想基础，而且为整个修炼藏密的人士指出了一条光明正大的道路。

噶当派又分为教典派、教授派、教诫派，下面对各派的瑜伽思想分别进行介绍。

1. 教典派

教典派的创始人是博多哇。这一派主要以传承阿底峡尊者的思想、讲习经论教典为主。在瑜伽的修行方面，教典派强调明见、明行及见行双修。明见的教典主要是《入二谛论》《中观教授论》；明行的教典是《慈氏五论》《摄行炬论》《发菩提心论》《律仪轨则》；见行双修的教典则以《菩提道炬论》为首。

博多哇的一个弟子朗日塘巴尊者总结了"修心八坐法"：①依食品的修心；②依气息的修心；③依身变化如恒河沙数的修心；④依血肉的修心；⑤依"多玛"的修心；⑥依四大的修心；⑦依变化自身为如意宝的修心；⑧死后的要门。

之后博多哇的徒孙甲·怯喀巴讲授"七义修菩提心法"：①明所依加行法；②正修菩提心；③取恶缘为菩提道；④明摄为一世修持；⑤心修成之量；⑥修心三昧耶；⑦修心学处。

2. 教授派

教授派由京俄巴开创，主要致力于口诀教授、修持及密法的修学。在瑜伽的修行方面，该派也强调明见、明行和见行双修。

3. 教诫派

教诫派以俄·雷必喜饶初传经典《噶当书》为理论基础。该教派的瑜伽修行法是五随念，即念师皈依处、念身本尊性、念语常持诵、念生为父母、念心性本空。其核心教法是十六明点。

（二）宁玛派的瑜伽思想

"宁玛"是古老的意思。宁玛派奉行的教法历史悠久，基本上都是远古的密法。其中最有特色的当属大圆满法，该法也是宁玛派教法的核心内容。大圆满法包含了许多瑜伽修行内容，故又被称为"大圆满瑜伽法"。

1. 大圆满法

大圆满法是宁玛派最主要的秘密法门。宁玛派认为该法门是以莲花生为主的大师所传下来的。至于大圆满法名称的由来，《土观宗派源流》和《青史》中有记载。"大圆满"指众生身中现前离垢的"空明觉了"，这"空明觉了"中本来就具足生死涅槃一切法，所以名为"圆满"。又说获悉这"空明觉了"是解脱生死的最上方便，再没有别的方便能在解脱生死上超过这"空明觉了"了，因此名之为"大"。这就是说，众生身中无始本有的清净心为圆满，众生由于迷失自身的清净心性而流转生死，若能觉悟这种原理就可证得涅槃，通向极乐世界。

大圆满法有多种功法，其中大圆满心滴功法为宁玛派密宗的基本修持法，也是整个藏密的最上乘功法之一，其藏语称佐巴钦波宁提，所以又有译为"大圆满宁提"或"大圆满心髓"的。

大圆满心法认为，宇宙场能是机体场能的源泉，宇宙场能可以与机体场能进行能量交换；人可以调动宇宙场能，使机体内气保持平衡。这一功法主张摄取太阳光以修炼自身，具体方法是：面对太阳的方向，凝神静观宇宙的明点，同时由心力发出相应的密码信息，将太阳光源源不断地融入人体内并贮藏起来，从而使人体生物能量场所得到强化，进而增强机体免疫力，提高机体防病抗病能力，使人身心健康、延缓衰老。如果修持者能够常年坚持不懈，那么这一功法会使修持者与宇宙大自然相融无二，使修持者身心内外无差别，所具有的本性和潜能显现，从而达到智慧充分圆满之境界。

要修行大圆满法，首先要练的是宝瓶气修法，即壶形气功。后期密宗有五气之说，即上行气、下行气、遍行气、平住气和命根气。上行气与眼、耳、鼻、舌的动作有关，如果太盛，就会有头昏、口渴等症状；下行气与大小便有关，如果不足，则会发生便秘或两足笨重等症状；遍行气与四肢动作有关，如果缺乏，则发生手足痉挛、发冷等症状；若平住气不坚定，则有消化不良、遗精、失眠等症状；若命根气失调，则会有生命危险。

修好了瓶气，五气进入中脉，可使全身气息和血脉的运行都能服从中枢神经系统的指挥，得到适当调整，如此一切疾病自然就瓦解了。修炼瓶气日久后，气盛心寂，气渐入于中脉，脐下四指处（左、右、中三脉会合处）就会出现明点，如红色光球；腹轮内甚感气行如丘，出现的明点渐渐放大，此时可运用意念从腹轮经中脉，引导明点徐徐上行，通过喉轮而至顶门，然后涌出顶门，呈一红色光轮。修炼瓶气最能使人健康长寿。修炼瓶气有了成就后，即可配合修持大圆满法门了。

攀登智慧光明之彼岸是大圆满心滴功法的第一步，藏密称之为彻却功法。彻却，指立断，也就是本净之意，属于修定之法门，是一种修持方法。修持彻却功法时，在时间的选择上，以早晨太阳刚升时（刚冒光或刚冒头）为宜；若是傍晚，则以太阳西落时（太阳下山或夕阳已落，晚霞满天时）为宜。这样选择是为了避免日照强烈而损伤眼睛。其修炼姿势可分为站立和静坐两种。站立时，要两腿自然分开，呈稍息姿势，凝眸观日，忌穿紧口衣裤，以免对气的运行造成阻滞。站、坐都应放松裤带，以便行气，以免腹内存气过多，日久致疾。若同时配合以瓶气修法，可采取金刚坐、象坐、狮子坐、仙人坐等坐姿。彻却功法修炼又分三个阶段，即连续修习三个月。

简言之，彻却功法主要是以意领光，以白、红、蓝三种不同光色的字把宇宙能量场的光引到头部，然后使之遍及全身，增强自身能量场。第一个月的修习方法如下。修持前，先净心，使身、语、意三密达到三业清净的程度；然后修宝瓶气法，有一定定力，再凝眸观日光，但观日光时间要短。修行者必须面向太阳出入的东方，观想那个方向的空中有很多光点光圈闪闪发光（白、红、黄、蓝、绿色，白色多，绿色少），这就是外明点。观看明点分明后，进而观想有白色放光的藏文（唵）字，从颅顶升起飞出，用意念将其推到所观看的外明点（即宇宙明点）里去，使之与外明点融为一体，然后再用意念将（唵）字收回颅顶，可反复多次。第二个月开始，仍运气凝眸观日，使空中出现圆光圈（光环），再观想有放光的红色（阿）字从眉间升起，并与空中所观外明点相融，然后再用意念将（阿）字收回眉间。第三个月的修习皆如同前法，在观出圆光圈后，观想放光的蓝色藏文（吽）字从鼻尖升起，并与外明点相融后，再收回鼻尖。

彻却功法最好是在修炼宝瓶气、金刚诵有一定效果后再开始练习。练此功法时，每天最好念一千遍以上"唵、阿、吽"金刚诵。三个月的练习时间，早晚需各做 1 次，实际上要练满 60 次，若阴天时不能练，要扣除此天数。练习时注意加强定力，持之以恒，对所观景物不执著，明了身心内外无差别，以光明力不断前进，从而融于宇宙信息场，至此也就攀登了智慧光明之彼岸。修炼彻却功法有了成就后，可转入脱噶功法的修炼。

洞察微观世界和宏观世界是大圆满心滴功法的第二步，藏密称其为脱噶功法。脱噶，指任运，属于修光之法门，是一种修持的方法。在观脱噶之光时，要有彻却禅定的基础，只有这样才能在定中看到宇宙空间各种不同的明点。修此功法时，站、坐位均可，坐可循上述金刚坐、狮子坐、象坐、仙人坐。此功法的修炼时间不限，有太阳时，可面对太阳光方向，与太阳错开 60°角（或左或右或上或下），不能直视太阳，以免伤害眼睛。按规定，要这样实练三年，每天 2 次，随功力加深可延长每天观日的时间。简而言之，脱噶功法以观明点为主，脱噶即明点，所以又称"观脱噶"。此法又分三步进行，修第一步有成就后，再修下一步，逐步修完，才能取得成效。

2. 大圆满法中的瑜伽

大圆满法由玛哈瑜伽、阿努瑜伽、阿底瑜伽三种瑜伽组成。

（1）玛哈瑜伽。玛哈瑜伽相当于生起次第法，主讲大圆满经、幻、心三部中的幻法。其又分为续部和修部。

（2）阿努瑜伽。阿努瑜伽则相当于经集部，主要通过气、脉、明点的修炼，达到明乐境界。

（3）阿底瑜伽。阿底瑜伽是真正的大圆满瑜伽，分为心部、界部、口部，其所追求的是证得自然智。

（三）萨迦派的瑜伽思想

萨迦派的核心思想是道果，其教法是建立在阿赖耶识基础上的。在印度，曾经出现过九种道果，萨迦派传承下来了"宝教道果之法"。这 9 种道果也就是瑜伽修行的九种法门，其中有十三种密法，通称为"十三金法"。

道果法是萨迦派的主要功法。此法虽起源于印度，但在印度随着佛教的衰落而早已失传。因此，道果法唯独由萨迦派所继承并发扬光大。时至今日，道果法仍然被萨迦派奉为根本大法，被完整地保留着。目前，道果法不仅是萨迦派的主要密法，还是藏传密宗的重要组成部分。

"道"指经过修行，"果"指达到悟道，简言之，"道果"即有果之道之义。此功法主要靠口传，不注重文字记载，所以关于道果法有"只能意会而不能言传"的说法。萨迦派的密宗道果法十分注重修炼，同宁玛派的大圆满法和噶举派的大手印法一样，是一种很高深的功法。此法也十分注重修炼次第，修习者在未进入正修道果法之前，都必须先修习四加行法。四加行法是藏密修炼各种密法的先行预备法，被公认为藏密功法的基础法，相当于一切密法的基石。萨迦派主张最庄严的成果是觉，在此之前所获得的果是对身、语、意日益扩大的控制，自我之幻的逐渐消失和始终越来越高的识境的发展等都伴随着智慧的增长。现观到的神佛在何种程度上纯粹是臆想的，或者相反是相当于真正的普遍之力，这是一种见的问题。

（四）噶举派的瑜伽思想

1. 四大语旨

塔波噶举派主要传承四大语旨：①父续集密；②母续胜乐轮；③梦境修和中隐修；④往生和夺舍。四大语旨所教授的具体内容大致是：第一语旨教授传承是由金刚持依次传授因陀罗菩提王、龙变瑜伽母、毗苏迦巴、萨乐和、龙树、玛当格、而至谛洛巴，其主要教法有父续《集密》、圆满次第之《五次第道论》和《四座》、《那若六法》中的"往生"和"夺舍"法；第二语旨教授传承是由金刚持依次传授智慧空行母、姑姑热巴、咱热耶巴、而至谛洛巴，其主要教法有《大幻化》之圆满次第，《那若六法》中的"梦境"和"幻身"法；第三语旨教授传承是由金刚持依次传授金刚手、卓毗斯噜迦、毗那萨班杂、罗瓦巴、而至谛洛巴，其主要教法有《胜乐金刚》等无上瑜伽母续之全部及《那若六法》中的以"光明"为主的圆满次第和合；第四语旨教授传承是由金刚持依次传授金刚手、阿阇黎无支金刚、莲花金刚、善缘空行母、而至谛洛巴，其主要教法有《吉祥喜金刚》之本注和《那若六法》之"脐轮火"。金刚持，便是佛陀在传授密法时的形象，即瑜伽法。综上，四大语旨教授的内容，除了包括无上瑜伽部的《集密》《胜乐金刚》《吉祥喜金刚》等重要法，还含有《那若六法》的所有内容。

2. 大手印的传承

大手印，梵语为 Mahamudra，意为大印；藏译为差珍（Chagehen），意为大手印。

"印"即印契，与法印之"印"同，乃以世间国王印玺喻法王佛陀亲许的佛法宗要。藏译于"大印"加一"手"者，表示佛祖亲手印定。此印为至极无上之佛法心髓，故名为"大"。大手印之教授导引，大略可分为以下三种。

（1）实住大手印。"实住"，即住于实相之义，此大手印属显教。《恒河大手印直讲》云："于具普通根性者，令由菩提道次第渐次趋人大手印，此谓由《中论》等学而渐入者，谓之实住大手印。"修习实住大手印，须从闻思门入，藉教悟宗，明心性理，解实相义，由上师抉择指示，示以修持口诀，依诀观心，悟解心性，一行三昧或光明定。这种实住大手印指示心性与教授修定，特重上师口耳之传。当年米拉日巴、岗波巴师徒，对来求法的多数普通根性者即传与实住大手印，而闻法修持者多能获得证悟。

（2）空乐大手印。或云秘密大手印，属密法中的无上瑜伽，为较胜根性者所修持。此须受灌顶，修四加行，得闻思正见，然后以正见为导，依仪轨修本尊法，行三密相应之诵咒，从生起次第入圆满次第，由宝瓶气、拙火定、金刚诵等法修气脉明点，于气入住融于中脉或于"俱生喜"生时所现空乐不二的觉受上观察体证自性光明。噶举派多修金刚亥母、喜金刚法，米拉日巴、岗波巴师徒当年皆于得正见后，修金刚亥母法，入拙火定，证大手印悉地。晚近噶举门下学人，多从此门入道。岗波巴大师称此为大手印之特殊道。此实属大手印与密咒的结合。

（3）光明大手印。此为最上顿门、顶尖密法，唯被上根利器，依上师加持而顿证自性明体，以心传心，不立文字。诸师多说唯此方是印度真正之大手印。

三种大手印，虽就入门方便而言，有顿渐显密之别，但就证悟自性光明而言，实际无二。三种大手印，皆分见、修、行三要，或加果为四阶次。

3. 那若六法

（1）脐火法。也称灵热法、拙火定等。"脐火"一词已形象地概括了此法的主要特点：①此法的实际修炼是以肚脐为中心来运气的；②此法修炼后的主要现象之一是像火一样令全身发热。佛学对"脐火"一词的解释另辟蹊径，说"脐火者，根除各种世间烦恼"（《喜金刚续释难》），声明脐火法在佛教修证中的主旨是根除世间无明烦恼，进入涅槃境界。该法是心身双修之法，其最高境界为空乐合一。修习该法的关键在于对风息的把握。风息，指气功修炼中所运用的一种身体内的气体。脐火法，指修炼者通过调息运气的手法，结合细微入定的心理感受来逐步修证。

（2）幻身法。"幻身"（sgyu-lus）指人身无实如幻，最简洁的说法为"虽有，然非有自性，故名幻身"。佛教认为，人身系由各种因缘和合而成，没有恒久不变的实体。正如庄子所言：人之生，气之聚也。当以佛教中观之说来阐释，幻身是无自性的存在。幻身，指隐含于人身中的某一根本因素，其始终支持着人生的各个阶段。因此，噶举派认为证佛的报、化二身须由幻身才能修成，幻身是最细之本元身，并与梦中身、中阴身为同性，幻身修法也往往同梦境、中阴、往生等法相结合。根据上述幻身理论，幻身修法是以引导修炼者体认出自身以及外界事物的"幻体本性"为目的的。

（3）梦境法。所谓梦境（gnyid lam），指的是睡梦中所产生境象。按那若巴所言，忆念、欲望和印象彼此联结即生梦。现代科学认为，梦是人的一种生理心理现象，是人潜意识欲望的象征表现。藏传佛教噶举派开山鼻祖马尔巴之师，著名觉者那若巴说："梦见男子是阳鬼，梦见女子是阴鬼，梦见旁生执为龙，梦中欢乐生傲慢，梦中不乐乃心忧，不知鬼原由心生，幻想之鬼无穷尽。"此处对梦相的解释与现代科学的解释暗合，且此处还提出了"鬼原由心生"的精辟论点。然而，佛学与科学的区别在于，佛学揭示梦相实质的目的是"亲自解脱善恶意"，并以"是否通达法本性"的要求来导引修炼者对梦境的体验，从而使修炼者对梦的研究驶向另一路径。

（4）光明法。光与明是十二显色中的二色，能遍照一切而无所滞碍。佛教密宗中，对光明的体认极为重要。何谓光明？佛家认为是"本性光明无碍显现，或虽无自性，但能任运显现，故称光明"。文中指出光明是本性自有的，非其他因缘造成的，随时都可显露出来。光明的这一特性成为佛学修证的基础，基本贯穿在藏传佛教各派及各类修法之中。噶举派将光明分为初光明、道光明和果光明。初光明指本有光明，是心的原初状态，与空是合二为一的；道光明指在修道解脱之中所体认出的光明性，包括在人的生、死、中阴、睡眠等状态中体认出的光明性；果光明，指修道光明（子光明）和原初光明（母光明）交融相会，结合为一体。可见，初、道、果三光明都是有关心性状态的体认境界。因而，光明法就是以圆满把握这种自然心体来面对外部世界的。

（5）中阴法。中阴（bar do），指人自死至再次受生期间之识身。藏语译为帕度，"帕"指两者之间，"度"意为抛弃、抛掉。因此，中阴指紧接死后与转世之间的中间状态或过渡阶段。中阴法就是在中阴界获得救度解脱的修持术。当人死亡时，其心身之五蕴都一一溶解（这是指身体失去了生命功能、失去了热量、身体干枯、体液枯竭等生理现象），最后只剩下了识。如果修炼者希望达到全面和最终的解脱，那就必须抓住这可与光明结合的最后时机，断灭忿怒和贪欲，自觉放弃一切执著和仇恨。一旦解脱烦恼，心情处于自然状态的平静时，便会彻见光明。我们在此看到，佛家引导世人在活着的时候通过微妙的心理去感受死亡，以此来使人保持一种心态上的平衡，从而宣扬佛教淡泊明志的人生观。

（6）往生法（夺舍法）。往生法（vpho ba），又称转识或迁识，藏语称为颇哇，指人在临终时能以自力（气心力和定力）把自己的心识迁往他方净土或其他世界。往生修法是通过对风息气脉的修炼，将心力积聚起来，并向上推动，使之到达颅顶，此时一种已变化为流水月光般的性能力的心力与头脑中产生的力量结合为一体，人感到大乐，并遍布全身。将此修术掌握熟练后，便可将之运用于往生他世中。"夺舍"意为"借尸还魂"，指该法能将自己的识神迁入其他刚死的人或动物尸体内以得到再生。该法的修习要点与往生法一样，二法均注重风脉修行。

（五）觉囊派的瑜伽思想

觉囊派是建立在他空理论基础上的流派。觉囊派以《时轮根本略续》为经典，并以此阐述宇宙观，提出六支瑜伽修炼法。

六支瑜伽是觉囊派最终实现成佛的根本途径。在修炼此法之前，按照该派的传统规矩，要在上师面前接受七种预备加行的指导：①祈请皈依"三宝"；②发大乘菩提心；③念忏罪百咒；④积德献曼特罗（手奉式小曼特罗）；⑤传授无上瑜伽加持；⑥时轮续本生；⑦六支瑜伽。以上七种预备加行，前五种为共通外加行，后三种为不共内加行。

六支瑜伽的基本修炼按以下步骤。

（1）各自摄受。各自摄受的基本含义是，要正确地把握身体的每个感觉器官及与之相对的认识对象，修炼过程中在瑜伽金刚上师的帮助和指导下，将对事物的一般感性认识提高到超理性的智能型认识，并通过所学到的智慧把身体的感觉器官各自摄受于自在光芒（瑜伽功意念上的一种追求）的认识对象中去。这一节所修的果位佛是佛教中所说的五种性佛之一——"金刚勇识"。

（2）禅定。从藏文上理解，其是心境专注的意思。觉囊派把禅定比喻成一个固定的相当结实的门框，即开门关门时左右不摇晃，用起来非常自如方便。也就是说，禅定是指把心境牢牢地定在自己所要观想的某件物体上。这是吸收智慧能量的重要途径之一。禅定这一节所要修成的果位佛是"不动金刚身"。

（3）运气。从藏文字面上理解，一般为生命。佛教认为任何生命的存活主要靠呼吸，也就是说，有了气才有生命的活力。人生长短在某种意义上与气的运作密不可分。因此，觉囊派的瑜伽功把运气解释为运用或进入。运气功所要修成的果位佛是"不空成就佛"。

（4）执著。执著的含义是，在练习运气的过程中要做到气离进出紧守不放。藏密瑜伽气功和藏医学都认为，人体内部有上、下、左、右、中五种根本气，即持命气、通行气。其中人体中央以头顶脑门为上窍，以密处（人的生殖器位）为下窍，这是瑜伽功特别强调的中脉道所在。执著功最后修成的果位佛是"宝生如来佛"。

（5）随念。随念是指对前面已学过的各种修炼要点进行反复思念。觉囊派认为，在彻底修成执著功的基本要点上，把气、脉、明点三者运用自如后方可进入随念的修炼。随念功最后修成的果位佛是"无量佛"。

（6）三摩地。三摩地是梵语音译，含义是"于所观察事或于所缘，一心安住稳定不移的心所有法"。觉囊派认为，修炼藏密瑜伽气功的全部过程（除拜金刚上师修炼基本功之外）需要三年零三个月的时间。三摩地所要修成的果位佛是"大日如来"。

（六）希解派、觉域派的瑜伽思想

希解派以《般若波罗蜜多经》的性空思想为理论，修炼大手印瑜伽法，主张认识心性本源，断除一切生死。

"希解"之名，因此法能够息灭人间一切苦恼而得。藏语"希解"一词的意思是能寂、寂灭或能止息等。也就是说，遵照此派教义修炼，能息灭人间一切苦恼及其根源，并停止生死流转。希解派在理论上提倡对般若性空的认识，在实践上采取一系列苦修的仪轨。

坟墓瑜伽法，是希解派奉行的主要秘密修持法。修持此法时，多选择荒野墓地等偏僻地带，所以称其为坟墓瑜伽法。正如佛教密宗从很早就开始提倡的那样，密宗修持者或瑜伽行者经常在墓地进行静修禅定，并度过一段不算很长的时期。在藏传密宗看来，修持者在死者的尸体被作为施物而奉献给秃鹫的天葬场静虑禅定，会获得特殊的成就。比如，对尸体的解剖和尸体的腐烂将有效地影响修持者的无常真谛的思想，从而使修持者产生迅速断灭人生轮回的信念，还有助于修持者认识并排除一切欲望，特别是排除名色肉欲。

觉域派同样学习《般若波罗蜜多经》的性空观及菩提心，断除一切生死烦恼对境，或者修炼四法，坚持空性见。其核心教法是能断法。觉域派从 11 世纪末开始形成，并在西藏兴盛流传，但由于其没有严密的制度，组织纪律涣散，特别是缺乏雄厚的经济基础，觉域派也与希解派一样，到 15 世纪末逐渐衰落。值得一提的是，国内许多学者认为销声匿迹的觉域派，迄今依旧主要由比丘尼继承和传播，相沿不绝。

觉域派信徒习惯于怀着特别诚挚的心念专心祈祷那些可以引起恐惧的神祇，如夜叉、鬼、怪。它们多以可怕的、带血的和凶恶的形象出现。觉域派的修持者在修炼时，要备好一把人腿骨号和一面手鼓，并在坟地和陈尸处完成相应的仪式。他们喜欢的时间是夜间。他们以神秘的修持者身份，怀着由日常的静修获得的对《般若波罗蜜多经》的坚信，并怀着由他们以特定方式理解和解释的想象，在这种能引起恐惧的气氛中独自一人生活，在召神时，坚信心可以帮助静修者对付原来烦恼的入侵，这些出现在静修者面前的形象都是其个人思想的造物。当然，为了坚信这些形象并不存在，而仅是一种尚未受控制的思想的幻觉，仅仅有一种纯粹的思想方面的坚信是不够的，静修者应将此吸收进其固有的种子中，并使这个种子消失于心间，唯有这样，静修者才能因经常反复地修习而直接坚信这些表现形式不是真实的，仅仅是出自本身的幻觉。这样，静修者还可以坚信每种思想、每种感受、每种形式和每件东西都只是无法控制的思想在作怪。一旦这种无分别的发光的菩提心出现，上述一切就都消失了。

（七）格鲁派的瑜伽思想

格鲁派的理论基础是"缘起自性空"。中观学派的两支（自续派和应成派）的思想传入西藏后，受到了普遍的重视，并对格鲁派的理论有极大的影响。格鲁派的主要思想来源是宗喀巴大师的《菩提道次第广论》。

下面介绍格鲁派修止法。

佛教徒所修坐禅，包括止、观两个方面。止，是梵语奢摩他（Samatha）的意译，意为持续止心于一境而达心念寂定，《宝云经》释奢摩他为"心一境性"，即心专注于一境。宗喀巴强调修止前须端正目的，为利益自他、济度众生而修禅。止的正行，是心专注一境，不令数乱妄失。修止之初，须善调身、调息。调身以跏趺坐式为主，调息以呼吸无声、不粗猛急滑为度，呼吸出入须达无所知觉、不加关照而自然涤细匀和的境地。

宗喀巴提倡初修者从观殊胜之缘即佛像入门。在观佛像时，先把准备好的画像、塑像置于面前，将其形象牢记于心，然后闭目忆想，令其分明显现。心住定时，掉举、沉没为大过失，应以正知对治。这里所谓的掉举，是指因观想可爱之境而引起联想，属于贪爱一类障碍入定的杂念生起。掉举又分粗、细二种：粗掉举指忽生贪着希求外境之念；微细掉举指心中将出现亲友或所爱乐的声色等境。修禅时须时时提起正念，觉知掉举和沉没二障将生、已生、未生之相，这是防治掉举、沉没的诀要，谓之正知。

关于修止入定的阶梯，宗喀巴大师将之分为九个"住心"。

（1）内住。由闻知修止法要的听闻力，安坐修止，摄心系缘，定力小，心多散乱。此时觉杂念丛生不断，犹如河流。

（2）续住。多次勤修，由思维力提起正念，逐渐进步，能于短时专注所缘，心无散动。此时觉杂念如溪涧水，时隐时现。

（3）安住。由忆念力对时忆念所缘境，定力渐增，于杂念生时能较快觉知，摄心还住于所缘。

（4）近住。由忆念力摄心，较前更进一步，于沉没、掉举生时能即时觉知对治。安住、近住两种住心，渐能摄心不散，使修习者自觉心如潭中水，无风不起浪，然尚有被沉没、掉举，风动而不澄静时，修习者为对治沉没、掉举而觉疲劳。

（5）调伏。能以正知力调伏沉没、掉举，摄心不动，能较长久入定，尝受到入定的喜乐，而自然乐于修定。

（6）寂静。由正知力摄心入定，断灭厌修情绪，心更寂静。

（7）最极寂静。由精进力勤修，坚持不懈，定力益增，自主情绪的能力增强，坐中能断除贪欲、忧戚、昏沉等。

（8）专注一境。由精进力勤修不懈，能任意入定，虽尚偶起杂念，起已即灭。虽仍需策励其心，然沉没、掉举已不能为障。定心恒常相续，沉没、掉举不能使之间断，故名"无间缺运转作意位"。

（9）等持。由不断勤修的纯熟功力，达到不须作意摄心便能随意入定、恒久不动之境，名"无功用运转作意位"。

宗喀巴指出，若修定者达第九等持心，则能随意长时间入定，乃至行、住、坐、卧皆能与定心相应；若未得轻安规属佛教所说最低层次的欲界定，尚未跨入九次第定的门槛，只名"奢摩他随顺作意"，而不得名"奢摩他"。奢摩他属超出欲界定的初禅未到地定，有心一境性与轻安两大标准。修定者得身心轻安、心一境性而成就止时，身心发生质变，得大利益、大受用，使人生幸福快乐，佛教谓之"现法乐住"。今日练瑜伽者要达到如此境地，须大努力。

第五节　上座部佛教与瑜伽

一、上座部佛教

上座部佛教，巴利语为 Theravàda。"thera"，意为长老，上座；"vàda"，意为说、论、学说、学派、宗派、部派。其历史要从佛陀本人说起。

释迦牟尼佛，原是迦毗罗卫国的一位王子，29 岁出家，35 岁成道，说法 45 年，80 岁入灭。他所说教的地区，主要是在古印度恒河流域的中游一带。他收了很多男女弟子，建立了比丘和比丘尼僧团。在他寂灭后的第一年，他的上首弟子摩诃迦叶召集了 500 名长老于摩揭陀国的首都王舍城，在阿阇世王的协助下，诵集了佛陀生前所说的教法。这次集会把当时诵出的教法分为毗奈耶（戒律）和达摩（法）两大类（律藏和经藏）。达摩被编成五集，即长部、中部、相应部、增支部和小部。这些经典和戒律在编好之后，又被分别托付于一些教师传授弟子，使其通过口授的方式代代保存下去。佛教史上称之为第一次结集。所谓结集，是合诵或会诵之意，就是佛的弟子们集合在一起，把佛陀所说而当时只有口头传诵并无文字记载的经典，进行一番会诵、审定，系统地把它确定下来。

佛灭之后的约 100 年间，比丘僧团仍然按照佛陀所制定的戒律过着最简单的生活：基本上是以乞食为主，把佛的教义口授给弟子，之后弟子们辗转相传，向各地继续宣扬四谛、八正道、五蕴、十二因缘起等法，严持戒律，和合相处，不分派别。佛教史上称之为原始佛教时期，此时期的佛教被称为早期佛教或初期佛教。

在佛涅槃 100 年后，摩揭陀国迦罗阿输迦（俗称"黑阿育"）王在位时，僧团内部发生了分裂，主要是因为对戒律的见解有分歧。据说，当时以吠舍离为根据地的东部比丘的行为，出现了一些与原始教规相违背的现象，而西部（摩偷罗）的耶舍比丘对此加以反对，并邀请东西方的 700 位长老在吠舍离举行了第二次结集，从人数上说，又名"七百结集"，从地点上说，又名"吠舍离结集"。这次结集的结果是宣布了双方争执的十点是违背戒律的，即所谓"十事非法"。东部大多数的僧人不同意这个决议，但是这是由有地位的上座长老们所决定的，大家也无可奈何，他们只好另外集会一处，也用会诵的方法，另外订正戒律，并退出原来的教团主体，自成一派。他们人数多，所以被称为"大众部"。这样，僧团就公开分裂成为大众部和上座部两大派，两派各行其是。此后，佛教僧团又有了更明显的分裂，在四五百年间，分成十八部或二十部。佛教史称这个时期的佛教为"部派佛教"。

上座部佛教坚持传承和保守佛陀的原本教法，不主张对佛陀的教法做过多的发挥和改变，因此，有人将之称为"根本佛教"或"原始佛法"，以区别于后期发展出去的佛教。上座部佛教向南传播至斯里兰卡，然后再到东南亚的缅甸、泰国、柬埔寨、老挝，以及中国云南等地区，所以又被称为"南传佛教"。因为其所传诵的三藏经典为巴利语所著，所以也被称为"巴利语系佛教"。巴利语是佛陀在世时由摩揭陀国的方言所化成，而当时佛陀也鼓励信徒们使用方言来传播发扬佛法，所以巴利语体系也就随之向南传播。上座部佛教与目前流传于中国、韩国、日本等东亚国家和地区的大乘佛教或北传佛教有所不同。

上座部佛教的主要思想延续了佛陀在世时候的最早期的思想，以四谛、五蕴、八正道为基础。

二、《清净道论》及其瑜伽修行

《清净道论》是一部按上座部佛教大寺派学说撰写的论述佛教戒、定、慧三学的著作。它以佛教世界观为指导，对客观存在的世界和人的主观内心世界，即物质和精神进行分析论证，对佛教的各种名相进行解释，同时又系统地介绍了禅定实践的具体方法，并把它们与佛教原理结合起来，建立了禅定理论，又在此基础上建立了独具特色的南传佛教禅法体系。该书分为二十三品，依照次第论述戒、定、慧三学。前二品介绍戒的定义、作用、种类和持戒的各项规定等；中间十一品讲定的定义、种类、修定的各种方法、修定的目的及修定所获得的福德等；后十品论述慧的定义、种类、修习方法等，并阐述佛教的四谛、五蕴、八正道、十二因缘起等佛教哲学的基本理论。觉音大师在创作《清净道论》时参考了许多斯里兰卡古疏和佛教经典，并直接引用了不少原文，所以该书具有很重要的史料价值。

（一）何为清净之道

《清净道论》云，在此的清净，当知是指没有一切污垢、究竟清净的涅槃。在这里

"清净之道"的清净指涅槃，"清净之道"指到达清净的道路，"道"指到达的途径。

《清净道论》教导达到清净、证悟涅槃的方法，讲断除烦恼、解脱生死、出离轮回的修道次第。很多学者认为，在上座部佛教的经籍中，讲佛教禅法最好的书就是《清净道论》。觉音在这本书里详细地介绍了禅法的实践与理论，故该书也是上座部佛教的禅法指南。《清净道论》给上座部佛教的瑜伽修行提出了系统的佛理基础，其主要思想是戒、定、慧和七清净。

（二）《清净道论》中的瑜伽法

汉译《清净道论》全书 60 余万字，从不同的角度对禅法的理论和实践进行了介绍，现分理论和实践两个部分加以阐述。

1. 理论

佛教把世俗世界划分为皆处于生死轮回过程中的欲界、色界、无色界三界，认为它们是有情众生存在的三种境界。在三界中，无明（痴、不明佛性）是产生恶的根本原因，众生受到无明的遮障，而缘起身恶行、口恶行、意恶行（三恶行）的邪恶行为，从而有贪欲、嗔恚、昏沉（或称睡眠）、掉举恶作、疑五种烦恼（五盖）。又因整个世间是苦、是无常、是空，众生受无明的遮障，不能了解苦的原因，不知道该怎样去消灭苦恼。所以，为了去掉无明带来的痛苦、恶行和苦恼，佛教徒就必须用修行来改变本人的行为，用对治的办法消灭不利修行的因素，以佛教的智慧对治无明，以佛教的善对治恶，以禅定对治烦恼等；要学习佛教的智慧，掌握修行的理论和明确修行的目的。在坐禅时要按佛教所特有的思维方法及思路去做。对治无明的方法可以概括为导致苦灭之道的道谛中的正见、正思惟、正语、正业、正命、正精进、正念、正定八正道。其中正语、正业、正命属于戒蕴；正精进、正念、正定归于定蕴；正见、正思惟包摄于慧蕴。觉音说，禅定者只要按照八正道的内容去修持禅行，就能明隙世界、人生的真谛，在思想上破除我执、实执，见得清净，断除烦恼，摆脱生死轮回，进而取得彻底解脱。以上就是禅法理论概略。

2. 实践

每个坐禅者都应该次第亲证戒、定、慧三个阶段，从而走完整个修行历程。

（1）戒。觉音认为戒的特点是"诸恶莫作"。修行者应当用佛教的戒律来约束自己的行动、磨砺自己的身体、控制自己的欲望，从而获得"升天的阶梯，入涅槃的城门"。也就是说，修行者要按佛教的规定抑制自己的身心活动，以做好禅定前的准备。

（2）定。定的特点是"众善奉行"。它是在守戒活动后进入的更高一个层次的心理、生理活动。在这个阶段中，修行者要用本人的善心支配自己，以正念压倒邪念，分别善恶好坏，使思维向好的方向转变，从而生起禅思。首先，修行者要洞察自己的性行（品性行为），看清自己在贪、嗔、痴、信、觉、寻六种性行的人中属于哪一类，然后顺适自己的性行采取对治的办法。其次，修行者要寻得坐禅的合适场所。对场所的要求是，与村庄距离适中、安静、对身体有益，并能获得良好的照顾。同时修行者还要亲近能够帮助自己入定的善友和通晓知识的长老。再次，修行者要把自己在修行过程中遇到的各种障碍加以排除。如要经常理发、修剪指甲、洗净衣衫、清洁床椅、消毒饭钵等，这一部分被称为破除细障。觉音认为，在禅思中，为了抑制身心的活动，不使心驰放，必须摄取主客体的某一对象或某一活动场所作为在禅定中注意力的专注点或凝聚处。关于禅思的对象，《清净道论》概括有四十业处：①十遍，地、水、火、风、青、黄、赤、白、光明、限定虚空；②十不净（人死后尸体的），膨胀相、青瘀相、脓烂相、断坏相、食残相、散乱相、斩斫离散相、血涂相、虫聚相、骸骨相；③十随念，佛随念、法随念、僧随念、戒随念、舍随念、天随念、死随念、身随念、入出息随念、寂静随念；④四梵位，慈、悲、喜、舍；⑤四无色，空无别处、识无边处、无所有处、非想非非想处；⑥一想，食厌想；⑦一差别，四界差别。

四十业处既包括修持禅定的活动场所和摄取对象，也包括禅定的方法和步骤，其中既有自然界、人类社会、精神现象、人的身体，也有依法显现的世界等。每一业处都有固定的对象和特定的功能，如贪行者适合修习十不净及身随念；嗔行者宜修四无色及青（黄、赤、白）等四遍；痴行者及寻行者宜修出入息念；信行者宜修佛随念等六种随念；觉行者宜修死随念、寂静随念及食厌想、四界差别。其余一切六遍及四梵住业处，适合于一切行者。觉音认为，人们的禅定对象只能在这四十业处之内。修禅者在六种性行中应当"亲近善友，适合于自己的性行，于四十业处之中执取何种的业处"。四十业处属于定蕴范畴，因此也被称作"止的业处"。

关于禅定的具体实践方法，觉音做了介绍。他认为修行者在开始修禅时要以客观存在的对象为禅定的中心作遍修习。这个对象在现场周围，故称之为"遍作相"。此后，在遍作相的基础上，摄取客观对象反映到心（大脑）中形成影相，这种摄取的影相被称为"取相"，摄取的方法被称为"近行修习"。以后再进一步在取相的基础上，对取相在心或大脑中做进一步的集中和凝聚的安止修习，从而得到似相。按照觉音的说法，"以上述两种行相（取相和似相）等持于心，于近行地或于获得安止地（定）"，在安止定中生起寻、伺、喜、乐、心一境性五禅支，"当此五支生起之时，即名为禅的生起"。在禅生起后，修行者心中只有取相和似相二种。因此，坐禅者在禅行中首先要把握取相，然后消灭取相，扩增似相，而得到转向自在、入定自在、在定自在、出定自在及观察自在五种自在行相。至此，修行禅的活动告一段落。南传佛教认为，坐禅的活动不是一次完成后就可以一劳永逸地获得解脱的，要不停地坐禅、修炼，是要经历若干阶段的。修禅划分方式有多种，其中重要的有按修禅的阶段（地）分成的四禅和五禅。

觉音认为，有些人认为在四禅的初禅中寻的力量过于强大，且其过失仍然太多，所以要把已生起的这个初禅取消，把第二禅作为初禅，由此再得到一个新四禅。加上已取消的初禅，一共有五禅。其实五禅的划分没有什么重要意义，只不过对坐禅者来说，增加了一个层次而已。在定学阶段修习禅定者，据说可以获得种种神通或智慧，即觉音所称之神变（身体神通变化）、天耳界智（能听到天、人二者声音的智慧）、他心智（能够了解别人思想的智慧）、宿住随念智（看到自己的过去和世界的过去缘起的智慧）、有情生死智（能看到有情死生时随自己的活动而获得好坏果报的智慧，也称天眼智）等。实际上，修定阶段是为下一步修持高级禅观做准备的，所以觉音说修习定是引发禅观的直接原因，能使禅定者在烦恼障碍中找到利于去除烦恼的机会，而获禅观的功德。

（3）慧。其特点是"自净其意，是诸佛教"。慧是修行者需要亲证的另一阶段，也是最高阶段。在慧中，有五蕴、十二处、十八界、二十二根、四谛、缘起六种慧地（基础理论），及见清净、度疑清净、道非道智见清净、行道智见清净、智见清净五种慧体（体会）的内容。觉音说："定是慧的直接原因。"禅行者在慧学阶段，按照佛教的教义、要求及思路，做不同层次、不同方面的反复思惟观想活动，例如观四谛、观五蕴、观十二因缘等。禅定者通过观想能得到正见，获得人间的真谛。慧以摧破覆蔽诸法自性的痴暗为作用，以无痴为现状。修习慧能得戒清净、心清净、见清净、度疑清净等，得无常、苦、无我三相，以及空、无相、无愿三解脱门。禅行者掌握了这些智慧，就能彻底断除烦恼，摆脱生死轮回，从而证得清净涅槃和各种果位。

慧是整个佛教禅法中最重要、最有特色的部分，反映了佛教的根本思想。禅行者用观想特点的方法修习慧学，所以慧在中国古代被意译为观，音译为毗舍那。慧体则被称为"观的业处"。止、观是佛教禅定修持的两种主要方法或工具。觉音说："修习心与慧，是修习三摩地（定或止）和毗钵舍那（观）的意思。"止使禅定者的注意力不分散；观是在集中注意力的基础上观想、思维分别预想对象的活动。在禅定活动中，止、观二法一直是相互依存的，如对十不净业处用"置念不忘，内摄诸根，意不外向"的止法和观察不净自性状态的观法，所以止、观两者在具体使用时侧重点不同，止多对心掉举（定不下心）而修，观多对心昏沉（心思糊涂）而作，有时它们也可以颠倒使用，如先修观，后修止。总之，两者之间没有一定的界限和区别，先修哪个只由修行的具体情况而定。在三学中，止表示定学，观表示慧学。一般在定学中多用止法，在慧学中多强调观法的基本特征。

三、 上座部佛教瑜伽的近代发挥

关于上座部佛教的瑜伽修行法，在近代多有发挥，主要有以下几种。

（一）马哈希禅法

每次呼吸时，腹部就会随之上升下降，这种运动一直很明显。应开始关注这个运动，用心观察腹部：吸气时腹部就会上升，呼气时腹部便会下降。腹部上升时，内心要注意上升；腹部下降时，内心要注意下降。这个运动不明显时，可以将手放在腹部，但不要改变呼吸节奏，不可故意减慢或加快呼吸速度，也不可太用力呼吸。如果改变，会令你觉得疲倦。要自然地呼吸，注意腹部上升和下降的运动，要用心给予注意（或标记），而不是用口念。

（二）葛印卡内观

葛印卡内观法的修习分三个阶段。第一阶段是观察自己的呼吸，这是正式内观前的准备阶段，以此可培养觉知力和专注力。第二阶段是教授内观。方法很简单，就是从头到脚、从脚到头，来回反复地一部分一部分地去观察身体，平等对待任何一种感受，既不要厌恶并想逃离痛苦的感受，也不要沉浸在愉悦的感受中不愿离去，也不要因感受不到感受而懊恼。第三阶段是慈心观，即原谅他人对自己的伤害和请求他人的原谅。

（三）孙伦念住禅修法

孙伦念住禅修法的具体修行法：由吸气开始，注意到气息碰触到鼻端或上嘴唇，敏锐地念住于气息的接触，在警觉地念住下，维持强烈、猛重而快速的呼吸。强烈、猛重而快速的呼吸可以抵挡外面的噪声，有助于控制心，能快速排除盖障，使人迅速地建立专注力，让禅修者能够应付稍后所生起的苦受。强猛快的呼吸会增强气息与鼻端、上唇或这个范围内的某个部位的摩擦，要念住于气息的接触。孙伦禅师说："当气息接触到鼻端或上唇时，你会醒觉到它，要念住于这种感觉。"不要毫无警觉地让任何一个气息的接触溜过，要醒觉于每一个接触，"要严密地念住于接触的醒觉"。

（四）隆波田动中禅

隆波田动中禅又称正念动中禅，其强调正念（觉性），有一套规律的手部动作，由15个动作组成。这15个动作，最初是由老挝的阿姜潘·阿难陀比丘教授给隆波田的，并告诉他手部移动时心中要默念"动、停"。隆波田在禅修第二天将禅修的技巧改成单纯地觉知肢体的动作，也就是心中不再默念"动、停"，并以此方式一直练习下去。结果发现正念（觉性）大大地增强，乃至于很快就看到了各色，体证到苦灭，内心不再有苦和烦恼。在接受了师父的考验后，隆波田尊者继续圆满了三个月的禅修。从此以后，隆波田尊者便将这个有效唤醒、增进和圆满觉性的简单、直接、圆满的方法，即单纯地觉知这15个动作，弘扬开来。

（五）柏奥禅法

柏奥禅法的核心修法不详，似乎以研读《阿毗达摩》《清静道论》等经典为主，修习此法也以此等经典为依据。

（六）阿姜查的深林寺院内观法

当空气通过鼻孔、充满胸腔及腹部时，跟随自然呼吸的感受，试着保持注意力在一点上，不是横膈膜，就是鼻孔附近更小的一个位置。呼吸具有镇静的作用，如果不强迫呼吸，心就会平稳而放松。有时你的内心所专注的点会跑掉，但你要耐心地移回到呼吸上。

（七）阿姜念的修法

阿姜念的内观方法的特色是不断地观察整个身体，直到真正明了心为止。在日常生活中，必须时时保持如理作意，防止贪嗔的生起，进而灭除痛苦。其内容指出，渴爱（三种贪爱）是苦唯一的因，并且存在一条灭苦之道，而此灭苦之道即是由实践八正道，亦即中道来成就的。它是从念住的修习四念住下手而体证身心的三法（即无常、苦、无我）。阿姜念所谈到的四念住修法就是以四个基本念住之一为所缘的身念住修法。这种修法要观照个人的身和心，而非观察个人身外之物。身和心必须被清楚地觉然，包括精进正念和正知。

（八）佛使比丘的自然内观法

以自然方式产生的定力通常已经足够用来内观，而由系统训练得到的定力往往会超过所需，甚至可能会让修习者产生对这种高度禅定的错误满足。在高度禅定中，修习者容易体验极度的快乐，因而对它粘着，或误以为那就是涅槃的道果。以自然方式产生的定力就足够用来内观，且完全没有任何坏处，也没有由系统训练产生的禅定的缺点。

（九）阿姜摩诃布瓦

阿姜摩诃布瓦鼓励初学者以反复诵念方式培养初步的定力，诵念时可以只用口诵，也可以将之与观想并用。当学生建立了定力之后，他会指导学生使用这种专注力去观察身体各部分的特性，然后观察心的特性，观照无明与邪见是如何导致我见和轮回的巨大痛苦的。阿姜摩诃布瓦详细说明了培养专注力的方法，特别是禅修时脑中出现影像的处理方法。他还区别了禅修时由内在产生及由外而来的诸种现象。在指导学生时，他提到的一点很重要：这些现象并不是每个人都会发生，无论是哪一种禅定，智慧永远是重要的。

（十）阿姜达摩多罗

四念处的内观修习应从在身观身开始，最好的下手处是观照手心（腕和手指之间）的感觉，方法是将手和前臂从水平方向朝垂直方向举起3~6英寸（1英寸=2.54 cm），然后放下。观照（心的部分）手在每次移动时微妙地生起和消失的感觉。刚开始，只感觉它像普通举手方式；不久，当对手动的观照力更强时，会比刚开始时更清楚地感觉，它像小电流般，手停止移动时，这种感觉就会消失。增加修习和注意，内观就会生成，每次手移动时，行者会更清楚地感受这种感觉是如何生起和消失。再者，正念和专注于这种感觉，将导引见到感觉在全身生起和消失。这将导致体验心基，这是说行者感觉手中感觉的生起和消失，同时也会感觉到心脏周围的感觉的生起与消失。多次修炼之后，专注和正念力量的强度足以使修习者在注意身体内其他感觉的同时，也能注意心基处微妙的感觉。对手移动或其他身体部位移动的刹那感觉的警觉，在心基处的体会会更加明显。此法修习的要点是：行者在所有姿态中保持感觉的持续观照。这样，他可以直接体验在身观身、在受观受、在心观心、在法观法。透过心基，感觉、接触和发展刹那觉知是修习的关键所在。

（十一）阿姜李

阿姜李的修习一般有七个步骤。

（1）起始作三次或七次长呼吸，随着入息默想佛，随着出息默想陀。保持禅定用词的音节与呼吸等长。

（2）对每一次出入息有清晰的觉知。

（3）随着出息、入息，观察它舒适与否、是窄是宽、是顺畅是堵塞、是快是慢、是长是短、是暖是凉。若呼吸不舒顺，便做出调节，直至呼吸舒顺为止。

（4）学会四种调息法：①长入息、长出息；②长入息、短出息；③短入息、长出息；④短入息、短出息。从中选择最舒适的呼吸方式。

（5）对心的本位或者说聚焦点即呼吸的停靠点熟悉起来，感觉哪个部位最舒适，就把你的觉知定驻在哪里。本位主要有以下几个：①鼻端；②头部中央；③上腭；④喉根；⑤胸骨下端；⑥脐部（或略上于脐部）。

（6）扩展觉知，即觉受意识，使之遍及全身。

（7）使全身各处的气感融会贯通，让它们一齐舒畅流动，同时使觉知保持尽可能宽广。

第四章　佛教瑜伽的功理、功法

通过前几章对佛教创立和传承脉络的梳理可知，佛陀苦行 6 年中先后拜访两位仙人修行瑜伽，已达到"非想非非想处"，但佛陀仍然认为这并不能获得解脱。后来，佛陀在菩提树下修禅，沉思入定，证得十二因缘及达到解脱的八正道。佛陀成道后，遵循"佛法在世间，不坏世间法"的原则，恒顺众生，不仅吸收了外道的八关斋戒、斋日，还吸收了外道的瑜伽等，让众生从他们执著的好的法门、有漏的法门学起，最终走向佛道，走向解脱的法门。这也体现了佛陀大慈大悲的精神。佛教瑜伽是佛医诊疗体系中的一个分支，同样遵循佛医学的理论基础。

第一节　功　　理

要了解佛教瑜伽的功理，就必须掌握佛教的教义，如四谛、五蕴、八正道、十二因缘及四大、三学（戒、定、慧）等重要内容。此外，还需要掌握古印度的医方明和现代中西医学理论（如现代医学的解剖学、生理学，中医学的脏腑学说、经络学说、阴阳五行学说、气血精液学说等）。佛教瑜伽的功理概括起来就是五元素平衡、身心相应、天人相应。其功法包括了平衡阴阳、调整身心、止观禅定等方面的内容。

一、佛教的基本教义

（一）三学

三学，指学佛者修持的戒、定、慧，也是佛法内容的一个简要概括。

1. 戒学

戒学，即戒律，防止身、口、意等不净业。戒是整个修行的基础，能够防非止恶，调服自身相续。到了大乘佛教，戒不仅是止恶、行善的利行，更强调利他的一面。

2. 定学

定学，即禅定。如果依戒来调整身心，就会产生统一心的定。为了得到定，需要调身、调息、调心。普通人日常心静的欲界定并不是真正的精神统一，真正的精神统一称为根本定，属于色界定及无色界定。四禅定是色界定的根本定，色界定若进而安静，接近无念无想的状态，则称为无色界定。

3. 慧学

慧学，即智慧，能使修持者断除烦恼，达到解脱自在。智慧有多种，世俗欲界的有漏智慧、初步证悟的智慧、声闻阿罗汉的智慧、缘觉辟支佛的智慧、菩萨种种阶段的智慧、佛最高的智慧。

（二）四谛

四谛，又称四圣谛，即苦谛、集谛、灭谛、道谛。每一谛又有四个形相。苦的四个形相是无常、苦、空、无我，集的四个形相是因、集、生、缘，灭的四个形相是灭、静、妙、离，道的四个形相是道、如、行、出。

1. 苦谛

苦谛，即认为世俗世界的一切的本性都是苦。有三苦（苦苦、坏苦、行苦）、八苦（生、老、病、死、爱别离、求不得、怨憎会、五阴盛）等分类方法。《大乘阿毗达磨杂集论》卷六云："谓有情生及生所依处，即有情世间，器世间如其次第若生，若生处，俱说名苦谛。"

2. 集谛

想知道为什么会有苦，然后就去找出苦的原因所在，它的形相是因集缘生的。《阿毗达磨俱舍论》卷二十二云："一切三界烦恼及业皆名集谛。"《大乘阿毗达磨杂集论》卷六云："谓诸烦恼及烦恼增上所生诸业，俱说名集谛，由此集起生死苦故。"

3. 灭谛

灭谛，指断灭世俗诸苦得以产生的一切原因。《显扬圣教论》卷二云："全摄集谛无馀断弃、吐弃、离欲、灭没、寂静。"

4. 道谛

道谛，指超脱苦、集的世间因果关系而达到出世间之涅槃寂静的一切理论说教和修习方法。《大乘阿毗达磨杂集论》卷五云："由此道故，知苦、断集、证灭、修道。"其中苦、集二谛系世间因果，集谛为因，苦谛为果；灭、道二谛系出世间之果，道谛为因，灭谛为果。

（三）五蕴

五蕴，又作五阴、五众、五聚，为三科之一。蕴，音译为塞健陀，乃积聚、类别之意。五蕴，即类聚一切有为法之五种类别，分别是色蕴、受蕴、想蕴、行蕴、识蕴。在五蕴中，除了第一个色蕴是属物质性的事物现象，其余四蕴都属五蕴里的精神现象。五蕴系总一切有为法之大别。在俱舍等所立七十五法中，总类聚有为之七十二法为五蕴；唯识家则立百法，合有为之九十四法摄为五蕴。二者所概括之五蕴皆不包括无为法。佛教认为世间一切事物都是由五蕴和合而成的，人的生命个体也是由五蕴和合而成的，是身心和合、身心相应的。瑜伽一词的含义中也包括相应的意思，所以将五蕴的理论应用在瑜伽的功法中也是理法相应的一种体现。

（四）八正道

八正道是原始佛教及部派佛教的根本实践原理，指达到佛教最高理想境地（涅槃）的 8 种方法和途径。又称八支正道、八支圣道或八圣道。

1. 正见

正见指正确的见解，即有关佛教正确世界观与人生观的缘起与四谛之智慧，但对未确立智慧者则为正确的信仰。

2. 正思惟

正思惟指在身、语行为以前的正确意志或决定。

3. 正语

正语指正思惟后所产生的正确言语。不说妄语、恶口、两舌、绮语，要说真实且能与别人融洽的有益语言。

4. 正业

正业指正思惟后所产生的行为。不做杀生、偷盗、邪淫的事，要从事爱护生命、布施与慈善、遵守性道德等善行。

5. 正命

正命指正确的生活，即以正当的职业过正当的生活，以及每天过规律的生活。睡眠、饮食、工作、运动、休息等都要有规律。

6. 正精进

精进指努力趋向理想，也就是努力除恶，使一切宗教的、伦理的、政治的、经济的、身体健康方面的善增加。

7. 正念

正念指具有正确的意识、想法，时刻不忘修行的理想与目的。

8. 正定

正定，即精神统一。在日常生活中，使心安静，心如明镜止水，处于无念无想之状态。

八正道是针对婆罗门教、耆那教中的苦行主义者和六师外道中的享乐主义者提出的。释尊提倡不苦不乐之中道，因此，原始佛教也将八正道称为中道，且以之为四谛中道谛的具体内容。

一般而言，八正道的八支是同时存在的。对于其发生顺序，一般认为没有先后之别，但也有人认为应按照八支列举的顺序依次进行。戒、定、慧三学较为合理的顺序是：首先是戒，其次是定，最后是慧。若与三学匹配来看，八正道的顺序应该是慧、戒、定，而不是戒、定、慧。因为在八正道之后加上正智、正解脱二支，则成为十无学法，最后的正智与正解脱属于慧，所以，从十无学法与三学之间的关系来看，正确的次序当是慧、戒、定、慧。第一个慧相当于入门者的信，换言之，八正道与三学匹配的顺序应该是信、戒、定、慧。所以八正道的次第为：正见（是闻慧），正思惟（是思慧）；思惟发起正语、正业、正命（是戒学）；正精进遍通一切，依着精进而去修正念、正定（是定学，定与慧是相应的，就是修慧）；从定而发无漏慧（是现证慧，真实的慧学），从此而得解脱。佛说的解脱道，三学与八正道是一样的：不离闻思修及现证慧的次第，即不离依戒而定、依定而慧、依慧得解脱的次第。

（五）十二因缘

十二因缘，亦称十二缘起、十二缘生，包括无明、行、识、名色、六处、触、受、爱、取、有、生、老死十二部分，称为十二支或十二有支。据《阿毗达磨俱舍论》卷九所论，十二支的关系如下。

（1）无明缘行。"谓诸愚夫于缘生法不知唯行。"由于不了解缘起法，故有种种颠倒思想的行为生起。

（2）行缘识。"由引业力，识相续流，如火焰行，往彼彼趣，凭附中有，驰赴所生，结生有身。"行是因为无知无明而产生的身、语、意三业。

（3）识缘名色。"于此趣中，有名色身。"

（4）名色缘六处。"如是名色渐至成熟时，具眼等根，说为六处。"

（5）六处缘触。"次与境合便有识生，三和故有顺乐等触。"

（6）触缘受。"依此便生乐等之受。"

（7）受缘爱。"从此三受，引受三爱。"

（8）爱缘取。"从欣受爱，起欲等取。"

（9）取缘有。"由取为缘，积集种种招后有业，说名为有。"

（10）有缘生。"有为缘故，识相续流趣未来生。"

（11）生缘老死。"以生为缘，便有老死。"

此十二因缘为一切总的因果循环链条，此有故彼有，此生故彼生，这称为流转门，即生死轮回。反之，此无故彼无，此灭故彼灭，这称为还灭门，即涅槃。佛教瑜伽修习的最终目的也是如此，即彻底摆脱烦恼的束缚，达到解脱。

二、 医药学理论

对于佛教瑜伽的修炼方法和诊疗体系，可同时结合西医解剖学、中医基础理论和佛医理论等进行说明。人体解剖学，内脏生理结构、解剖结构，以及中医基础理论如经络学说、脏腑学说、五行学说、气血精液学说等在此不加赘述。

（一）病因学理论体系

佛医认为病有三因：外因——地、水、风、火四大不调，内因——贪、嗔、痴三毒为患，业因——前世孽债宿根之果报。天台智者大师结合中医学理论总结出病因、病机和脏腑的关系，并给出了相对应的治疗方法（表8）。

表8　天台智者大师病因学理论体系

病机	病因		治疗
四大不调	劳累过度及外感寒热湿燥等，导致身中四大不和，生四大病		
饮食不节	一是贪食烈性食物而增益身中四大，引起四大不和而生病，如多食辛物致火大病，多食甘冷致水大病，多食梨致风大病，多食膏腻肥浓致地大病等	二是贪嗜五味增损五脏故致病，如嗜酸益肝而损脾，嗜苦益心而损肺，嗜辛益肺而损肝，嗜咸益肾而损心，嗜甜益脾而损肾等	针药结合
坐禅不善调身心息	禅病		医药针灸等疗效甚微，应以禅定来对治

病机	病因	治疗
鬼病	因坐禅心邪，希望知吉凶等，于是兜醯罗等鬼神入其五根，令人得病	坐禅治疗，须修深观
魔病	因坐禅贪名利供养等，致天魔等入其心窍，导致精神疾病	
业病	指前世、今生的恶业所感召的果报，多属医药不治之症。 杀生致肝眼病，偷盗致肾耳病，邪淫致肺鼻病，恶口、两舌致鼻舌病，妄语、绮语致脾舌病，饮酒致心口病。恶口、两舌毁五，致五脏五根病	坐禅治疗。内修深观，外行忏悔，令心地净洁，业障消灭

（二）诊断学理论体系

佛医诊断学理论是以佛教经典文献与临床实践为基础，结合中国传统文化而形成的一套体系，如坐禅内观诊疗、气感诊疗、因果诊疗、道德诊疗、中医诊疗（如望、闻、问、切等特色诊疗）。天台智者大师结合佛典与中医学理论对疾病的认识和诊疗做了总结，把疾病分为四大病、五脏病、五根病、六神病四类（表9）。

表9　天台智者大师诊断学理论体系

分类	病因	症候
四大病	四大增损	①地大增者，则肿结沉重，身体枯瘠。 ②水大增者，则痰阴胀满，食饮不消，腹痛下痢。 ③火大增者，即煎寒壮热，支节皆痛，口气，大小便利不通。 ④风大增者，则身体虚悬，战掉疼痛，肺闷胀急，呕逆气急
五脏病 五根病	五行生克 五脏亏损	①肝病相（眼）：面部缺少光泽，易烦躁，心忧愁不乐，手足干燥无汗，头痛，视物昏暗，脉洪直。 ②心病相（口）：面色青葩，恶寒发热，头痛，咽干口燥，脉轻浮。 ③肺病相（鼻）：面色䴕黑，身体肌满，四肢烦疼，胸闷，鼻塞，脉尖锐冲刺。 ④肾病相（耳）：身体痿软，气短无力，咽喉堵塞，耳鸣耳聋，脉如连珠。 ⑤脾病相（舌）：身体沉重，浮肿，或者风疹，遍身瘙痒，饮食无味，脉沉重迟缓
六神病	六脏缺神	若多惛惛，是肝中无魂；若多忘失前后，是心中无神；若多恐怖癫病，是肺中无魄；若多悲笑，是肾中无志；若多回惑，是脾中无意；若多怅怏，是阴中无精

天台智者大师教诫习禅者应略学中医经络理论，配合以听声相色，诊断病相；并据佛典之说，谓坐禅所见境相及梦境，可据以诊疗病情。《灵枢·淫邪发梦》云："是以肺气虚，则使人梦见白物，见人斩血藉藉，得其时，则梦见兵战。肾气虚，则使人梦见舟船溺人，得其时，则梦伏水中，若有畏恐。肝气虚，则梦菌香生草，得其时，则梦伏树下不敢起。心气虚，则梦救火阳物，得其时，则梦燔灼。脾气虚，则梦饮食不足，得其时，则梦筑垣盖屋。此皆五脏气虚，阳气有余，阴气不足。合之五诊，调

之阴阳，以在经脉。"

（三）治疗体系

佛陀提出以戒、定、慧三学对治贪、嗔、痴三毒，智者大师也提出禅病常用坐禅来治。根据佛教理论，并结合现代人禀性特点及社会环境因素，笔者整理出一套完整的佛医治疗体系——"九疗七修"（表10、表11）。

佛教瑜伽治疗体系和佛医治疗体系有同工之妙。根据佛教瑜伽的功理和功法，佛教瑜伽的治疗体系大致分五大方面：生活方式调整、心理疗法、伸展法、清洁术和音乐疗法。

表10　七修

七修	德明修	素明修	内明修	艺明修	花明修	声明修	香明修
方法	修德养性，慈怀济世	素食守法，生活简朴	潜心佛法，觉悟真理	勤修六艺，陶冶情操	品味花草，养心悦目	诵习真言，欣赏佛乐	名香悟道，调理身心

表11　九疗法

九疗	处方用药	禅定疗法	心法疗法	饮食疗法	真言疗法	针法疗法	礼乐疗法	瑜伽疗法	情境疗法
方法	对症治疗	诵经修行，坐禅入定	整理心灵，驱邪消业	调理饮食，养生护体	持咒施法，消减业障	五针并用，心法为上	循规蹈矩，佛乐养心	练习瑜伽，调理身心	移情别念，回归自然

第二节　功　　法

一、总论

佛教瑜伽的功法是在功理的指导下建立起来的实修方法，可分为心法和身法。心法，即精神层面的修行方法，可从信仰、唱诵和止观三方面来阐述。身法，是身体层面的修行方法，包括静坐、伸展、呼吸和清洁。

（一）心法

心法是佛教瑜伽功法的基础，是建立在戒、定、慧三学等佛教基本教义基础上的修行方法。

1. 信仰

在日常生活中，一个有信仰的人可以通过诵经、咒语、忏悔、持戒、放生、素食、禅修7种方式改善内心环境，让内心变得纯净、自足、自律和恭敬，可以用"呵五欲""弃五盖""调五事"修摄其心。

诵读经典，如《般若波罗蜜多心经》《金刚般若波罗蜜经》《六祖坛经》《药师经》《佛说佛医经》《佛说胞胎经》等，从经典里找到智慧的种子，然后进行培育，使其开花结果。佛教的咒语有两方面的作用：第一，心理暗示、引导作用；第二，以声波振动脏腑，刺激内分泌腺的分泌作用。忏悔则运用人的心理作用，使人放下内心的疑虑，重新找回生活的希望。持戒可以让人遵守行为规范，从而改进外在行为，如不杀生、诚实、不偷盗、节欲和不贪婪等，让人以朴素的心态去面对生活。戒住则法住，戒生定，定生慧。放生表现了一种慈悲心。素食可以用于养生、治病防病。禅修包括地藏七、药师禅七、瑜伽七日断食等。

2. 唱诵

唱诵是佛教信徒每天要做的功课之一。唱诵有3种方式，即大声唱诵、低声唱诵、心里唱诵。唱诵让我们的感官意识向内收敛，从对外在身体的稳固性、伸展性的关注，逐步转向对内在气息、能量的关注，最终让意识变得纯粹，不再向外界发散，不再受到外界的干扰。当我们走进寺庙，殿堂里传来的佛经唱诵会使我们一下子安静下来，甚至会不由自主地流下眼泪，随后便会感到舒弛。在佛经中，"嗡""啊""吽"被认为是3个种子字，分别对应顶轮、喉轮、心轮，包含了诸佛菩萨身、口、意的一切功德与加持。"嗡"为头音，"啊"为喉音，"吽"为脐音，唱诵此三音，既可净化身、语、意三恶业，又可净化精、气、神。从身心健康来讲，唱诵三音可以去除烦恼、净化血液、激发身体潜在的能量，使人精力充沛。乐音疗法可以使生命从下向上升起，让人头脑清醒，意识强大。

在印度瑜伽中，"OM"（"唵"音）被认为是宇宙发出的第一个音节，它将宇宙和自我意识连接，当大声唱诵时，其音符中的能量会在身体表层流露，在低声唱诵时，则会在身体内在流荡。《瑜伽经》第一章的27、28和29偈颂告诉我们，唱诵"OM"和观想"OM"是连接梵我、证悟自己内在觉悟的捷径。

在唱诵"OM"时，根据自己的信仰可以想象"OM"是神的名字、是上帝的名字、是佛的名号。唱诵"OM"时观想它的意义，能够帮助我们清除各种无明，这样的唱诵和观想甚至是证悟终极智慧的捷径。梵咒是一种有奇妙作用的声音组合，而"OM"是所有梵咒里最吉祥、最有神力的一个。古老的瑜伽智慧和现代的量子力学都告诉我们，宇宙中的万物无时无刻不在运动，没有任何一样东西是绝对静止的。当我们唱诵"OM"的时候，我们的唱诵频率（432Hz）正好是万物振动的频率，这就意味着这时我们和整个外部世界是连接在一起的。

"OM"的唱诵音是从肚脐的位置发出的，类似于唱歌时用丹田用力。发出第一个音节"A"时，要感觉到肚脐以下的震动。发出第二个音节"O"时，要感觉到整个胸腔和手臂的震动。发出第三个音节"M"时，要感觉到整个头部的震动。不同的频率对脏腑的刺激不同，佛教真言、唱诵等音频治疗疾病也是基于这一原理。练习唱诵可以促进呼气，排出肺中废气，清理呼吸道，净化呼吸系统；不同音频的声波对脏腑的振动和对内分泌腺的刺激不同，唱诵可以使身心更健康，使感觉更欢喜。佛教信仰者的虔诚心理，也有心理疗愈作用，与唱诵达成一种共鸣。

3. 止观

止观为佛教重要修行法门之一。止息一切外境与妄念，而贯注于特定之对象（止），并生起正智慧以观此一对象（观），称为止观。止观，指定、慧二法，又作寂照、明静。定、慧与戒同为佛教徒之重要实践德目，如阿含诸经对此多有论说。止与观相辅相成以完成佛道，彼此不可互离，若两者分离，不知其可也，大车无輗，小车无軏，其何以行之哉？

修止观有十次第，《修习止观坐禅法要》云："具缘第一，诃欲第二，弃盖第三，调和第四，方便第五，正修第六，善发第七，觉魔第八，治病第九，证果第十。"

第一，须具五缘。谓"持戒清净""衣食具足""得闲居静处""息诸缘务""近善知识"。

第二，须诃五欲。"凡欲坐禅，修习止观，必须诃责。五欲者，是世间色、声、香、味、触，常能诳惑一切凡夫，令生爱著。若能深知过罪，即不亲近，是名诃欲。"

第三，弃五盖。摒弃心念中之贪欲、嗔恚、睡眠、掉悔、疑之五盖，至此内外诸障皆去。

第四，调和五事。诃五欲则外境不入，弃五盖则内心清净，如是内外清净，正可安心修习止观。然尚须调和得所，方能得益。五事者，身、息、心、眠、食。所谓食则不饥不饱，睡眠不节不恣，调身不宽不急，调息不涩不滑，调心不沉不浮。①要调饮食，若饮食不调，则身不安，道不隆。②要调节睡眠，务须调适得当。若过眠，则心识昏暗；若眠过少，则身体有亏。夫然眠寐，那是无明黑暗之法，能迷惑、盖覆吾人之明性觉灵，切不可纵之。如人未眠之先，历历明明，明明历历，若一经睡眠，则意识昏昏，六情暗闭。其有眠寐过多，不特废修圣法，而且唐丧时光，损失功夫，遂令心识昏暗，迷昧一切善根，从此沉没。故修行者切不可放纵。其眠卧，当猛省觉悟无常，早求自度，急需调伏睡眠，常令神气清白，念心自然光明湛净，如是乃可栖心圣境，三昧正定，自然显现在前矣。外调之眠、食二重已竟，于内尤须调身、息、心之三种。然此三须合调，以其不离，故其要在调身不宽不急、调息不涩不滑、调心不沉不浮。初须调身，次当调息，后则调心，有入住出相之异。谓入定则由粗至细，出定则从细至粗，无论调身、调息、调心，一一皆有入、住、出之三相，故有异也。

第五，行方便。欲、念、进、慧、一心，此五者为善巧之方便，能资助正修。如是方便具足，则进修止观工夫。

第六，明正修。正修有两种，一谓坐中修，二谓历缘对境修。其中，坐中修止观有二意，一者修止，二者修观。

修止又有三种，一者系缘守境止，二者制心止，三者体真止。①系缘守境止。此乃系念法门，如行人念粗心浮，即将心系缘一处，安守于一境，或系心于自身之鼻端上，或系缘腹脐丹田间，或缘想诸佛相好亦可，总之，令心不驰散也。因凡夫之心，终日妄想纷飞，杂念流动，心猿奔驰，意马乱跳，若念系缘一处，则妄念停息，所谓锁心猿、拴意马者是也。故经云：系心不放逸，亦如猿着锁。②制心止。即以放下制止之功夫，而伏灭妄念，不同上来之系缘诸境，即将自心之念头微微观照，观其随心所起之念头，看他起处即便制之，若贪欲念起，即须放下，嗔心念起亦放下，愚痴念起亦复放下，无论何种念起，即以放下二字而制伏之，不令驰散。③体真止。了知随心所念一切诸法，悉从因缘而生。既由因缘而生，悉从因缘而灭，凡所有相，皆是虚妄，既知其虚妄，则心不生取著，若心不生取著，则妄念之心不息而息矣，是名体真止。依此法身，说名本觉，是知息念，最为要紧，若能如是止息妄念，故名为体真止。

修观亦有二种，一者对治观，二者正观。①对治观。如不净观对治贪欲，慈心观对治嗔恚，界分别观对治著我，数息观对治多寻思等，此不分别也。初对治观，又名助观，即对治自心中之烦恼病，以其痴暗凡夫，迷情过重，对一切色尘境界，看不破，识不透，念念之间，起贪嗔痴等种种妄念。行者若坐禅之时，须观察自心中所起之妄念，于何种为最。②正观。第一，了所观之境一切皆空，能观之心自然不起。第二，对治心沉浮病修止观，静坐时如有心浮动不安，应当修止止之，然须善识药病相对而治之，即以止治散、以观治昏，不可乱投药。第三，随便宜修止观，即随自己之便，不拘修止，亦不拘修观，随自意便而修，惟求其适当，获益为要。第四，对治定中细心修止观，此为久修者所对治，初修行者，则无此病。此种境界，最为微细，粗心之人，不易得故。行者对破粗心乱想，即将自心之浮动妄念消灭，尔时即得安心入禅定之中，于其定中心念微细，故便觉自身空空寂寂，受于快乐。假若自心幻境不能弃除，犹念念贪著，爱见结业烦恼仍然不息，行者则不修止，应当修观而观照之。第五，为均齐定慧修止观，行者于坐禅中因修止故，或因修观而入禅定。虽得入定，而无观慧，是为痴定，不能断结；或观慧微少，即不能发起真慧，断诸结使，发诸法门。尔时应当修观破析，则定慧均等，能断结使，证诸法门。

正修中历缘对境修是指世间修行之人处于生活场上，终日为衣、食、住、行等所逼迫，必涉世事尘缘，欲常坐修道，诚为难事，故必须随缘对境而修止观，而不致空过。若于一切时中，历一切缘，对一切境之中，时时修止观，常常安心定慧，以如是方便，无论历何缘、对何境，即须返观自心，推究此境缘，从何处来、由何而去，时时观察，推其究竟，原无实体，当知是人在尘不染尘，虽和光混俗，不为世事所羁累，即世谛是佛法，即尘劳为佛事，是则真俗融通三昧印，然虽终日一心求道，而世事仍然不妨做，无碍自在，所谓山仍是山，水还是水，万境历历，虽万象罗列于前，而心中了无所得，生心无住，即随缘对境而修止观也。

第七，发善根。善根发相有两种：一为外善根发相，布施、持戒、孝顺父母尊长、供养三宝及诸听学等善根开发；二为内善根发相，息道善根发相、不净观善根发相、慈心善根发相、因缘观善根发相、念佛善根发相。

第八，明觉魔。虽能觉察魔境，而娑婆众生业障深重，一大不调则有百一等病，生病则障于进修，病为障道因缘，行者既觉知魔事，即当却之。却法有二：一者修止却之，二者修观却之。

第九，明对治病患之法。身安道存，身心疾病有碍修法，明对治病患之法，其意有二。一为明病发相。发病原因概不出二种，一者四大增损病相，二者五脏生患之相。二为明治病方法。即深知病源起发，当作方法治之。治病之法，乃有多途，举要言之，不出止、观二种方便。明止治病相，但安心止在病处，即能治病。所以者何？心是一期果报之主，譬如王有所至处，群贼迸散。明观治病者相，有六气治病之说，还有十二息治病之说。但观心想，用六种气治病者，即观能治病。六气者，一吹、二呼、三嘻、四呵、五嘘、六呬。此六种息，皆于唇口之中，想心方便，转侧而作，绵微而用。颂曰："心配属呵肾属吹，脾呼肺呬圣皆知，肝脏热来嘘字治，三焦壅处但言嘻。"

善用观想运作十二息，能治众患。十二息者，一上息，二下息，三满息，四焦息，五增长息，六灭坏息，七暖息，八冷息，九冲息，十持息，十一和息，十二补息。此十二息，皆从观想心生，今略明十二息对治之相：上息治沉重，下息治虚悬，满息治枯瘠，焦息治肿满，增长息治羸损，灭坏息治增盛，暖息治冷，冷息治热，冲息治壅塞不通，持息治战动，和息通治四大不和，补息资补四大衰。善用此息，可以遍治众患，推之可知。

用止观治病，仍须更兼具十法，无不有益。十法者，一信，二用，三勤，四常住缘中，五别病因法，六方便，七久行，八知取舍，九持护，十识遮障。云何为信？谓信此法必能治病。何为用？谓随时常用。何为勤？谓用之专精不息，取得差为度。何为住缘中？谓细心念念依法，而不异缘。何为别病因起？如上所说。何为方便？谓吐纳运心缘想，善巧成就，不失其宜。何为久行？谓若用之未即有益，不计日月，常习不废。何为知取舍？谓知益即勤，有损即舍之，微细转心调治。何为持护？谓善识异缘触犯。何为遮障？谓得益不向外说，未损不生疑谤。若依此十法，所治必定有效不虚者也。

第十，证果。若行者如是修止观时，能了知一切诸法皆由心生，因缘虚假不实故空，以知空故，即不得一切诸法名字相，则体真止也。

前五明为方便，乃是助行；第六、七、八、九四明法，为正修；既以正助二行为真因，必有所证之果位，故第十为明证果。

（二）身法

身法是身体层面的，分为伸展、静坐、呼吸和清洁四个方面。其中静坐和呼吸控制法实是沟通心法和身法的桥梁，既是身体层面的修法，也是精神层面的心法。

身体的伸展法是以伸展、扭转、倒立、仰卧、俯卧、放松等活动为中心，即所谓的抻筋拔骨。修炼时围绕肢体开合提落、旋转屈伸进行动作练习，并配合呼吸、意念、冥想觉知自身健康状况。瑜伽体位法以循经导引、行意相随为主要特点。佛教瑜伽的体位法原理与长沙马王堆汉墓出土的《导引图》所示原理，具有高度的一致性。这些体位都是几千年来人们通过对自然界动物的观察总结出来的。伸展法是一套集修行、修身、养性于一体，古朴优美、内外兼修的功法。其与印度瑜伽部分体位法和少林易筋经内功功法相似，所以现结合少林伸展法对佛教瑜伽的体位和功法进行介绍。

少林伸展法是在易筋经十二势的基础上发展而成的。这套功法全面、实用，可使身心都得到均衡锻炼。经常练习此法，可以使筋骨强壮、经络通畅、气血调和，使全身肌肉、关节、韧带、肌腱得到伸展，器官得到调养。这便是所谓的"内练精气神，外练手眼身"。少林伸展法在动作顺序、难度及细节上都较易筋经十二势有很大改进，内容更加丰富、全面，其运动特点主要表现在一松、二缓、三展、四注、五度、六合六个方面。

"松"，是指在锻炼中要尽量做到不拘不僵、顺其自然。本文所指"松"有两层意思：第一，要精神放松，呼吸自然深长、柔和，并富有节律，随动势而缓慢运行；第二，全身各关节部位、韧带、肌肉及皮肤都有意识地松弛，使重心自然下沉。对于"松"，既不能理解为精神不振，也不能理解为绵软无力。

"缓"，指在全套动作过程中速度要慢，动势速度要协调适中、有韵律，达到"慢中求伸展，缓中求功夫"。在伸展、屈、转、撑中，尽力做到柔缓有素、松紧适度，使每个动势有机连接、节节贯穿。

舒展是整套功法中的关键。"展"，指动势要达到极限幅度，在抻长、弯曲、扭转过程中，尽量使韧带、肌肉、肌腱等部位抻拉延展到一般运动所不易达到的极限幅度。在伸展幅度这一点上，"展"和"松"似乎是矛盾的，但实际上，动作一松、一紧地相互变换和有效调节又是统一的。

"注"，指练习时要做到精神专注、心平气和。排除情绪上的不安和紧张，使自己在练功时能专注于每一动势，意念集中，不受外界的任何干扰。这在一定程度上可以抑制活跃的中枢神经系统，使大脑皮层得到充分的休息。这种在练功过程中的意念调节，在功法上被称为"意注"。只有意注自然正确，才可能提高练功效果。

"度"，指适度而言。整套动作的运动量要根据自己具体的情况灵活掌握。全套动作应以松柔为基础，松、紧相间适度。老年人和患者应根据自己的年龄和具体病因病情适当选择运动量，既可按全套程序练习，也可针对性地选择其中几节进行锻炼，动作幅度尽可能大一些，以增加锻炼效果。高血压患者不宜选练向前俯腰（头部朝下）的动作。

"合"，即整齐、均匀的意思。指要在保持身体端正自然的状态下完成站立、上举、下俯、扭转动作，不可出现左右歪斜、摇晃不稳的情况。即要求"上与下合、左与右合、前与后合、内与外合"，姿势圆满、均匀、舒展、严整、不偏不倚，动势完整统一。

综上所述，伸展法的特点可以总结为以下几句话："活动周身，内外兼修。运动极限，抻筋拔骨。相对拉撑，紧后即松。神思专注，稳缓持重。呼吸协调，通达力整。"

少林伸展法能够有效地促进意念（神经系统）和吐纳（呼吸系统）的有机结合，增强体内各器官、组织的功能，使神经活动的均衡性、灵活性及自我控制能力逐步加强，使全身各部位肌肉群、肌腱、关节、韧带都相应参加活动，使上述各组织变得匀称、丰满、圆润、富有弹性，使各组织的收缩和舒张能力增强。20岁以下的青少年可通过练习伸展功纠正不良姿态，使动作对称、协调。由于此功法运动量小、柔缓、没有高难动作，所以很容易掌握，并能在较短的时期内使体能有所增强，再配合医药治疗能够使疾病较快痊愈。该功法又可以防止老年性肌肉萎缩，消除过剩的脂肪，使肌肉及肢体关节的运动障碍得到缓解，起到保健、延缓衰老、增长寿命的作用。

在十二动势伸展练习中，每一个动作都与呼吸吐纳有着密切的关系，这在功法中称为调息。调息遵循"开吸合呼、起吸落呼、仰吸俯呼"的原则。深呼吸时膈肌的升降活动加强，不仅能促进肺部的气体交换，增强腹肌有规律的收缩和舒张，改善体内组织液循环，还能有效地加强胃肠的蠕动，进而增强肝、肾、脾、膀胱、心、肺等的活动，使上述各器官得到积极有益地按摩，促进呼吸、消化、内分泌、循环系统的功能。

二、功法

（一）引气归元（双按掌吐纳）

1. 动作说明

（1）两脚开立，与肩同宽，屈肘，两手成八字掌，缓缓平行抬起至胸部水平；同时配合吸气，目视前方。

（2）接上动，两掌于体前缓缓下按，腕部略屈，肘部撑圆，两掌间位置、距离不变，下按至胯前；同时配合呼气，目视两掌。

（3）接上动，两手指于腹前相互交叉，两肘松沉弯曲，掌心朝内按于腹部（即丹田），随之意守；目视两掌所按位置。

2. **技术要求及注意事项**

（1）动作配合呼吸，做到不拘不僵、自然协调、缓柔轻松、深沉顺达（指"气沉丹田"）。

（2）采用顺式、逆式及自然呼吸法均可，以自己感到自然、舒适为原则。做到下颌内收、头正颈直、沉肩松背、收腹含胸、立腰扣足，并保持身体姿势不变。双掌按腹部时，意守丹田，但对呼吸不可强求，可采用默数呼吸次数的方法集中思想。

（3）上下按掌若干次，意守时间可灵活掌握，一般以 3～5 分钟为宜。

（二）韦陀献杵（前侧双推掌）

1. **动作说明**

（1）接上动，两手型不变，两掌向下内旋，臂伸直，腕部沉压，力达两掌心；目视双掌。

（2）接上动，两臂向上抬起，两手心朝前，肩部尽力前伸；同时配合吸气，目视双掌。

（3）接上动，两掌指分开，两臂同时伸直向体侧展开，腕部屈立成八字掌，掌心朝外；同时配合呼气，目视正前方。

（4）接上动，两臂同时屈肘内收，掌略外旋收至腰间，掌心朝上，掌指朝前；同时配合吸气，目视正前方。

（5）接上动，两掌同时边内旋边从腰间向前推出，两掌间相距约与肩同宽，腕部屈立，力达掌心；同时配合呼气，目视正前方。

（6）接上动，两臂同时屈肘还原；同时配合吸气，目视正前方。

（7）接上动，两掌同时边内旋边从腰间推向体侧；同时配合呼气，目视正前方。

2. **技术要求及注意事项**

（1）此动势主要用于练习肩背、肘腕的灵活性和力量。

（2）两臂尽量伸长，呼吸要深长、缓慢、柔和、协调。

（3）两掌屈伸过程中，要沉肩、展背、腕活、肘沉；两臂运行过程中，要轻松、柔缓，达到动作的终点时要撑背伸肩，力达掌心。

（4）旋腕不僵不滞、灵活自然，在每个动作即将达到终点位置时才进行旋腕。

（三）摘星换斗（双掌托按）

1. 动作说明

（1）接上动，两掌分别同时向下置于胯部两侧，掌心朝下，掌指朝前，力达掌心；两脚跟抬起，头向上顶，立腰夹胯，两肩下沉，同时思想专注于颈椎，有意识地将颈部向上抻拔，将腰椎部向下沉压，成对脊柱上下相对牵引的形式；同时配合吸气，目视正前方。

（2）接上动，两臂沿线路上提，屈肘平置于胸前（与胸部相距约5 cm），两脚跟随之落地；同时配合呼气，目视正前方。

（3）接上动，两掌沿线路向上边旋边推掌，两肘挺直，屈腕掌心朝上，掌指相对，力达掌心，头部随之上仰，眼看上方；同时意念专注骶骨部位，有意识地向下抻拉，又使腰、胸、颈椎等部向上抻拔，成上下相对牵引的形式；动作的同时配合吸气。

（4）接上动，两掌分别向下翻压，肘部挺直，掌心朝下，掌指朝前，力达掌心；两脚跟随之抬起，头向上顶，立腰夹胯，两肩下沉，意念专注于颈椎，向上抻拔，并将腰椎、骶骨向下沉压，成对脊柱相对上下牵引的形式；同时配合呼气，目视正前方。

2. 技术要求及注意事项

（1）肩、肘、腕各部位动作应自然、缓慢、轻柔。

（2）两掌到达动作终点位置时，要沉屈用力，使臂部肌肉适当紧张，力达掌心。

（3）呼吸要深长、顺达，力求自然，与动作配合协调。如果感觉上述呼吸方法很难掌握，也可采取自然呼吸。一般呼吸应是"起吸落呼"。

（4）脚跟抬起、落下时，身体重心要稳，姿态要端正，对脊柱要有意识地进行上下抻拉，与两掌的上下托按动作密切配合，使内、外力量和抻拉的感觉合为一体。伸展的幅度尽可能达到极限。

（5）两臂配合，适当用力，伸展到达终点位置时，伴有掌指及掌心热、胀、麻等感觉，均属正常现象。

（6）此动势共做8次（两掌上下托按为一次）。

（四）摘星换斗（单掌托转）

1. 动作说明

（1）接上动，两掌同时分别向两侧略分开，同时两脚跟落地，头随之向右转；目视右掌。

（2）上动不停，身体向右后转，右掌向体后缓缓成弧形摆起，置于体后头顶上方，屈腕，掌心向上，掌指向内，向后助力转体的同时，力达掌心，向上托起，肘部微屈；左掌同时屈肘，以掌背部托、按腰部的命门穴，两脚位置不动，头部随势向右转；同时配合动作吸气，从右腋下看体后极限角度。

（3）动作同上，唯动作相反。

2. 技术要求及注意事项

（1）呼吸与动作要求同"摘星换斗（双掌托按）"。

（2）以掌的背部托按腰椎，是为保护腰部。掌背托按时，可稍用力。

（3）身体左右转动时，以腰、胯为轴，保持重心平稳，保持身体端正，不应变换两脚位置。

（4）此动势共做8次。

（五）青龙探爪（左右推掌）

1. 动作说明

（1）接上动，身体还原为面向前，两掌同时变拳，屈肘于腰间，拳心朝上；做一次深呼吸，目视正前方。

（2）接上动，上体向左转，左拳不动，右拳变八字掌由腰间向左侧推出，肘部挺直，高与肩平，腕部屈立，掌指朝上，力达掌心，头部随势左转；配合动作呼气，目视右掌。

（3）接上动，上体向右转，动作同上。

2. 技术要求及注意事项

（1）转体推掌时要送肩、拧腰、松背、撑腕立掌，肩部不可耸起，要最大限度伸转。转体和掌部一推一收时，要协调配合自然深而长的呼吸。两臂的屈伸配合要协调，应同时完成。

（2）掌收回时，五指端要用力内扣，并逐渐外旋抓握成拳，收至腰间，与推掌同时到达位置。

（3）转体时身体重心要稳固，要收腹含胸，内收下颏、立腰转胯，保持两脚位置不动。

（4）此动势共做8次（两掌一屈一伸为一次）。

（六）倒拽牛尾（弓步拧臂）

1. 动作说明

（1）接上动，上体向左转，左脚随势向左迈出半步，屈膝半蹲成马步姿势，左掌同时变拳屈肘收至胸前，与前胸相距约 20 cm；右拳略内旋，屈肘移至腹前，与腹前相距约 10 cm；同时配合吸气，目视手部。

（2）接上动，身体向右转，左腿蹬直成右弓步，上体略前倾，左、右拳随势移动；同时配合呼气，目视右拳。

（3）接上动，身体略向左转，还原成马步姿势，与（1）动作相同，唯左右位置相反。

（4）接上动，身体向左转，右腿随势蹬直成左弓步，动作同（2），唯方向相反。

2. 技术要求及注意事项

（1）可不握拳，而五指分开，微屈用力，即呈"虎爪"型。

（2）弓步、马步转换要灵活、有力、重心平稳，重心要尽可能低一些。

（3）动作中体态要端正，不可前倾后仰，臀部要内收，要收腹挺腰，胯开步稳、拧腰松背、顺肩沉肘。

（4）左右转体时，速度不宜过快，两脚要以前脚掌为圆心，进行内外旋转，应自然、稳实；在进行身体转动和两脚内外旋转转动的过程中，蹬腿的配合要协调一致，并用力适度。

（5）此动势左右共做 8 次。

（七）搬转龙首（搬头拧腰）

1. 动作说明

（1）接上动，左脚内收，同时身体转姿势。左、右拳同时变八字掌下按，置于胯两侧，肘略伸直，掌心朝下，掌指朝前；头随势右转，目视右掌。

（2）接上动，上体继续右转，右臂屈肘，随势以掌背部托按腰部命门穴，以左掌掌心抱按头右侧，同时助力搬转头部向右后转，力达掌指；配合吸气，目视右后方极限角度。

（3）接上动，上体向左转还原；目视左掌。

（4）接上动不停，上体继续左转，动作与（2）完全相同，唯方向相反。

（5）接上动，上体向右转，还原成面朝前；动作还原的同时配合动作做一次深呼吸，目视正前方。

2. 技术要求及注意事项

（1）此动势主要锻炼颈椎、腰椎、胸椎、胯等部位的肌肉和韧带。

（2）用手搬转头颈时，注意用力要轻缓、适当，腰部的扭转要柔和，向后拧转时的幅度应尽可能达到最大限度。

（3）两臂左右互换要协调、自然，要做到沉肩、顺背、臂放松、肘腕灵活。

（4）后托按腰部要稍用力，以在腰部转动过程中起保护作用。

（5）运动过程中，保持两脚位置不动、身体端正，控制重心平衡。

（6）此动势反复共做 8 次。

（八）三盘落地（马步蹲按掌）

1. 动作说明

（1）接上动，两掌同时屈肘，手外旋向上托起，置于腹上，与腹部相距约 10 cm，掌心朝上，掌指相对，指端相距 15～20 cm；同时配合吸气，目视两掌之间。

（2）接上动，两掌同时内旋下按，肘部挺直，力达掌心，并随势两膝下蹲成半马步姿势；配合呼气，目视正前方。

（3）接上动，两掌同时向内附按在两膝关节部，掌指朝下，掌心用力，使两膝随势向左右旋转各 4 次；同时配合动作自然呼吸，目视前下方。

（4）接上动，两掌同时外旋，屈肘托起，置于腹前还原；随势配合吸气，目视两掌之间。

（5）接上动，重复（2）的动作。

（6）接上动，重复（3）的动作。

2. 技术要求及注意事项

（1）在身体升降的过程中，注意配合呼吸，要自然、协调、不拘不僵、深沉、顺达。

（2）身体姿势从始至终要保持端正，不可前俯后仰、左右歪斜。

（3）对动作的要求为：沉肩，掌实，腕活，轻柔，收腹含胸，立腰收臀，头正膝稳，两脚位置不动。屈膝半蹲时，可根据自身情况决定重心高低。转动时，思想集中在两膝关节内感觉，转动速度要柔缓，重心要保持平稳。

（4）此动势共做 8 次。

（九）正身打躬（前俯后仰）

1. 动作说明

（1）接上动，两腿逐渐蹬直，两掌随势由膝上缓缓抬起，置裆前，两掌指交叉，掌心朝下，臀部挺直，力达两掌心；同时配合动作做一次深呼吸，目视双掌。

（2）接上动，两掌交叉外翻，沿弧形向后拉伸，即由裆前直臂向上，经头顶向身后拉伸，掌心朝后，头向后仰；同时配合吸气，目视双掌。

（3）接上动，两臂伸直做体前屈，掌心朝下按地面，力达掌心；同时配合呼气，目视双掌。

2. 技术要求及注意事项

（1）在两臂摆动过程中要尽量做到松背、伸肩、挺肘、屈腕，速度以柔缓为宜。

（2）腰部前俯、后仰的幅度要尽力大，以增强锻炼效果。

（3）呼吸与动作的配合要自然、协调，呼吸要深而长。

（4）尽量保持膝部挺直，两足平行站稳不动，足趾抓地，保持重心平衡。掌按地面时，尽可能置于体后。

（5）身体保持端正，不偏不倚，双掌沿体中线成弧形摆动，手眼相随。

（6）此动势共做8次。

（十）观云拜月（左右俯腰）

1. 动作说明

（1）接上动，身体直立，双手交叉，上摆至头顶上方，伸直，掌心朝上，头略上仰；同时配合吸气，目视双掌。

（2）接上动，上体侧屈，两臂伸直，掌心斜朝右上方；目视双掌。

（3）接上动，双臂继续沿线路下摆，俯腰，两掌心按右侧地面，与右脚位平行，力达掌心；同时配合呼气，目视双掌。

（4）接上动，按线路向左侧倾，动作同（2），唯方向相反。

（5）上动不停，动作同（3），唯方向相反。

2. 技术要求及注意事项

（1）在双臂摆动过程中，要使肩臂尽量挺直、伸长，两掌指交叉紧密不松，摆动速度以缓慢为宜。

（2）两膝保持挺直，两脚平行站立不动，足趾抓地，保持身体重心平衡，同时做到手眼相随。

（3）俯腰时要充分呼吸，要求与前面姿势的要求一样。

（4）此动势共做 8 次。

（十一）摇头摆尾（双掌托转腰）

1. 动作说明

（1）接上动，上体缓缓立起，腰部挺直成站立姿势，两掌指由左侧下方分开后分别摆至两胯侧，腕部略屈，掌心朝下，掌指朝前；同时配合吸气，头随势右转，目视右掌。

（2）上动不停，两臂同时屈肘向后，以掌心分别托按住两腰侧（即腰椎两侧肾部），拇指朝前，四指相对；同时配合呼气，头随势左转，目视正前方。

（3）接上动，上体向前俯，使上体与地面基本成平行，两手位置不动；同时配合呼气，目视前下方。

（4）上动不停，以腰胯为轴，上体向左转；同时配合吸气，目视左下方。

（5）上动不停，上体继续向左、向后转体，成仰体姿势，头同时上仰，下颏抬起，腰尽量向后弯，两腿微有弯曲，挺腹舒胸、凹腰收臀；同时配合吸气，目视上方。

（6）上动不停，以腰胯为轴，上体继续转体，成右侧俯身姿势，下颏略内收，腰部尽量向右侧伸展，上体基本与地面平行，膝部随之挺直；配合吸气，目视右侧下方。

（7）同要领，再向右侧转动。

2. 技术要求及注意事项

（1）向左或向右旋转一周，中间动作不停顿，可进行连续性左转或连续性右转，速度适中，动作缓柔。在旋转时幅度要大，尽量伸长，以提高锻炼效果，但也要因人而异。

（2）两手用力推按腰部，注意后腰部（腰椎、肌肉）的转动感觉，以保护腰关节。

（3）上体向前下俯身时配合呼气，在上体向左、右、后侧转体过程中要配合吸气，呼吸与动作的配合要协调、顺达、自然。

（4）两脚位置不动，足趾抓地，保持身体重心平衡。在转腰过程中，尽量挺膝，以加强练习的难度。

（5）一般情况下连续做 8 次为宜。

（十二）托云震石（托腰掀震脚）

1. 动作说明

（1）接上动，身体还原成站立姿势，两拇指朝前，四指相对，指端按住椎骨中间（即命门穴）；同时配合动作做一次深呼吸，目视正前方。

（2）接上动，两脚尖同时向上翘起，脚尖上勾，脚跟着地，随势头略前倾，下颏内收，膝关节用力挺直，收腹含胸；同时配合吸气，目视下方两脚尖。

（3）接上动，下颏抬起，保持头正颈直，同时两脚掌顺势着地，后脚跟抬起，身体直立上引，立腰夹胯；继续配合动作吸气，目视正前方。

（4）接上动，两脚跟迅速着地，力达脚心，同时身体松弛有意识地下震，身体保持端正，全脚掌着地；同时配合动作短促呼气，目视前下方。

2. 技术要求及注意事项

此动势不仅可对小腿、踝部的力量、灵活性及平衡性进行锻炼，还可调整呼吸规律，激发体内真气的运行。因此，练后有呼吸顺畅、精神振奋、周身温暖、气血通达的感觉。

（1）在整个动势练习过程中，要保持头正腰直、含胸沉肩、两腿挺直。

（2）呼吸与动势配合采用"长吸短呼"的原则，用鼻呼吸。

（3）勾足、提跟时，大腿肌肉要适当紧张，震落时腿部肌肉要适当放松。

（4）勾足、提跟时，两掌要配合后按、上托腰部，同时上提裆部（会阴穴），以收到更好的功法锻炼效果。

（5）要保持重心平稳，如感到两脚勾足动作不易做，也可左、右单脚互换练习。

（6）此动势速度不宜快（指吸气过程），应以稳、缓为度，做到自然、协调、不僵不滞、不使拙力。

（7）练习次数以8节为宜（足部一勾、一提、一震共为一节）。

此外，瑜伽体式有挺尸式、前曲式、坐姿伸展式、猫式、下犬式、山式、半月式、树式、半蝗虫式、婴儿式、坐姿前曲式、三角式、侧展三角式、战士第一式、战士第二式、蝗虫式、眼镜蛇式、弓式、雷电式、鱼王式、倒箭式、肩倒立式、鱼式。瑜伽体式也分为放松式、伸展式、扭转式、倒立式等，各功法基本相似，练习者可根据自身情况选择适合自己的功法。

每一个体式都有其独特的疗愈作用。如婴儿式的身体放松状态可以让我们内心宁静，快速进入睡眠状态；猫式的起落伸展配合呼吸观照，让我们似乎感觉到了自己脊柱的生理弯曲和一节节脊椎的拉伸和开合，对我们脊柱有很好的保健和疗愈作用。

三、 禅坐和禅定

按照正确的方法，在善知识指导下，精进求法，假以时日，从坐禅到禅静，最后可达禅定的境界。慧学阶段，在入定时不再有具体的冥想对象，而是意识进入空灵的状态。身体和感官都处于一种休息的状态，心灵隐藏的力量被逐渐开启，人体悟到生命的最高智慧，此时身、心、灵合一。禅定是修菩萨道者的一种调心方法，修禅定的目的是净化心理、锻炼智慧，以进入诸法真相的境界。

此处仅以少林观壁坐禅功为例，具体介绍修行法要。

观壁坐禅功是以少林寺达摩禅师所传经法而著名。达摩禅师主张以寂修为本，万念皆空，明心见性。"外息诸缘，内心无惴，心如墙壁坐禅功"是少林拳法的根基，修炼观壁坐禅功可起到中和气脉、坚实内脏、顺通经络以充养先天的作用。

观壁坐禅功的基本姿势是：坐北朝南，全身放松，头部、身体保持端正，双目微合，"内照丹田"；口部自然闭合，牙齿相合，舌尖内卷轻轻抵住上腭；左腿弯屈，小腿内盘，脚背搁放于右大腿上，脚心朝上，脚跟部紧贴右大腿根部；右腿随之弯屈抬起，小腿内盘，脚放于左大腿上，脚心朝上，脚跟部紧贴左大腿根部，双腿交叉盘坐；两臂保持松垂，腕部、臂部轻放于两大腿上，两掌相叠，右掌在上，左掌在下，掌心朝上（古法中拇指端内扣于无名指根处，或右手握拳，以中指、无名指端抵住掌心劳宫穴，在功法中又称"握固掐诀"等）。

练功时，精神集中在丹田（本文所指丹田即人体小腹正中处，约脐下 5 cm 处）处，"凝神守中"。此时全身骨节、肌肉均充分放松，一切顺乎自然；保持内在的安静，只要能随着腹部轻微的一起一伏配合均匀、柔和、细缓的自然呼吸即可。所谓"着意内守意守法"，是把意念完全集中在丹田处，以一念代万念，将杂念排除，达到大脑入静，全身进入舒适境界的方法。

丹田为生命之根、元气聚集之所、内气发动之源。因此，为了使守一的功效逐步提高，在意守时要似守非守，若即若离，用意宜淡不宜浓。也就是说，要避免过分用意死守，或思想高度集中在丹田。若用意勉强或过浓，气沉丹田过量，丹田处就会有气胀的现象，如果再继续死守，就会出现腹部疼痛、鼓胀，以及意、息乱动等偏差，结果则事与愿违，对身体健康无益。所以，我们主张在练功过程中用意不要过浓，即不要执著，尤其是在练到一定程度时，意越淡越好，以便逐渐达到所谓"若有若隐，似意非意，恬澹虚无"的空无境界，即"不即不离"的练功状态。在练功过程中，正确掌握"纯于自然"的呼吸原则是尤为重要的。

在功法达到上述意境后，可采用止息的方法进行练习，此时用意念观想，以眼观鼻，以鼻观丹田，或以双目内视丹田部位，并把鼻、丹田两者连成一线。通过这种中垂线相连后贯通、相依的止观法，可以有效地协助和诱导入静，达到忘息、停息（内呼息）的状态。这一状态对神经中枢的调养十分有益。经过这一阶段的练习后，在练功过程中会逐渐感到头脑清晰，内心松弛、宁静，全身或局部出现温热、清凉、肌肉跳动、麻软舒适感，这属于练功初期的正常效应，说明体内气机已开始发动。此外，还会感到肢体轻盈缥渺，心境如春水静波，意念轻悠悠、细缓缓、泯然入定，身体好似不存在了，进而进入一种虚无忘我的境界，即神气合一。这是因为在练功过程中随着入静时间的不断加长，意识逐渐加深，大脑皮层会处于一种特殊的、相对的抑制状态，这种止息状态的形成和巩固可对经络、气血、脏腑等组织产生良好效应。此时体内或体表必将出现这样或那样的感觉，如动、痒、凉、冷、暖、轻、重、涩、滑、热、浮、沉等。在练功过程中，有时也会出现一种像电流一样的感觉，这种感觉顺着体内的经络、穴位传遍全身并到达肢体末端。入静状态下的多种效应，古时称为"气行"和"静极而动"，属于正常现象。当然有些人还会在练功过程中出现各种幻觉，如感到眼前有光团发射或有各种景物呈现等。此时不必紧张、恐惧（以为自己练出了偏差），更不要有意去追求，要安下心来，对其不理不睬，要松静自然，同时意守不可执著和强制，做到轻微缓缓、若存若隐。古人在这方面体会尤深，主张"不可用心守，不可无意求，用心着相，无意落空，似守非守，绵绵若存"。如出现动象过大而无法控制时，可意守涌泉穴，如此就会逐渐平息下来。此功法练到最高阶段时，身体内部和外部的动象都会逐渐消失，恢复到原有的安静、平稳的虚无入定状态。

武术爱好者在练气功过程中，一定要禀以严肃、谨慎、自然、真诚的态度，从基本姿势到动作要领都按文中要求去做，用心理解和领会，并通过实践，反过来再加深对功法的各种要点的理解。只有这样，才可能有较快的进步，获得理想的效果，避免出现偏差。现将观壁坐禅功的基本姿势和要领概括如下："双膝盘坐，手叠近丹。周身松弛，顺其自然。体要正直，舌泉上卷。耳似虚无，目若垂帘。观准神凝，心息依连。

暗听内注，气运中丹。"

在静坐过程中，气一般是内在运行的。每个人内气发动的情况不同，若练功得法，按要求认真去做，则体内气血可正常有规律地运行，可以荣卫全身，使身体强健，益寿延年；反之，练功时出现偏差，导致身体不适，气血阻滞，或使神经受扰，自主神经功能紊乱，这些对人体健康是不利的，也就更谈不上防治疾病和内养精气神了。因此，正确掌握功法的客观规律，按照循序渐进的原则进行锻炼，随着时间的积累，功夫也就会日益进展，逐步深化。在这一阶段，还要十分注意"以功养功"。气血旺盛以后，当内气运行产生不规律的"气串"现象，即不按正常循经顺络路线运行时，如不及时进行调理，则一方面，功夫很难再向深发展，另一方面，相应而产生的恐惧心理也易使人在练功时产生气行紊乱的偏差。功要练，也要善养，这样才能精气神注、恬然自安。当练功达到相当程度后，待内气充实，并伴随气行感觉时，可配合在意识导引下的呼吸锻炼。此导引方法，以帮助内气按一定的方向、路线运行为目的，可使坐禅功在原有锻炼的基础上提高一步。导引练习可采用逆式呼吸法，即吸气时腹部随意念"引注"而自然内收，呼气时随意念"引注"而充实。

练习坐禅功需要注意以下几点。

（1）练功前后，要适当活动腿部、膝部、踝部、腰胯部，并对其做一些按摩，使关节、韧带逐步适应，这样有利于上述部位的血液循环和经络通顺。

（2）练功过程中，眼睛要微合内视，神思内敛。这一点十分重要。古人认为：眼太开，失之外走，易于散乱；眼太闭，失之内弛，易于昏沉。

（3）练功过程中，舌抵上腭有贯通任督二脉之气的作用，可使真津发生，将神水、金津、玉泉意送丹田可起到水火相济之作用。练功时，副交感神经兴奋，增加了唾液的分泌，这样不仅可以保证津液源源不断地滋润口腔及咽部，帮助消化，增进饮食，还可以利用向下吞咽唾液时的感觉强化意识，增强对丹田部位的刺激力量。所以，练功中唾液增多以后，宜将其缓缓咽下。

（4）练功过程中，从始至终应保持身体放松，颈部端而不软、正而不僵，略含顶悬的意识。两肩松沉，肘、腕、指、背、胯部均要自然放松，以保持身体重心端正平稳，不偏不倚。胸部内含，腹部内化，裆部（即肛门和会阴穴）用意念轻轻提起，做到全身松而不懈，紧而不僵。姿势、呼吸和意念三者之间存在着互相依存、相互为用的关系，初学者多由意守呼吸开始，故呼吸调整的好坏关系到意守的成败，也直接关系到入静。因此，在呼吸方法上要做到悠、匀、细、缓，这样有助于诱发入静。每当姿势紧张、呼吸不调时，思想也会随之散乱，干扰入静。所以说，调身、调息、调心是在自然放松的基础上进行的，不能勉强或用力，更不可鲁莽急躁，要避免急于求成，一定要遵循"心安意随、以意运气、以气随意、气随意行、意气相随"的指导原则。

（5）初学静坐时，一般会杂念纷纭，不易入静，经过一个阶段的练习后，又有可能出现偏于入睡的情况，这两种情况都不同程度地影响着练功的成效，这也是初学气功的常见现象（气功练得好的，可以高度入静，而又能保持清醒状态）。如果出现上述情况，可配合暗示的方法诱导入静，如数息（默数呼吸的次数），默念（结合一呼一吸，默念字的发音，如"吸""呼""静""松"等字），默示（示意全身各部位逐一放松，或示意自己安静下来才能练功等），或利用两手（掌外缘）靠近意守部位的感觉帮助和控制思想意识的适当集中。

练功时，要选择安静、空气新鲜、光线与温度适宜的地方。练功前要解空大小便。练功时不宜过饥、过饱，腰带松紧要适宜，衣服要宽松，衣服薄厚要与室内外温度相适宜。练功时不宜直接坐在阴湿、冰冷的石板地上，尤其在冬季，室外练功时更应注意保暖，以避免受寒。这些对促进"精神内守，暗听内注"、提高练功效果都十分有益。

（6）如果在练功过程中出现头晕脑涨、胸部堵闷或"外动"不止且难以控制等时，可将意守部位暂改为足心（涌泉穴）或足大趾端。待上述症状消失数日后，还要查明产生上述情况的原因，反思是否有违反或忽视具体要领或练功细节的地方，要总结经验，并在有意识地进行动作的调整后再恢复正常练习。此外，情绪紧张、心情低落时是不宜练功的。古人讲"气固自身稳，神静体自安"，所以在练功前及练功过程中要保持心情愉快，轻松自然，这样才能在练功时做到神不外散。练功前，对一切事物暂时不去思虑，做到对外界事物不看、不听、不闻、不感，即"脑无所思，耳无所闻，目无所视，专意守中"，以达到"虚无忘我"和忘情（人之七情者，喜、怒、忧、思、悲、恐、惊）的境地。

如在练功过程中出现思绪纷纭久久不绝或紧张不安而影响练功时，最好先休息一会儿，待平静下来后再重新入静。对身体的每个部位都要注意充分松静，做到"松得透、静得深"，这样才有利于进入练功的最佳状态。情绪的稳定可避免练功时出现偏差。在日常生活中也要保持情绪乐观、心情平静，这也是练功能产生效果的关键。

（7）练功要专一，不能见异思迁。今天练这个功，明天又练另一个功，随意变动，没有固定的练功方法，乱学乱练，是引起偏差或练功久无成效的重要原因。尤其是初学武术者，不可不慎。

为了进一步提高练功的成效，可在练功过程中适当配合默念法：吸气时默念"吸"字，有助于气沿背后的督脉上升，通达于头顶百会穴，使肾气入脑，起到补脑还精的作用；呼气时默念"呼"字，有助于宽胸、松腰，使气沿手臂下达劳宫穴，或顺身体前任脉降至丹田，有利于内脏生理功能的恢复和调节；闭息时默念"停"字，有助于气稳神凝、专意守穴，有利于内气的聚集和传导。通过坐禅功精神意识的内守，并辅以呼吸、导引的功法，可达到促进人体新陈代谢、以意养气、平衡阴阳、疏通经络、调整气血、驱邪生精、祛除疾患的目的。入静还可使机体各部位得到进一步放松，全身气血流畅，可激发和调动人体内在的潜力，诱发聚集人体内的真气、元气。

另外，通过长时间的意守丹田，并有意识地行其脉络、通其经穴，可恢复先天之气的循环，使真气直达奇经八脉及四肢百骸、周身关窍，贯彻上下，进而通达表里，运行不息，营养和保卫全身。凡有气血阻滞及伤痛的地方，真气均可穿行流通，继而起到活血化瘀、通经活络的作用，促进疾病的康复。

我们可以看到，在练功过程中，由于呼吸频率的减慢，呼吸深度的增加，一般呼气时间较吸气时间要长。经过锻炼，相应腹式呼吸形式逐步形成，这既加大了膈肌活动的幅度，改变了胸腹腔的内压，相对降低了心肺循环的负担，又对腹腔内各器官起到一种积极的有益的按摩作用。这种"内动"形式的锻炼，不仅能增强呼吸功能，增大肺活量，使全身供氧充足，还使肺与各脏腑间的关系更密切了。心主血，肺主气，血之运行，虽为心所主，但必须在肺气舒畅的情况下才能贯心脉而通达全身内外及四肢百骸。所以，练功后，人之情绪和感觉自然会达到舒适的最佳状态。

值得注意的是关于练功的时间和方向的问题。一般在静坐时，要求面朝南而坐（重病或身体十分虚弱的病人可采用仰身平躺的姿势，这样更有利于全身放松）；静坐时间可根据自己的病因、练功目的等灵活掌握。练功时间与静坐方向的问题不可忽略，它们关系到练功的程度。这样选择练功时间和方向是有一定医学理论依据的。

按照明代杨继洲《针灸大成》一书的论点，寅时内气走肺经，卯时内气走脾经，申时内气走膀胱经，亥时内气走三焦经。将我国中医学中著名的"子午流注"理论用在气功、养生上，可为气功的顺利进展、疾病的治愈和健身长寿提供传统有效的医学依据。此外，古代还有"九宫图""灵龟八法"等时辰运行的理论，这些都说明练功要选择适宜的时间，这样才更有针对性，疗效和功夫程度才能有显著提高。《素问·刺法论》云："所以自来肾有久病者，可以寅时面向南，净神不乱思，闭气不息七遍，以引颈咽气顺之，如咽其硬物。如此七遍后，饵舌下津令无数。"根据寅时肺气功能强、卯时丹田充气最旺盛的特点，具体练功时间也可安排在寅、卯时（即清晨3点至7点）。这段时间环境静寂、空气新鲜，人容易入静，有利于达到练功的最佳效果。现将十二经气血流注最旺盛的相应时间规律介绍如下，供练功者参考。

子时（23点至午夜1点）走胆经；丑时（1点至3点）走肝经；寅时（3点至5点）走肺经；卯时（5点至7点）走大肠经；辰时（7点至9点）走胃经；巳时（9点至11点）走脾经；午时（11点至13点）走心经；未时（13点至15点）走小肠经；申时（15点至17点）走膀胱经；酉时（17点至19点）走肾经；戌时（19点至21点）走心包经；亥时（21点至23点）走三焦经。

练功者根据所需，按照上述所列的时辰表，可选择相应的内气最旺盛的时辰练功。

练功时面向南也是同自然的磁场特性相符合的。近年来的科学实验证明，经络具有明显的电磁特性，穴位是电磁聚焦点，存在着对磁性信号的敏感反应。练功时强调面向南，实际上是使人体的生物磁场顺着地磁方向，这对人体起着内外相应的天然磁疗作用。坐禅功锻炼，不是通过身体的激烈运动而达到锻炼目的的，而是通过人的主观能动性，以自我意识来调整人体生理功能而达到健身作用的。这种自我意识积极的自我控制和调整，能使机体处于最佳工作状态，从而逐步增强调整力、适应力，提高免疫力、康复力，促进人体内的动态平衡，调动机体内在潜力，进而起到治病强身的功效。

四、呼吸

梵文"Prana"意为生命力、宇宙的能量，也表示呼吸或生命。"Ayama"的意思则是对生命力或宇宙能量（Prana）的调节和控制。因此，调息（Pranayama）的意思就是专心和有规律地控制呼吸或对生命力、宇宙能量进行调节和控制。《瑜伽呼吸控制法》《少林武功医宗秘笈》《修习止观坐禅法要》等经书和养生书籍对息法治病的描述大同小异。因此，本书仅对《瑜伽呼吸控制法》一书中的几种呼吸控制方法略做介绍。

（一）成功式呼吸控制法

1. 吸气

一般来说，在呼吸控制法的过程中都会要求保持一侧的鼻孔关闭，在屏息时则两侧鼻孔同时关闭。那么在传统瑜伽中关闭鼻孔是如何完成的呢？通常需要使用一种特殊的方式来完成这个工作。我们认为，这种方式不仅会让你感觉舒适，还具有一定的科学性。将右手的手掌自然张开，食指和中指向掌心弯回，其他三个手指仍保持伸展的状态，然后，拇指和另外伸展的两个手指（无名指和小指）分别放在鼻梁的两侧，拇指在右侧，其他二指在左侧。如果右侧的鼻孔需要被关闭，那么保持其他手指原来的姿态，将拇指向下放在右侧鼻翼，下压鼻中隔的硬骨边缘。如果左侧的鼻孔需要被关闭，则拇指回到鼻梁的位置，另外两个手指略向下到鼻翼处，按压鼻中隔下端的硬骨。如果两侧的鼻孔都需要被关闭，则两侧的手指都向下按压到我们前面所介绍的部位。如果两侧的鼻孔都需要保持开放，则可以采取两种方法：一是保持手指分别放在鼻翼两侧（但是不用力按压），二是将右手放下到膝关节上。

每一次吸气（包括第一次）都应该在呼气完全结束后开始。练习成功式呼吸控制法时，应通过两侧的鼻孔吸气，吸气的过程通过胸部动作来完成。练习者通过扩张胸部，使空气自动进入肺中。在整个吸气过程中，声门部分关闭。声门的这种关闭状态使其在吸气过程中会发出一种持续的声音，就像风的呜咽声，二者不同的是，风声会有中断或不平稳，而这种声音是连续而平稳的。吸气时面部和鼻部的肌肉应该放松，吸气时收缩面部肌肉是绝对的无用功。有些人在吸气时会习惯性地用力，使整个面部扭曲，我们应该避免这种情况。

此外，还应该格外关注腹部肌肉。在吸气的整个过程中，应该轻微地收缩并适当地控制腹部肌肉。西方的一些练习者建议跟随他们练习的人在吸气时将腹部膨出向外，我们认为这是对深呼吸生理方面产生的错误观念所致。他们会觉得在腹部膨出时会吸入大量的新鲜空气，从而获得更多的氧气，但是据我们所收集的实验数据显示，这实际上是一个错误的观念。事实证明，吸气时控制腹部比膨出腹部会吸入更多的氧气。进行这种练习也可使相应神经受到训练。控制腹部肌肉拥有的优势超过膨出腹部，当腹部呈现膨出的状态时腹部肌肉应始终保持放松。

我们不必刻意将深呼吸运用于呼吸控制法中，呼吸控制法的生理效应不同于深呼吸。因此，将这二者等同起来或者相互代替是错误的。

整个吸气的过程应该流畅而均匀，在此期间由于部分声门关闭所造成的气流阻力而产生的相应的声音应该是低沉而又悦耳且均匀的。对于所有可能出现在鼻部的阻力，尤其在嗅觉区域，都应该谨慎地避免。在呼吸控制法练习中，运用错误的方法产生的鼻部的这些阻力是促使大脑部分功能失调的重要原因。当达到吸气的界限时就不应该再极力地尝试摄入额外的气体了，不需要用力扭曲各部位的肌肉来争取更多的空气。当吸气完成后，就应该进入屏息的过程。

2. 屏息

成功式呼吸控制法所采用的屏息方式是深吸气后进行屏息。我们需要注意的有三点：第一，这种屏息方式需要将声门完全关闭，这也就意味着完全关闭了肺部与外界的通道；第二，屏息的同时需要练习收颌收束；第三，必须关闭鼻孔。紧闭声门建立了第一道防线，这也是最有效的防线。屏息之前所吸入的空气尝试冲出呼吸道，在通过这道防线时得到有效的阻止。收颌收束，通过完全地收紧口咽部，建立了第二道防线。关于第三道防线，我们在此已无须解释太多。因为当第一道防线失守时，第二道和第三道防线并没有足够的能力成功抵御空气有力的进攻，它们的作用只是支持第一道防线，因此，我们也不要尝试去做这种无谓的努力，因为这也许会导致不良的后果。我们应该始终清楚，只有在胸壁挺立稳固、肋骨提起的状态下，声门才有能力去完成这样长时间的关闭工作，所以在整个屏息过程中我们都应在吸气末时保持吸气肌收缩的状态。

在此期间，腹部还应该小心地保持轻微的收缩状态。真正高级的屏息就存在于这样的腹部收缩的状态中。在这里，必须提及一个流行的说法：真正的高级屏息是将气体保留在肺中而使大量的氧气被吸收到系统内。实验室已经对此进行了检测，发现这种说法并没有什么真实性。

屏息练习的时间界限应该依据以下两点来判断：①在保持屏息期间，没有严重的憋气窒息之感；②在屏息结束时，应该还有能力尽可能地控制肺部的回弹，从而继续进入流畅而均衡的呼气过程。如果能做到以上两点，此练习就不会对一般健康水平的人的肺部和心脏具有任何危险性。

吸气和屏息的时间比例应保持在1∶4或者1∶2，初练者应遵循后者的比例。无论以什么时间比例进行练习，都应该首先确保屏息符合上一段所提到的两点，然后再确定一个适当的固定的吸气时间。

当屏息结束时，首先从左鼻孔释放出压力，然后解开收颌收束，之后再部分地打开声门。只有当左侧气道打开后胸部才会开始放松，在胸部放松时呼气便开始了。

3. 呼气

呼气是通过左鼻孔完成的。练习者在呼气的任何阶段都不应该失去对肺部的控制。胸部的放松应该是一个缓慢而均匀并逐渐结束的过程。声门应该始终保持部分闭合状态，由这种闭合状态所产生的摩擦力而发出的声音也应该是低沉而均匀的。

开始呼气时，腹部肌肉逐渐开始收缩的越来越充分，甚至在胸部已经缩小到最小状态时腹部还继续收缩，直到所吸入的最后 1 ml 的空气被排出体外。这并不意味着在呼气期间为了达到效果而要造成各系统的任何形式的紧张，这只是让我们知道，呼气应该尽可能地完全保持在没有任何过分紧张的状态中。然而读者可能会注意到，导致呼气时过分紧张比导致吸气和屏息时过分紧张的可能性要小。另外，还有一点值得我们关注：处于平均健康水平的人，如果吸气和屏息的过程超出正常的时间比例，则对肺部的损伤要多于对心脏的损伤；如果过度深呼气，则对心脏的损伤会超过对肺部的损伤。

呼气的时间应该总是比吸气时间长。正常的吸气和呼气的时长比例应该是 1:2，我们应该尝试着去达到这个标准。我们应该清楚，呼气时间不应该被延长到导致接下来的吸气产生任何形式的仓促。事实上，呼吸控制法练习时的固定比例，指的是吸气、屏息和呼气之间的时间比例，我们应该明白在每轮练习中保持这样的比例会感到舒适，而且在整个练习过程中都要保持同样的舒适感。一组练习，我们预计要进行 14 轮成功式呼吸，在任何两轮练习之间我们都需要加入一次正常呼吸来调整，直到我们做完所有的练习。无论我们计划每次练习多少轮，都不应该有过分的紧张而导致窒息感，这个原则在呼吸控制法练习的任何阶段都应该被保持。必要的谨慎小心既要存在于每一轮单独固定的练习中，也要贯穿于整组练习中。

一组完整的练习过程需要依据个人能力而定。精神修炼者应该尝试延长每一轮的时间。只单纯追求氧气价值的身体练习者，应该尝试缩短每一轮的时间。除了追求氧气价值外，还希望得到额外益处的身体练习者，应该努力在 1 分钟内完成 4 轮练习。

4. 专注

精神修炼者应该专注于一点，这个点位于鼻咽部，是吸入的空气首先触及并能被感觉到的地方。它恰好位于鼻道前开口的后方，鼻咽部的圆顶部分，软硬腭结合部位组成的拱状结构上方，也是呼气过程中呼出的空气最后触及并被感觉到的部位。在整个呼吸控制法练习过程中，吸气、屏息和呼气期间都应保持专注于这个点。

身体练习者应该集中注意力于呼吸的空气上。在吸气和呼气时可以关注声门处，也就是气体遇到阻力的地方；而在保持屏息时则应该关注保留在胸部的气体。

那么我们每天应该练习多少轮数呢？它们又该被如何分配呢？

对于精神修炼者来说，每天最大的练习量是 320 轮，以方便的时间将练习量分配于 2~4 次练习中（上座时间）。对于身体练习者来说，可将总共 240 轮的最大练习量在一天内分配于 2 次练习中。其中早晚是最佳的练习时间段。

对于这两类练习者来说，开始时每组练习 7 轮，每周在每组练习时增加 3 轮。多年的实践证明，这种节奏的练习是非常安全的。

上文所列的方法，是为处于平均健康水平的练习者设计的。没有严重的心脏或肺脏疾患的人也可以根据这些指导进行适当的更改后练习。但是任何患有心脏或肺部疾患的人严格禁止自行练习，若要练习，务必咨询专家。

（二）太阳式呼吸控制法

瑜伽修炼者在一个舒适的座位上保持一个稳定的瑜伽姿势，然后缓慢地通过右鼻孔吸入外界的空气，之后屏住呼吸，直到感到压力达至头发（他身体上的）和手指甲，之后再缓慢地通过左鼻孔呼气。太阳式呼吸控制法应该被重复数次。

练习者首先需要一个舒适的座位，以避免不平衡的压力作用于折叠的双腿和臀部而导致不适，以使自己可以保持长时间的坐姿。练习者可以采用任何熟悉的冥想体式，如莲花坐或至善坐。

练习者坐好后，通过右鼻孔缓慢地吸入外界空气，并且屏息，直到感觉到气流的压力传到了自己全身，甚至是头发和指甲，这里要特别注意的是，练习者应该根据自己的能力一步步地进行屏息练习，因为匆忙的练习可能会损伤肺部，甚至导致不可治愈的疾病。梵文原文并没有提到要在这里结合收颌收束、收腹收束、根底收束 3 种收束法进行练习，如《哈他之光》提到这 3 种方法应用于所有的呼吸控制法。在这里，建议练习者在进行练习时只采用收颌收束，避免采用收腹收束和根底收束，至少是在修炼的第一个阶段应该避免。以后要练习所有的收束法时，必须在有经验的老师指导下进行。在屏息之后，以比吸气更慢的速度通过左鼻孔将气呼出。至此，吸气、屏息和呼气就构成了一轮太阳式呼吸控制法。同样的练习，根据个人的能力在一组练习中被不断地重复数轮。

值得注意的是：切勿饭后练习；高血压患者请勿练习；心脏病患者和紧张症患者请勿练习。

（三）月亮式呼吸控制法

同太阳式呼吸控制法的做法完全相反，左右转换一下即可。此法的禁忌和作用也与太阳式呼吸控制法的相反。

此法对缓解失眠和焦虑有很好的效果。

（四）乌加依呼吸控制法

（1）以任何一种身体感觉舒适的姿势（莲花坐、安乐坐等均可）坐下。

（2）保持后背挺直，头部向躯干放低，下巴放在锁骨之间凹陷处，锁定下巴。

（3）双臂伸展，手腕部放在两膝上，拇指和食指指尖相靠，其他手指保持伸直（即所谓的"智慧手印"）。

（4）闭上双眼，向内看。

（5）完全呼吸法，呼吸3次。

（6）现在开始练习乌加依呼吸控制法：用两鼻孔缓慢而深长稳定地呼吸，上腭能感觉到有空气的吸入，发出齿擦音"Sa"；空气充盈肺部，注意吸气时不要鼓胀腹部（任何类型的呼吸控制法都应该遵守这一点）；从会阴到胸骨的整个腹部区域向后靠向脊柱；屏息1~2秒，这种内在的保持叫内屏息；缓慢深长而稳定地呼气，直到肺部完全排空。当你开始呼气时，腹部向外凸出，在呼气2~3秒后，横膈膜缓慢地放松。呼气时上腭会感到气体向外流出，发出"Ha"的音。

（7）停留1秒后，开始新的呼吸，这个停留的时间叫作外屏息。

（8）步骤（6）~（7）的过程就是一个完整的乌加依呼吸控制法，重复此呼吸法5~10分钟，整个过程两目闭合。

需要特别注意的是，瑜伽乌加依呼吸控制法可以在没有收束的情况下练习，即使在走路或者躺下时也可以练习，这是所有呼吸控制法中唯一一种无论昼夜随时可以练习的呼吸控制法。

（五）圣光调息法

这是清洁头脑额区的一种功法，此法可以在任何时间练习，特别适合在冥想前练习。

姿势：任选一种舒适的瑜伽坐姿打坐，合上双眼，放松全身。

步骤：与风箱调息法一样进行腹部呼吸，重点放在呼气上。与风箱调息法不同的是，圣光调息法让吸气慢慢地自发地进行，只是微微地用力呼气，且每次呼完之后稍做悬息，然后再轻轻吸气。呼气50次后，深深呼气，做收颔收束法、收腹收束法和会阴收束法，将意识集中于眉心，感到空虚和宁静；接下来解除3种收束法，缓缓吸气，放松全身。这就完成了一轮。每次共做5轮。

圣光调息法可让大脑充分地休息，并让心情在空虚的状态中重获活力。这个功法有助于缓解脑血栓形成。如果增加悬息时间，效果会更好，但悬息时间也不宜太长，以感到舒适为限。

五、 清洁法

做清洁的目的是清除体内的毒素和心灵上的阴霾。

上文讲到修止观前要做的具五缘、诃五欲、弃五盖、调和五事、行五善巧之方便，其实就是身心清洁之法。

《瑜伽之光》提到圣光调息法、清鼻术、洗胃术、烛光冥想、洁肠术、瑙力法皆为身体清洁之术。身体清洁术是根据人体特征，特别是消化系统和排泄系统的特征来设置的，要在老师的带领下，根据自身情况循序渐进地练习，不能盲目练习。瑜伽净胃术、净鼻术、净目术、净腹术、净脑术以及佛教瑜伽的断食疗法，均可以洁净相对应的器官及系统，从而预防和调理相应疾病。清洁法是修止观、修禅坐的关键，亦是能否修成正果的关键。

第五章　佛教瑜伽与健康

第一节　佛教瑜伽与身体健康

《诗经·小雅·天保》云："如月之恒，如日之升，如南山之寿，不骞不崩。如松柏之茂，无不尔或承。"自古以来，健康与长寿都是人们追求的重要目标。从佛教的观点出发，获得健康的身体是一件很难得的事情。"是故世尊说，人身极难得，如海中盲龟，颈入轭木孔。"健康的身体是正常生活、学习、工作的重要保障。"无病第一利，知足第一富；善支第一亲，涅槃第一乐。"对于修行者来说，身心健康才能更好地精进用功、出离轮回。再者，人生是非常短暂和无常的，疾病、痛苦、灾难随时都会降临。生命每分每秒都在流逝，不以人的意志为转移。所以，我们要懂得珍惜，选用有效的方式锻炼身心，健康、快乐地度过每一天。

佛教一直以来都与医学有着密切的关系。《杂阿含经》说："有四法成就，名曰大医王，所应王之具、王之分。何等为四？一者善知病，二者善知病源，三者善知病对治，四者善知治病已，当来更不动发。……如来、应、等正觉为大医王，成就四德，疗众生病，亦复如是。"佛医学有着自己独特的理论体系，从某种程度来说，我们没有觉悟的凡夫都生活在无明大病中，对自己、他人、环境认识不清，身心内尚有诸多的烦恼和痛苦，故得不到自在和解脱。

一、佛教的生理病理观

（一）生命缘起

从佛教的观点来看，生命由业力所致，也由业力牵引轮回。《佛说长寿灭罪护诸童子陀罗尼经》云："汝当谛听，我当依过去诸佛说十二因缘法：无明缘行，行缘识，识缘名色，名色缘六入，六入缘触，触缘受，受缘爱，爱缘取，取缘有，有缘生，生缘老死忧悲苦恼。"由此可知，轮回的根本就是烦恼和无明。

我们身心有各种各样的痛苦，都是因为有恶的因缘，没有与觉悟、清净相应。如《佛说佛医经》云："人得病有十因缘：一者久坐不饭，二者食无贷，三者忧愁，四者疲极，五者淫泆，六者嗔恚，七者忍大便，八者忍小便，九者制上风，十者制下风，从是十因缘生病。"贪嗔痴三毒及各种各样的烦恼等都是使我们生病的因缘。修行的过程，就是不断地对治烦恼、培养智慧和觉悟的过程。《瑜伽师地论》说："如是名为修习对治，此修对治，当知即是修习瑜伽。"佛教瑜伽修行者所追求的目标，应该是与佛法相应、断除一切烦恼、清净光明的觉悟境界。这就如同宗性法师在《改造生命的原理：〈八识规矩颂〉通诠》中所说："佛法将生命的形态分为十种，也就是常说的十法界。十法界中，天、人、阿修罗、地狱、饿鬼、畜生，属于六凡，也叫六道轮回。如果生命处于这六种形态，不仅生命充满烦恼和苦难，而且生命还极不自由。声闻、缘觉、菩萨、佛属于四圣，如果生命处于这四种形态，生命就获得了自由，不再受六道轮回的束缚。声闻、缘觉、菩萨相对于'六凡'来说，算是获得了自由，但相对于佛来说，也只是获得相对的自由，因为这种自由还不彻底，只有佛才获证了圆满的生命境界，才获得了生命的真正自由。所以学佛者追求'了生死'，其实就是想方设法摆脱'六凡'的生命形态，步入'四圣'的行列，而最终绝断生死洪流，契入清净光明的觉悟境界。"

（二）四大不调导致疾病

佛教认为最基础的致病因素是地、水、火、风，称为"四大"，亦称为"四大种"，即构成生命的四大元素。《大乘金刚经论语》说："云何四大？世尊曰：地有坚性，水有通性，火有炎性，风有动性。"此为地、水、火、风四大的特征和属性。《圆觉经》云："我今此身四大和合。"人的身体由阿赖耶识所保存的四大种子显现而成。佛教四大的观点与中医学金、木、水、火、土五行学说有着相似之处，但佛教认为四大构成的躯体是假象。"当念身中四大，各自有名，都无我者。"《六祖坛经》中也有"五蕴幻身"的说法。此身四大为身只是妄见，并无实体存在，这与中医学五行五脏等基本立足点是不同的。

"四大调和，一身安乐；四大不调，便生病苦。"四大不调是引起疾病的直接因素。天台智者大师在《修习止观坐禅法要》中说："若地大增者，则肿结沉重，身体枯瘠，如是等百一患生。若水大增者，则痰阴胀满，食饮不消，腹痛下痢等百一患生。若火大增者，即煎寒壮热、支节皆痛、口气、大小便痢不通等百一患生。若风大增者，则身体虚悬、战掉疼痛、肺闷胀急，呕逆气急，如是等百一患生。"《佛说佛医经》也说："人身中本有四病：一者地，二者水，三者火，四者风。风增气起，火增热起，水增寒起，土增力盛。本从是四病，起四百四病。"引起四大不调的根本原因是我们的心识，心识杂染、攀缘、无明起惑业，则种种烦恼产生，导致四大不调。"由心识上缘，故令四大不调，若安心在下，四大自然调适，众病除矣。"（《童蒙止观》）佛教瑜伽修习的过程就是间接或直接地对我们的身心进行净化的过程，修习佛教瑜伽既能使我们身体的四大调适，又能从心识、烦恼上解除问题。

二、 佛教瑜伽与身体健康

佛教瑜伽修行的终极目标是觉悟成佛。在修行练习的过程中，我们的身、心、灵均有不同程度的转变和提升，这种转变是有次第、循序渐进的，最终三者慢慢达到一个平衡、稳定的状态，智慧逐渐开发，自性得以流露。在瑜伽修行的过程中，我们的身体也在发生着变化，而这种变化带给我们的是由内而外的健康。

（一）三脉七轮理论（三脉七轮与健康的关系）

1. 三脉

（1）左脉。又称为水脉、月亮脉、阴脉。呈灰白色，代表阴性。左脉位于中脉的左侧，从左鼻孔上行入脑，循中脉左侧而下行，至脐下与中脉汇合。左脉影响的主要是人的判断力。当左脉活跃时，人的思维意识处于比较活跃的状态；当左脉不够通畅时，人的情绪容易出现波动和变化，喜怒无常，不稳定；当左脉接近废用时，人的生命也将面临终结。

（2）右脉。又称为火脉、太阳脉、阳脉。呈深红色，代表阳性。右脉位于中脉的右侧，从右鼻孔上行入脑，循中脉右侧下行，至脐下与中脉汇合。右脉影响的主要是人的行动能力。当右脉活跃时，人的积极进取意识强，注意力容易集中；当右脉不通畅时，人的注意力就很难集中，同时人会缺乏行动力。

（3）中脉。中脉是开启智慧的通道，是连接宇宙信息的脉。从海底轮开始，直接通到顶轮，位于脊柱处中部。中脉是人生命能量的主干道，对应能量进化与灵性的提升。通常普通人的中脉并没有被打通。只有经过系统地修行，使体内蕴藏的能量觉醒，沿着中脉逐渐上升，才能打开顶轮，中脉才能贯通。

从现代医学的角度来看，瑜伽三脉可能与交感神经、副交感神经有关，若左右两脉过分活跃或有堵塞，人的注意力便被牵引离开中脉，处于不平衡的状态，继而导致一系列的疾病产生。

2. 七轮

（1）海底轮。海底轮对应下腹神经丛、生殖腺，与人的排泄功能和生殖功能相关，象征创造力量的源泉。

（2）生殖轮。生殖轮对应主动脉神经丛、肾上腺，控制人体的脾脏、胰脏、肝脏下部和下腹部。这个脉轮位于生殖区域，与饮食、饥渴和性冲动有关，代表愉悦、欢喜的源泉。

（3）脐轮。脐轮对应腹腔神经丛、胰腺，与人的消化系统和新陈代谢有关，主宰人的意志、雄心和能力。

（4）心轮。心轮对应心脏、胸腺，控制人体的循环系统和呼吸系统。心轮是宇宙声音源泉的显现，象征平等的爱。

（5）喉轮。喉轮对应颈部神经丛、甲状腺、副甲状腺，是净化的中心，象征净化和提高品质。

（6）眉间轮。眉间轮对应松果体及下丘脑、视神经丛、视叶，象征命令，是智慧的中心。当眉间轮被激活的时候，心变得稳定、强壮，可以完全控制内在的生命之气。

（7）顶轮。顶轮是所有能量与三条脉络汇合的地方。它不仅是一个能量中心，也是最高的意识中心，象征纯净的意识。

（二）佛教瑜伽对身体的直接作用

1. 瑜伽练习对运动系统的影响

运动系统形成了人体的基本形态，包括骨、骨连结、骨骼肌，其总重量约为体重的60%。骨在运动中为杠杆，骨连结称为运动的中枢，骨骼肌则是运动中的动力，三者缺一不可。瑜伽练习是在呼吸协调的配合下，有节奏地收缩、舒张及牵拉肌肉的过程，这对骨是一种有利的刺激。有研究表明，练习瑜伽的人与不爱运动的人相比，骨密度要高20%～30%，爆发力要高30%～40%。另外，练习瑜伽对身形有良好的塑造作用。瑜伽练习能够改变人们的饮食习惯，使人们不再忙乱进食；瑜伽特有的腹式呼吸法对控制食欲的脑部中枢有良好的调节作用，防止人们过度进食；瑜伽的呼吸能够增加体细胞的摄氧量，包括脂肪细胞，能够增强氧化作用或是燃耗脂肪细胞；瑜伽练习能促进相对应的腺体的分泌，促进食物的代谢。

2. 瑜伽练习对呼吸系统的影响

呼吸系统由呼吸道和肺两部分组成。呼吸道包括鼻、咽、喉、气管和各级支气管。临床上通常把鼻、咽、喉称为上呼吸道，把气管和各级支气管称为下呼吸道。肺由肺实质（支气管和肺泡）及肺间质（血管、淋巴管、神经纤维和结缔组织）组成，表面有胸膜。呼吸系统的主要功能是从外界吸入氧，呼出二氧化碳，进行气体交换。

在瑜伽呼吸过程中，强调使用意识控制呼吸法调节人体的自主呼吸，即要以意识引导呼吸，有意识地配合动作及全身状态调整呼吸形式、呼吸深度及呼吸频率。研究表明，练习瑜伽能够有效地锻炼和增强呼吸系统的功能。

呼吸系统疾病常表现为明显的通气功能障碍。在因肺泡弹性阻力变化引起的肺顺应性改变中，呼吸系统疾病如慢性支气管炎、慢性阻塞性肺气肿等的患者更多地表现为肺弹性成分的大量破坏，肺回缩力减小、弹性阻力减小、顺应性增大，由此而引发的严重的呼吸困难。此外，此类患者肺通气功能下降，还可能是因为气道内经常存在慢性炎症改变及大量黏液，或发生管壁平滑肌痉挛，气道变得狭窄或不规则，气道内气流成为湍流，通气阻力加大。经常进行瑜伽呼吸锻炼可降低肺通气的阻力，提高肺泡通气量，改善肺通气功能。瑜伽特殊的调息法可使动作与呼吸进行有节奏的结合，在此过程中，膈肌与呼吸肌参与运动并不断改变人体胸压和腹压，呼吸器官得到充分的氧分和血液供应，肺换气效率、肺活量均得到提高。

3. 瑜伽练习对心血管系统的影响

心血管系统由心、动脉、静脉和毛细血管组成，血液在管道内不停地循环流动。心是血液循环的动力器官，同时也具有分泌功能。动脉由心室发出，经过不断分支，最后连接于毛细血管。毛细血管是连接微动脉与微静脉的微血管。静脉是引导血液回心的血管。微静脉起自毛细血管，逐级汇合成小静脉、中静脉和大静脉。血液循环又分为体循环和肺循环。

大量临床研究证实，静息心率偏快的人发生各种心血管疾病的危险明显增加，而且死亡率也高。近年来，大量临床实验证明，静息心率与多种疾病如冠心病、高脂血症、高胰岛素血症、高血糖及肥胖的死亡有关，它是全因死亡率和心血管死亡率的独立预测因子。由此可见，控制静息心率是防治心血管疾病的重要手段。

瑜伽中大量的伸展、挤压动作可加快全身的血液循环，增加耗氧量，增加心排出量和心率，进而使静息心率下降。此外，肌肉在放松和收缩过程中能反射性地引起血管放松，同时产生三磷酸腺苷酸等有扩张血管作用的物质，使血管不容易硬化，加强心肌营养，增强血管弹性。

4. 瑜伽练习对消化系统的影响

消化系统由消化管和消化腺两部分组成。消化管是指从口腔到肛门的形态各异的管道。临床上将口腔至十二指肠称为上消化道，空肠及其以下的部分称作下消化道。消化腺依其体积大小和位置不同，分为大消化腺（如肝、胰）和小消化腺（如胃腺、肠腺）。消化系统的主要功能是消化食物、吸收营养和排除食物残渣。

在练习瑜伽的过程中，对食物种类的要求、饮食规律、饮食节制以及清洁术的运用，能够使修习者克服不良的饮食习惯、清除体内的食物残渣、保持消化系统的畅通。

瑜伽体位法能够使腹部肌肉保持强壮和富有弹性，同时对内脏起到按摩和锻炼的作用。由于消化系统受自主神经系统直接控制和调节，瑜伽运动特有的呼吸形式可直接加大膈肌活动幅度，改变练习者交感神经和副交感神经的兴奋强度。实验研究表明，瑜伽练习者的胃液分泌量和蛋白酶含量均有增加趋势，胃液酸度亦有增高趋势。

5. 瑜伽练习对生殖和泌尿系统的影响

生殖系统包括内生殖系统和外生殖系统，主要功能为繁殖新个体和分泌激素。泌尿系统由肾、输尿管、膀胱和尿道组成，主要功能是排除机体在新陈代谢中产生的水溶性废物（如尿酸、尿素、肌酐等）和多余的无机盐及水分。

练习瑜伽可以提高生殖系统的功能，预防多种生殖系统疾病。对于女性而言，瑜伽中的部分体位有助于促进子宫血液循环、平衡子宫代谢、提高子宫功能、保护卵巢等。长期练习体位法还能够按摩、调整脊柱，活化生殖系统神经，从而纠正子宫下垂、移位等问题。同时，正确的瑜伽体位能够使腺体保持健康，促进性激素的释放，使经血保持健康正常，强化子宫内膜功能，抑制黄体萎缩，明显改善月经不调、痛经等妇科疾病。

对于泌尿系统来说，瑜伽的练习对腹腔脏器起到一定的锻炼、按摩作用，可以使肾脏保持健康，有利于人体排出代谢产物，防止体内毒素沉积。此外，瑜伽能够通过改变盆底肌的收缩力和骨盆的灵活性，预防泌尿系统疾病。

6. 瑜伽练习对神经系统的影响

神经系统是机体起主导作用的调节系统。神经系统包括位于颅腔内的脑和椎管内的脊髓，以及与脑、脊髓相连并分布于全身各处的周围神经。

呼吸是瑜伽中非常关键的练习环节。在对呼吸进行科学训练的过程中，呼吸运动趋于完善，能够增强自主神经系统的功能，还能降低机体生理及心理的反应性，抑制肉体上的疼痛和精神上的沮丧。呼吸对自主神经活动的影响较大，大部分人认为腹式呼吸能够通过调节自主神经达到治愈某些疾病的目的。

据实验研究表明，瑜伽完全呼吸时，心率变异性增加，迷走神经紧张性降低、交感神经紧张性升高。五周的瑜伽完全呼吸训练，可使自然呼吸状态下交感神经的紧张性降低，同时可使迷走神经的紧张性有所升高。这说明瑜伽完全呼吸训练在不需要额外的其他身体锻炼的情况下，可起到调节心脏自主神经功能、抵消或减弱各种压力所致的交感神经紧张，进而放松身心、保健康复的作用。

第二节　佛教瑜伽与心理健康

近代以来，工业化和全球化极大地改变了人们的生活及工作方式，科学技术的发展和物质文明的丰富给人类生活带来了极大便利，然而人们的幸福指数并没有得到明显的提高。美国著名的医学家 Engel 认为，生物医学模式已不能适应现代医学发展的要求，应尽快完成从生物医学模式向生物—心理—社会医学模式（biopsychosocial medical model）转变。此模式的主要特征是强调人是一个整体，具有生物、社会的双重属性，而健康和疾病是由生物、心理、社会因素综合体内外环境因素导致的，因此，对疾病的治疗必须采取心身综合疗法。

在临床实践中可以看到，不少疾病的发病与心理因素有关。调查统计表明，在综合性医院就诊的初诊患者中，心身疾病患者（包括原发性高血压、糖尿病等的患者）比例高达30%以上。发达国家的心身疾病发病率则高达60%。对心身疾病的研究越来越受到心理学家的重视。

从佛教的观点来看，疾病和痛苦源于我们的内心。佛教与人类健康问题，正如一位法师所云："我们所面临的这些健康问题，已经到了非常严重的程度，而究其根源，还是在于人内心的无明烦恼。无明使人们看不清缘起因果的真理，认识不到自己与他人、环境息息相关，因而做出种种自他具损的行为。这样的结果是，由于贪欲和无明的驱使，人们做出许多努力试图获得幸福和快乐，却因为不具备真正的智慧而最终陷入危机。"

内心种种烦恼使我们不能与觉悟、智慧和灵性相应，心理处于一个失衡的状态，那么身体也会受到影响。因为有心与心所所任持的力量，所以我们的色身不断、不坏、不烂。身心是相互依存的，是不二的。当我们的内心与佛法相应时，则内心清净、善业清净。宗性法师在《改造生命的原理》中分析到："佛法将现实世界大致划分为有情世间和器世间，有情世间是指包括人在内的一切有生命的现象，器世间是指一切生命现象所依靠的生存环境。佛法认为，这二者之间既有独立性，又有关联性，并且这二者都是缘起而有的。要想改变现实世界，单独改变任何一方面都是难以实现的，必须是二者一同改变，才能实现人类改变现实世界的良好愿望。"印度哲学家施瓦米·维韦卡南达也说："世界的苦难不能单靠物质力量来治疗，除非人性得以改变，否则，这种物质需要将会不断提高，从而苦难也将会不断地感受。因为，不管有多大的物质帮助，也不能彻底地救治人们的苦难，这个问题的唯一解决方法是要使人类变得纯洁。"修习瑜伽就是一条有效的途径。所以说，预防、治疗疾病的根本还是在于身、口、意的净化及烦恼的断除和智慧的觉悟，而具有佛教特色的瑜伽更加注重内心上的用功和止观的修证，正是从身心开始真正的转变和实践。

一、 佛教的心理学基础

唯识佛法认为，人类的认识活动是由认识对象（境）、认识功能（识）和辅助载体（根）三方面相互配合完成的。将唯识佛法对认识活动的看法与现代生理学比较来看，两者的差异是很大的。现代生理学认为，人类的认识活动是由认识对象和各类器官及神经系统共同完成的，其中产生认识功能的是神经中枢大脑，各类器官及神经系统辅助大脑来完成认知活动。现代生理学上所主张的认识对象有客观存在的真实性，而唯识佛法认为认识对象并没有客观存在的真实性，并且认识活动并不能直接认识被认识的对象。总体来说，佛教所涉及的心理方面的认识较现代心理学还要宽广和深远，心理学贯穿整个佛教，从较基础的角度来说，佛教心理学思想较为集中地体现在五蕴和八识上。

（一）五蕴

佛教讲的五蕴指的是色、受、想、行、识五蕴和合。色蕴就是我们的身体，这个身体是会变坏的。受蕴是指我们内心中的种种感受，有痛苦的感受、有快乐的感受、有非痛苦非快乐的感受。想蕴就是指人生活中的各种记忆。人活这一世，能够有各种各样的记忆，能记住经历的事、读过的书、心理的活动，这些都是想蕴的作用。行蕴就是我们内心的活动、内心的造作、内心的状态。识蕴指的就是我们的识，一共有八识。受、想、行是我们的心所，心所的活动、内心的活动，与我们的肉体相结合，就称为人。

（二）八识

现代生理学认为神经中枢有认识功能，唯识佛法却认为真正的认识功能具有独立性，现代生理学上所认为的具有认识功能的神经中枢、器官都只是辅助性质的根而已。其中显露在外的器官命名为"扶尘根"；隐蔽体内的神经中枢命名为"净色根"，这是因为难以通过肉眼直接感知的缘故。根据认识功能在具体活动中所发挥的不同作用，可将具有独立性的认识功能划分为八识：通过眼根而认识色境的认识功能"眼识"，通过耳根而分辨声境的认识功能"耳识"，通过鼻根而识别气味的认识功能"鼻识"，通过舌根而辨别味道的认识功能"舌识"，通过身根而感知触觉的认识功能"身识"，通过意识而进行综合推理的认识功能"意识"，以自我污染分别为中心而干扰前六识认识活动的虚妄认识功能"末那识"，具有储藏性质而储存一切潜在信息的认识功能"阿赖耶识"。在八识活动造作业力的过程中，前五识的活动相对来说比较简单和单纯，发挥的作用大致相当于收集信心的情报员的作用，第八识的作用为储存前方输送的各类不同信息的能量。

二、去除烦恼

（一）烦恼根本

烦恼的根本就是我执、我见。为什么会痛苦？因为有我的存在。《菩提道次第广论》云："如许萨迦耶见与无明异者，譬如盘绳，略降黑暗，于绳实体不能明了，于彼遂起执蛇之觉。如是障蔽明见蕴体，由无明暗误蕴为我，从此发生诸余烦恼。如许彼二为一，即萨迦耶见为烦恼根本。此复由其萨迦耶见，执为我已。"也就是说，我是由身体、感受、知见、意识等组合而成的一个暂时现象，并且随时随地都在变化，没有一个固定不变的实体存在，而我们现在觉得自己是真实的存在，是因为我们处于无明的状态。如《维摩诘所说经》所说："有疾菩萨应作是念，今我此病，皆从前世，妄想颠倒，诸烦恼生。无有实法，谁受病者！所以者何？四大合故，假名为身。四大无主，身亦无我。又此病起，皆由着我。是故于我不应生著。"

（二）息灭三毒

三毒是贪欲、嗔恚和愚痴，是我们修行过程中必须要对治和克服的障碍。《菩提道次第广论》道："贪者，谓缘内外可意净境，随逐耽著，如油著布，难以洗除。此亦耽恋自所缘境，与彼所缘难以分离。嗔者，谓缘诸有情及苦、苦具，谓刀杖荆刺等，发恚恼心，发粗猛心，于彼诸境思作无义。……无明者，谓于四谛、业果、三宝自性，心不明了，染污无知。"如果贪与我们的烦恼结合，那就是有害的、有毒的；如果贪与智慧、觉悟、平等心、菩提心联系在一起，对自己、对社会有益，那就是善良的贪欲，如对佛法希求的善法欲。生气、恼怒是诱发很多疾病的重要因素，如高血压、心肌梗死、胃溃疡等疾病均与嗔恚有着密切的关系。愚痴，就是无明，即对自己、对事理、对外在事物不能如理地去认识，与烦恼的产生息息相关。

（三）认识烦恼和对治烦恼

概括性地说，使我们内心不寂静的都是烦恼。《菩提道次第广论》有言："若有法生，即便生起极不静相，由彼生故，令心相续，极不静起，是烦恼相。"然而引发我们生死流转的根本也是烦恼，《菩提道次第广论》又言："总之，由有生住增长，烦恼种子随业流转，故无堪能安住善事，亦不如欲自在而转。"根据世亲菩萨的《大乘百法明门论》可知，烦恼有根本烦恼六种和随烦恼二十种。根本烦恼六者，贪、嗔、痴（无明）、慢、疑、不正见（恶见）。随烦恼二十者，忿、恨、恼、覆、诳、谄、憍、害、嫉、悭、无惭、无愧、不信、懈怠、放逸、昏沉、掉举、失念、不正知、散乱。在瑜伽修行过程中对治烦恼，需要觉照自己的起心动念，把握住当下。当不好的念头、烦恼生起时，要认识到烦恼所在，然后采取相应的方法去对治，慢慢将坏的、烦恼的、不善的念头舍弃，代之以纯净、光明的念头。在修习瑜伽时，也需要将此纯净、光明的念头贯穿于整个过程中。释迦牟尼佛所示的息灭烦恼、进入涅槃的修持之道，可总括为三学六度四摄。三学是指戒、定、慧，可以推演为三十七道品。六度指布施、持戒、忍辱、精进、禅定、智慧，是六种到达涅槃彼岸的途径。四摄为布施、爱语、利行、同事，是四种度化众生的善巧方便。三十七道品，就是修正无上佛道、圆满菩提佛果的三十七项法门，分为四念处、四正勤、四如意足、五根、五力、七觉支、八正道。其中四念处包括观身不净、观受是苦、观心无常、观法无我，若能经常修行这四种观法，就能对治我执和法执，破除无明和贪欲。三十七道品又总摄于戒、定、慧三学。戒学就是持守戒律，约束自己的行为举止，诸恶不作，众善奉行。戒学能够防止身、口、意所作恶业，使得身、口、意三业清净，由静入定，进入身心光明轻安的境界。定学即修习四禅八定等各种禅法，根除心灵深处的微细烦恼和习气，转化身心的业障，提高生命的层次，发掘自性本具的智慧。慧学分为闻慧、思慧和修慧，就是修学四谛、十二因缘等道理，用以指导修行，并在禅定心中观照思维，亲证这些道理和境界。戒、定、慧是修学佛法的根本，三学应相辅相成、同修共进，不可偏废。

三、 瑜伽练习对心理的直接影响

佛教瑜伽的修习对身、口、意三业均有净化作用。从最直接的角度来说，通过瑜伽练习可以使体内的能量中心和能量通道畅通，体内气脉的畅通能给人带来内心的喜悦，内心的喜悦与祥和又能解开体内的气脉阻塞，预防和缓解疾病。

在瑜伽练习过程中，深呼吸具有缓解压力的作用。瑜伽冥想具有调心的作用，它可以提高心理的自我控制能力和调节能力，改善意识的集中能力，把日常面对各种压力而散乱的精神集中并使之平静下来，在更高层次上体验精神幸福。

1968 年之后，瑜伽禅师们将静坐带入医学领域，受到科学界的广泛关注。科学家发现，当有经验的瑜伽行者和禅师们静坐时，他们的心理及生理状态都与普通人有很大差别，其中最显著的差异是他们的脑电波比普通人的有更多的 Alpha 波，而这种频率的脑电波是精神松弛与憩静的证明。在静坐者有意识的控制之下，完成对身心的整体调整，这对心身疾病有极好的调节作用。为了评价包括瑜伽冥想在内的各种松弛法的效果，日本医科大学的河野贵美子做了一系列的脑电波实验，测定结果表明，冥想法是最有效的休息、松弛大脑的方法之一。

实验证明，从生物、医学及脑结构的角度看，打坐、冥想亦可改变大脑血流途径，影响脑功能，改变大脑结构，使部分脑电波类型发生变化，使人敏捷、快乐。至于屈腿打坐，能使下半身血液流速变慢，上半身血液循环加强，心安定，妄念减少，开悟增智。不论是道家式、禅宗式、瑜伽式还是自由式，大脑思维活动都和其他物质结构运动一样，体现量子化运动的规律。量子之间是相互联系、缠绕在一起并相互影响的，即所谓"量子纠缠"，其速度可快于光速。这种量子纠缠，已被实验所证明。动与静的相互关联与转换都是量子运动的表现。

睡眠是调理身心疾病的一个关键环节。研究表明，瑜伽练习可以有效改善失眠。现代医学认为，环境因素改变、过度兴奋或焦虑等精神因素引起大脑神经因子如白介素 – 1 含量降低，使得大脑神经营养和神经保护作用减弱，进而影响睡眠质量。中医学则认为，失眠与心、肝、肾等多个脏腑有关，主要与心有关。心火与肾水相交，心神安定则能正常睡眠；心火与肾水不交，心火上炎，心神无法安定则不能入睡。瑜伽通过婴儿式、拜日式等体位与呼吸训练及意识冥想的引导使人心理安定。体位练习使得人的肩部、颈部和肺部更加柔软，使人能更好地呼吸。放松并意念集中地拉伸能够使经络疏通、心肾相济、肝脏疏泄有度，为睡眠提供一个良好的内在环境。

杜熙茹等学者通过问卷调查发现，瑜伽冥想法能帮助大学生解除焦虑不安的情绪，让他们更加客观地透视自我及周围的事物，有效地化解各种压力。崔英敏在其相关论文中提到，瑜伽运动对改善师大女教师的心理素质有显著效果，在改善人际敏感、抑郁症、强迫症、恐惧等方面有显著的效果。她通过对参加瑜伽训练的女教师与未参加训练的女教师的第 2 次调查发现，两类女教师的各种心理指标存在显著差异。郭丽用症状自评量表（SCL – 90）和锻炼感觉量表调查分析职业女性心理特征实验前后的变化发现，受试者经过 3 个月的瑜伽训练后心理健康水平得到了改善，心理问题检出率在实验前后有显著性差异（$P < 0.05$）。

由此可见，瑜伽练习能够调节身心，缓解精神压力、焦虑等不良情绪，使人认清生命的本源，对自己和万物有觉悟的智慧，使生活充满喜乐，更加从容和幸福。

四、 改善品质， 勤修菩提心

（一）万物的品质

瑜伽哲学认为，世间万事万物都有三种内在的品质或特质，分别是：①Sattvic，萨埵（纯质、善良型），指光明、生机、真实、善良、美好、贤能等品性；②Tamas，塔玛（翳质、愚昧型），指黑暗、沉重、僵化、迟钝、无知等品性；③Rajas，瑞嘉（激质、激进型），指激动、兴奋、活跃、有吸引力等品性。

所有现象都是这三种能量品性的显现，不仅有形状的物质是这三种能量品性的显现，肉眼看不见的能量也是这三种能量品性的显现。瑜伽哲学认为，思想和情绪也是有能量的。这三种品质相互交错，互相影响。大部分的瑜伽行者会首先到达 Sattvic 的境界，他们专注于实践瑜伽的基本行为规范和仁慈，镇定和稳定意识，净化身体。Sattvic的境界是瑜伽修行的重要过程，是一个重要的基石，但不是最终的目标。修行瑜伽的最终目标应该是超越所有的痛苦、所有的品质和所有的对立。

（二）菩提心利益

《六祖坛经》说："佛法在世间，不离世间觉，离世觅菩提，恰如求兔角。"佛法是能够使我们出离痛苦、烦恼和执着，进而更好、更快乐地生活的，是实实在在落实在身心的体验上的。佛教瑜伽也是如此，对人们的身心都有良好的修正、净化作用，同时给人生、生命以方向的指导和引领，使人们最终获得自在解脱。

通过一定的修行次第，我们对佛法的体验才会越来越深刻。大乘佛法需要信乐大乘，发菩提心。菩提心的前提是大悲心，大悲心是救度一切众生永离痛苦的心，有大悲心才会有坚固的菩提心。"譬如旷野沙碛之中有大树王，若根得水，枝叶、华果悉皆繁茂。生死旷野菩提树王，亦复如是。一切众生而为树根，诸佛菩萨而为华果，以大悲水饶益众生，则能成就阿耨多罗三藐三菩提故。"当我们在生活中不再只顾着自己的快乐和痛苦、自己的得失，开始真诚地对待他人、为他人着想，学会感恩、包容，并主动给家庭、社会带去光明和温暖，学会专注，对情绪、思维意识进行良好的掌控的时候，当我们身心轻安和寂静的时候，快乐就来了。

第三节　佛教瑜伽与灵性健康

一、瑜伽与灵性

（一）灵性与疾病

龙树菩萨在《大智度论》里说："病有二种：先世行业报故，得种种病。今世冷热风发故，亦得种种病。今世病有二种：一者内病，五脏不调，结坚宿疹；二者外病，奔车、逸马……刀杖，种种诸病。"智者大师在《摩诃止观》里也提到病起的因缘有六种，第一种为"四大不调"，第二种为"饮食不节故病"，第三种为"坐禅不调得病"，第四种为"鬼神得使"，第五种为"魔所为"，第六种为"业起故病"。

佛医学认为，人生病的原因有多种，除了现代医学所说的病因外，还有很多超越客观物质的因素，包括前世的因缘等。也就是说，我们应该对自己的一切行为负责。练习佛教瑜伽的过程中，可通过合理饮食、忏悔业障、断恶修善、净化身心等，从身、心、灵三方面以一个更加全面、彻底和究竟的角度来预防和疗愈疾病。

（二）身心灵健康学说

美国雷久南博士归纳佛教的健康观，提出了"身心灵整体健康观"。量子力学认为身心不是截然无关的两个方面，而是一个整体。这个整体虽由局部组成，但不等于局部相加，局部合成的整体有灵性，有着整体的规律。量子力学中有微观粒子波粒二象性，有一种动态的量子能。如果我们借用这个观点整体地、动态地看待生命和疾病现象，就可以发现能量高则健康、能量低则病生。

一个完整的人包括物质层面和精神层面两个部分，比如，我们脑神经当中的组织、细胞以及生理上的种种反应，这和物质有关，但还有另外一种不属于物质的，属于心灵方面、灵性方面、悟性方面的层次。在中国传统文化中，无论是佛教、儒家还是道教，都非常重视心性。

中医学在治病的过程中一直强调扶正祛邪的治则。正气是指身体的免疫力和对疾病的抵抗力，扶正也不妨理解为提高一个人的能量的过程，而提高能量是与心理、灵性密切相关的。在古代巫医不分的时候，部分人就是利用祝由术来达到治病目的的。

"余闻上古有真人者，提挈天地，把握阴阳，呼吸精气，独立守神，肌肉若一，故能寿敝天地，无有终时，此其道生。中古之时，有至人者，淳德全道，和于阴阳，调于四时，去世离俗，积精全神，游行天地之间，视听八达之外，此盖益其寿命而强者也，亦归于真人。其次有圣人者，处天地之和，从八风之理，适嗜欲于世俗之间，无恚嗔之心，行不欲离于世，被服章，举不欲观于俗，外不劳形于事，内无思想之患，以恬愉为务，以自得为功，形体不敝，精神不散，亦可以百数。其次有贤人者，法则天地，象似日月，辨列星辰，逆从阴阳，分别四时，将从上古合同于道，亦可使益寿而有极时。"《素问·上古天真论》提到了真人、至人、圣人、贤人等具有超出我们平时理解的不同层次的养生目标，这些不同的层次在某种程度上也可以理解为是修身养性所达到的更高、更好的生命状态。由此可见，我们平时所说的修身养性，与提高我们的自身能量有密切的联系。

二、 修习佛教瑜伽， 灵性清净圆满

佛教瑜伽能够发掘人们内在的智慧和觉悟的能力，使灵性得到圆满的净化，这个过程也是一个转凡成圣的过程。人能通过修习佛教瑜伽最终趋入三摩地，达到清净光明的境界，去除一切烦恼、疾病和痛苦，同时也解脱生死。

《楞严经》第十卷有言："彼善男子，修三摩提，想阴尽者，是人平常梦想销灭，寤寐恒一，觉明虚静，犹如晴空，无复尘重前尘影事。观诸世间大地山河，如镜鉴明，来无所黏，过无踪迹，虚受照应，了罔陈习，唯一精真。生灭根元从此披露，见诸十方十二众生，毕殚其类，虽未通其各命由绪，见同生基，犹如野马，熠熠清扰，为浮根尘究竟枢穴……"

趋入清净圆满的三摩地是需要很多条件的，在《瑜伽师地论》里记载了不能得到三摩地的原因："一有不乐断同梵行者为伴过失；二伴虽有德，然能宣说修定方便，师有过失谓颠倒说修定方便；三师虽有德，然于所说修定方便，其能听者欲乐羸劣，心散乱故，不能领受过失；四其能听者虽有欲乐，属耳而听，然闇钝故，觉慧劣故，不能领受过失；五虽有智德，然是爱行，多求利养恭敬过失；六多分忧愁，难养难满，不知喜足过失；七即由如是，增上力故，多诸事务过失；八虽无此失，然有懈怠懒惰故，弃舍加行过失；九虽无此失，然有为他种种障碍生起过失；十虽无此失，然有于寒热等苦，不能堪忍过失；十一虽无此失，然有慢恚过故，不能领受教诲过失；十二虽无此失，然有于教颠倒思惟过失；十三虽无此失，然于所受教有忘念过失；十四虽无此失，然有在家出家杂住过失；十五虽无此失，然有受用五失相应卧具过失，五失相应卧具，应知如声闻地当说；十六虽无此失，然于远离处不守护诸根故，有不正寻思过失；十七虽无此失，然由食不平等故，有身沉重无所堪能过失；十八虽无此失，然性多睡眠，有多睡眠随烦恼现行过失；十九虽无此失，然不先修行奢摩他品故，于内心寂止远离中，有不欣乐过失；二十虽无此失，然先不修行毗钵舍那品故，于增上慧法毗钵舍那如实观中，有不欣乐过失。"

第六章　佛教瑜伽治疗特色

第一节　佛教瑜伽疗愈特色

佛教瑜伽又是佛医治疗体系的一个分支，在病因、病理、病相学说上与佛医体系整体合一。另外，佛教瑜伽还有一套独具特色的、系统的实修体系（瑜伽八支），其依据是佛教教义、佛医诊疗特色和瑜伽功理功法，佛教瑜伽疗愈体系在遵循佛法不离世间法、佛法不是世间法、佛法不坏世间法的大原则下，围绕"唤起觉知"，在现代的时代背景下大致分为生活方式、心质疗法、运动疗法、清洁疗法、音乐疗法五部分。以上五大体系相融不二，目的是觉知自性，令病不生。其疗愈特色是"合一"，大致分为以下四个方面：体系圆融，亲证实修，辨因施治，摄心为上。

一、体系圆融

佛医诊疗体系和各个学科的圆融发展主要体现在以下几个方面：①佛医理论建立在佛教基本教义基础上，融合了佛教的教义四谛、五蕴、八正道、十二因缘及四大、三学（戒、定、慧）因果学说；②以古印度医方明为基础；③借鉴和融合我国中医药学理论；④融合我国的人文精神。

1. 病因理论体系

佛医认为病有三因：外因——地、水、风、火四大不调，内因——贪、嗔、痴三毒为患，业因——前世孽债宿根之果报。天台智者大师结合中医学理论总结了病因、病相和脏腑的关系，并给出了相对应的治疗方法。

2. 诊断理论体系

诊断理论是建立在佛教经典记载和大量的临床实践上，结合我国传统文化特别是人文精神，形成的一套自成体系的诊疗方案，如坐禅内观诊疗、气感诊疗、因果诊疗、道德诊疗、中医诊疗（如望、闻、问、切等特色诊疗）。天台智者大师结合佛典与中医学理论，形成了独具一格的对疾病的认识和诊疗特色。另外，根据"佛法不离世间法"的原则，我们可以利用当下的科技诊断技术了解病相，并结合佛法诊断病因，为疾病的诊疗开拓新的方法。

3. 疗愈理论体系

佛陀提出以戒、定、慧三学对治贪、嗔、痴三毒，天台智者大师也提出禅病可用坐禅来治等。"九疗七修"的佛医治疗体系，就是在结合了佛教的理论和中医的治疗理论基础上总结出来的。佛教瑜伽治疗体系与九疗七修治疗体系有同工之妙，疗愈体系，依据"佛法不坏世间法"的原则，将当下医疗技术合理地运用到疗愈体系中；又根据"佛法不是世间法"的原则，从根本病因入手，通过提升个人正念，悟证论治，以彻底治愈疾病。

大医王佛陀在《佛说医喻经》里开示成为名医的四个条件："得名医王，何等为四？一者识知某病，应用某药。二者知病所起，随起用药。三者已生诸病，治令病出。四者断除病源，令后不生。是为四种。"《佛说医喻经》还一一解释"云何名为识知某病应用某药"（如依据头痛是因风寒所起，还是因六经病所起，还是因业病所起，而选择不同的用药方法），"云何名为知病所起"（病从心起还是从肝起等），"云何名为已生诸病治令病出"（"谓知其病应从眼出，或于鼻中别别治疗而出，或烟熏水灌鼻而出，或从鼻窍引气而出，或吐泻出，或于遍身攻汗而出，乃至身分上下，随应而出，知如是等病可出处，善用药治，令得安乐。"佛教瑜伽治疗体系中净身术、净鼻术、净眼术、净腹术、洁肠术等，正是根据佛陀病有所出的原理而建），"云何名为断除病源令后不生"（"谓识知病源，如是相状，应如是除，当勤勇力现前作事，而善除断，即使其病后永不生，令得安乐。如是等名为四种知病识药"）。

《摩诃止观》卷八说，若能勤修天台宗四种三昧，则"调和得所，以道力故，必无众病"。该书又说，用医药治疗，费财用工，又苦涩难服，多所禁忌，何如以坐禅治之，"无一文之费，不废半日之功，无苦口之虑，恣意饮啖"。然而当时世俗之人多不识禅定为何物，不肯坐禅，此正是韵高和寡，使大师悲怀伤叹。智者大师的这些所悟所得，是留给后人的巨大财富，我们要深思，不可妄加猜度，应通过实修去领悟，通过打坐来调和四大、平衡五脏、疏通经络、通调血脉，使百病不生。

九疗七修治疗体系是对整个生命过程的健康管理，既可用于预防保健，又可用于治病及病后防复，其相关治疗手段相对自然，符合以人为本的人文精神，对我国人文素质的提高起到了推动作用。"七修"可以提高个人道德修养，发扬我国传统文化，让人心明眼亮、生活充实，开发人的智慧，也是治未病的重要手段，运用到现在健康管理中，可起到预防保健作用。"九疗"用于已发疾病的治疗，起到病后康复及复后不发的作用。九疗七修是人文精神的体现，解决了人类的生死问题、健康问题、情感问题、心理问题、智慧问题、灵性问题、德行问题和因果问题。九疗七修治疗体系继承和发扬了佛陀大医王的慈悲救世、孙思邈的大医精诚、现代医学之父希波克拉底的大医精神。九疗七修治疗体系圆融可见。

　　佛教瑜伽治疗体系同样遵循"以注重饮食为特征，以身、心、灵调理与诊治并重为特色"，从生活方式抓起，将心疗贯穿于功疗、净疗、乐疗、食疗中。瑜伽治疗体系已在现代健康管理中得到广泛的应用和推广。

二、 亲证实修， 自然疗愈

　　世界卫生组织（WHO）提出，影响健康的因素中生活方式占60%，遗传因素占15%，医疗条件占8%，气象条件占7%，社会条件占10%。生活方式是指个人的习惯，如吃饭、睡觉、运动、排便等，外力无法干涉，只有靠自己来养成。遗传因素在佛教里被认为是前世业力所致，也只有通过自修福德、增加慧命来解决。社会环境的影响也与自己的心理素质有关，我们可通过提高心理素质，建立平稳心态，适应社会，融入群体，来减少社会环境对自己的影响，即通过修行增长智慧，让自己以平稳的心态应对错综复杂的社会环境。气象条件的变化是共业，我们每个人都应爱护环境、保护地球、节约用水、不浪费资源、不制造污染源。另外，我们要提高自身免疫力以应对外界自然环境的变化。如果自己心态不好，不配合医生，再好的医疗条件也挽救不了你脆弱的生命。所以在日常生活中要从自己做起，从行、走、坐、卧日常生活做起，才能实现从生命到慧命的转变，才可能实现光明、圆融，甚至善终涅槃。佛陀早有开示："因果不可改，智慧不可赐，真法不可说，无缘不能度。"这是佛陀的教诲，是对佛教瑜伽亲证实修最好的诠释。"因果不可改"，奉劝众生，众善奉行、修德积福；诸法无我，摄心为戒；诸法无常，驱除内因，转化外因，出离生死。

　　"智慧不可赐，真法不可说"。每个人的根器不一样，社会阅历、接受程度不一样，自我感受也不一样，戒生定，定生慧，要戒除贪图美食、美色之心，凡事要亲力亲为。当已经患有肥胖、高血压、高血脂，甚至痛风，却还吃肥腻厚脂之品，不加忌口，熬夜泡吧，饮酒作乐，夜半方归，喜欢泡在澡堂阴暗潮湿处，还自得其乐，美其名曰享受生活，却不知这是暗无天日、黑白颠倒，是对生命的亵渎。这种享受之因终究带来的是肥胖、糖尿病等慢性文明病的果。这种因果是自造自受。要想消除，只有自己管住嘴、迈开腿，在阳光下、沙滩旁呼吸一下新鲜空气，做做瑜伽的净身，养养胃、洗洗肺。坐禅需要自己去坐，别人代替不了。当心安静下来时，进入坐禅的准备阶段，让身体放松，通过调节呼吸等方法让自己散乱的心安静下来，调和身心，使自己慢慢地静下来，慢慢地进入更高境界，在这里不同的人会有不同的感受。通过坐禅静修可找回自我、找回本性，使智慧自生。别人代替不了，要自己实践锻炼，循序渐进，从自我修习中获得智慧和证悟真谛。

"无缘不能度"，佛陀说"人人皆有佛性"。世人只因外物纷扰遮蔽本心，不信自己是真佛，向身外去求法，求之不得，而不信，不知道人有觉心才能得菩提道，然而觉心无相，是肉眼看不到的，只有用内观才能生智慧，才能找回本心。无缘人一叶障目，如不自知，不知自度，则外力无助。佛教教义三学，从戒到定再到慧，都需要自我修炼。经典理论也好，老师也好，只是帮助你、协助你，让你不走偏、不入魔道。1992年，前世界卫生组织总干事中岛宏博士说"许多人不是死于疾病，而是死于无知"，他大力呼吁"不要死于愚昧，不要死于无知"。2400多年前，古希腊睿哲、现代医学之父希波克拉底说："病人的本能就是病人的医生，而医生只是帮助本能的。"

佛教瑜伽治疗体系主张从生活方式抓起，以心质疗法为主，辅以体位法、清洁术、音乐疗法，通过日常生活习惯的养成、道德修养的确立，自修自练，证悟菩提。所以佛教瑜伽的实修体系也是最具特色的治疗体系，是佛门中的实修法门，是依据佛教教义制定的一套修炼次第，如瑜伽八支的修炼次第。

虽然佛教瑜伽治疗体系涉及很多内容，但所有疗法的目的都是寻找"觉知"二字。无论何种疗愈方式都通过观照而去觉知。人们应该根据个体特点选择适合自己的方式方法，亲修实证。修行时应注重个体，以人为本，实修为主，不是以病论治，而是悟证论治，这凸显了佛教瑜伽治疗体系的整体观、和谐性，是佛教瑜伽疗愈的最大特色，是其他医疗体系无法媲美的。

佛教瑜伽治疗体系中的常见治疗方法见表12。

表 12　佛教瑜伽治疗体系

生活疗法	培养心质	伸展功法	音乐疗愈	清洁疗法
调饮食、调睡眠	瑜伽七事：起居、饮食、德修、调身、调息、调心、禅静	坐姿、体式	真言、唱诵	净身、净脑

1992 年，世界卫生组织在加拿大维多利亚召开的国际心脏健康会议上发表的《维多利亚宣言》提出，健康四大基石为合理膳食、心理平衡、适当运动、戒烟限酒。

现在的人人心浮躁、信仰缺失，灵魂深处滋生的贪、嗔、痴、慢疑障碍清净本心，那应如何开启智慧、明心见性？《大学》开宗明义，言：格物才能致知，"知止而后有定，定而后能静，静而后能安，安而后能虑，虑而后能得"。这句话中所提到的总结出来便是知、信、愿、行、果，正是佛教信愿行的教育理念。

佛教瑜伽治疗是通过知、信、愿、行，从改变自我做起，从心做起，从意识形态改变做起，从而觉知自我、关照身心、唤醒本性、觉悟人生，直至菩提。

佛教瑜伽是具有前瞻性、全面性、系统性的疗愈体系，是在实修中开启自我疗愈的方法。21 世纪的健康新格言是"最好的医生是自己，最好的处方是知识，最好的药物是时间，最好的心情是宁静"。在当今社会，人们贪图享乐，要想开启亲证实修的信念，就要开启他的心智，让他明白养生也好，治病也罢，自己是最好的医生。身体就是百宝箱，里边有治病的良药，佛教瑜伽就是开启这个百宝箱的钥匙。当知信合一、愿行合一，真修实练，自会花开见佛。否则只是口是心非，再造业因，最后还是一场空。

现在全球掀起了健康管理热潮，佛教瑜伽治疗体系也越来越被重视和广泛应用，部分内容也上升到科学、科研的层面，并被证实其有效性和推广价值。佛教的一些修习方法也被应用到西方心理学中，现流行的正念疗愈不乏佛教瑜伽的烙印。所以，佛教瑜伽是一套完整的治疗体系，通过自身修炼，最终以佛教的"三法印"来验证你的知、信、愿、行，是真实不虚的。

三、 悟证论治， 治病求因

病有有形疾病和无形疾病之分，病因有内因、外因、业因之别。《佛说医喻经》把作为名医的标准说的很明确，提出了辨病求因、知病所起随其用药，指出了病邪出去的方式途径，即从眼出、从鼻出等。该书对病邪是从上出还是从下出、治病是用吐法还是用汗法均有记载。所以，辨病求因，因病施治，因人施治，依病位、病象施治，才能令病不生。

1. 辨病相

人体是一个统一的整体，我们要把病相放在人体这个统一体中来考虑，也要把它放在自然界中来考虑，通过中医学的藏象学说及脏腑与体、华、窍、液、志、时的关系整体考虑疾病的发生发展及变化规律。

2. 辨病因

人体不仅是一个统一的整体，还是自然界的一分子，所以辨病因时既要考虑人的整体性，也要考虑人与自然界的和谐因素。同样的病相有不同的病因，故一定要找到引起这个病相的具体原因，是四大不调还是饮食不节，是鬼魔还是累世姻缘，再针对病因采取合适的治疗方案。如腹痛，首先通过望、闻、问、切找到发病的病因，是四大不调还是业障、鬼魅等，再根据瑜伽的治疗手段采取相应的方法。如是四大不调所致，则通过调饮食、睡眠、汤药、衣服卧具等方式调和四大，去除病因，使疾病得到缓解，乃至痊愈；如果是业障病，可通过忏悔、诵经、真言等去除病因，疗愈身心。

3. 辨体质

根据每个人的年龄、性别、体质、心质特点等，采取相应的治疗和修习方法。年龄、性别不同，则生理、病理就有差异，气血盈亏不同，采取的体位法和呼吸、观照冥想的方法不同。如老年人采取适合他的坐姿；生理期的女性采取吉祥坐、金刚坐、莲花坐、束角式、坐角式、牛面式、会阴收束式等体式，这些体式有助于消除女性的压力和紧张。如感身体寒冷或置身在寒冷的环境中的修习者，用热息来关照冥想，使身体发热；身体热或在炎热的环境中的修习者，用冷息来关照冥想。这里的体质包含中医学里的体质，不同体质的修习者的心理素质、体态、肢体的活动能力不同，采用的体位法也有不同。年龄、性别、体质、气质不同，饮食、睡眠等生活方式也应不同。

4. 辨心质

佛门有八万四千法门，不同的法门适合不同心质的人来修炼，所以瑜伽的联系体位法也有千万种、呼吸法也有几百种，在老师的教导下找到适合自己的，可使自己更好、更快地进入状态，达到身心合一。

四、 摄心为上， 正念疗愈

《华严经》"唯心所现，唯识所变"中的"心"指心性、本性，"识"指妄心。唐玄奘开创了以"三界唯心，万法唯识"为主要观点的唯识宗，提出万法皆有心识起。

佛陀在《兴起行径》中讲到自己缘何头痛，缘何脊柱强，缘何被诽谤等，指出此皆因前世贪嗔痴，告诉世人贪、嗔、痴三毒是万病本源，可引起五脏疾病及精神疾病。《四部医典》同样也指出，贪、嗔、痴三毒是一切疾病的内因。佛陀开示用戒、定、慧三学对治贪、嗔、痴三毒。2007年，美国医生在《病由心生》中阐述76%的疾病是由不良情绪引起的。佛经中记载，万病总持阿伽陀药。佛经中还有用心熬制阿伽陀膏药、一句"阿弥陀佛"佛号去掉贪嗔痴三毒、愉悦身心等记载。耳熟能详的石头希迁禅师留给我们的珍贵礼物——无际大师《心药方》。大师谕世人曰：

"凡欲齐家、治国、学道、修身，先须服我十味妙药，方可成就。何名十味？慈悲心一片、好肚肠一条、温柔半两、道理三分、信行要紧、中直一块、孝顺十分、老实一个、阴骘全用、方便不拘多少。

"此药用宽心锅内炒，不要焦，不要燥，去火性三分，于平等盆内研碎。三思为末，六波罗蜜为丸，如菩提子大。每日进三服，不拘时候，用和气汤送下。果能依此服之，无病不瘥。

"切忌言清行浊，利己损人，暗中箭，肚中毒，笑里刀，两头蛇，平地起风波。以上七件，速须戒之。以前十味，若能全用，可以致上福上寿、成佛作祖。若用其四五味者，亦可灭罪延年，消灾免患。各方俱不用，后悔无所补，虽扁鹊卢医，所谓病在膏肓，亦难疗矣。纵祷天地，祝神明，悉徒然哉。况此方不误主雇，不费药金，不劳煎煮，何不服之？

"偈曰：此方绝妙合天机，不用卢师扁鹊医；普劝善男并信女，急须对治莫狐疑。"

如何修炼心性？禅宗讲究"明心见性"，"自达摩西来无一字，全凭心意用工夫"，四组道信禅师提出"行住坐卧皆是禅"。佛教传入我国以来，在我国大地上开花结果，禅师们把禅融入生活中，从搬柴运水、喝茶吃饭中体会禅的妙处，唤起真如本性的觉醒，从农禅并重中体味禅。禅是觉知，是生活中的觉知。纵观佛教经典，"明心见性，疗愈痛苦"心法为上。

瑜伽的定义告诉我们，通过控制心的意识来控制身体，达到身心合一，所以佛教瑜伽不论是体位法，还是呼吸控制法，还是唱诵真言、持戒等，最终都以摄心为本。现在疾病除了地、水、火、风四大不调所致疾病外，人的七情六欲引起的疾病和灵魂引起的疾病都与心识有关。即便是因外伤而病，其康复治疗亦与心念、情绪有关。特别是灵魂疾病，如因果方面的疾病、心理方面的疾病、精神方面的疾病、道德沦丧所致的疾病、邪魔所致的疾病、修行方面的疾病、恶业所致的疾病、智慧缺陷的疾病、信仰方面的疾病，更与心识有密切关系。这些疾病的疗愈方法是心法，心法是其他医药学疗法无法比拟的。佛医的禅定和瑜伽是调理情绪、塑造人格的重要手段和方法，这是其他医学所难以具备的。虔诚的佛教信仰，是净化身心、纾解焦虑的灵丹圣药。佛医学的哲学思想和理论基础，对心理疾病的治疗能够起到极其重要的指导作用。佛医学的方药对心理疾病的康复具有比较显著的临床效果。此外，诵读、佛咒、听经、弘法等活动，在某种程度上也能够对人类的心理疾病起到较好的治疗作用。佛医学从信仰、理论、修禅、瑜伽、诵经、方药等多层次、多角度治疗心理疾病，具有非常突出的优势和特色，瑜伽治疗体系从生活方式、道德修养到冥想禅定无不渗透着心念的力量。呼吸法和体位法可控制散乱的心，控制意念，使人平静；观想、放松法可使人心灵清澈，不再颠倒梦想；静坐让人明心见性，证悟真谛。所以，佛教瑜伽在治疗上将摄心贯穿整个实修和疗愈过程，心法为其最上乘的治疗特色，对无形疾病治疗具有指导意义。如瑜伽的唱诵可净化人的心灵；瑜伽呼吸控制法中的圣光调息可净化大脑，净化灵魂，摄心而使人安。佛祖拈花、迦叶微笑的传颂，也是上乘心法的体现，二祖慧可断臂求法，雪印心珠，以求心安之法的精进。我们不断地学习、精进，无非也是在寻找我们的精神家园、心灵净土。一个个佛教经典故事中无不透着上乘心法。佛医学如此，佛教瑜伽也不例外，摄心为上自然成为其疗愈的最大特色。

第二节　佛教瑜伽治疗方法

瑜伽的修行过程就是瑜伽的疗愈过程，"合一"既是瑜伽的特色，也是瑜伽疗愈的目的。

瑜伽的修行有一定的次第。首先是净化身体，让经络疏通，身体和谐平衡。这可通过饮食等生活方式和体位法来完成。其中不杀生之戒律，可以使人节制多食肉，不贪婪美食，不暴力。暴食暴饮其实就是对消化系统的暴力，通过戒律约束自己的行为可养成良好的生活习惯。体位法的完成一定是舒服的不暴力的。其次是净化心灵。可通过唱诵来净化心灵，通过戒律来净化心灵，待身心净化和谐后再进行呼吸控制法的练习，然后才能身心专注、身心合一，进入禅定状态。现主要从生活方式、培养心质（瑜伽七事）、易筋功法、清洁疗法、音乐疗愈五个方面来阐述佛医瑜伽治疗方法。

一、 生活方式

瑜伽是一种生活方式，瑜伽修习应落实到每一天。

生活方式即涉及衣、食、住、行等的日常行为。生活即修行。当一个人真正认识到生活就是修行，吃饭、睡觉就是修行时，他就会认真对待自己的一日三餐和睡眠，认真对待脚下的每一步。之所以历来觉者用那么多文字来描述健康生活方式的重要性，是因为众生痴迷不悟，而觉者希望通过文字让其明白，通过各种方式让其开悟。吃饭、睡觉、走路、书写，只要去观照，你可能一下子就会明白很多。现举两个笔者自己的例子来说明。之前，笔者在都市禅堂遇到一位画佛像的大师。当时他让笔者跟着画横线，然后体会每一笔的感受。笔者很认真地按照大师的方法去画横线。二十分钟过去了，笔者画出了一排排粗细不均的横线，但是笔者当时心很静，没有急躁。笔者接着画，去觉知每画一根线的感觉，当一根又直又有生命力的横线出现在笔者的手下时，笔者突然感觉到了自己气息的均匀、手腕的轻松及身体的自在、身心的和谐。笔者明白了，为什么有人说书法是一种能量，书法可以养生了。还有一次，笔者总感觉肚子胀胀的不舒服，于周日无事时去朋友会馆。吃过午饭，笔者在他的练功房行禅，用心观照脚下，感觉肚子十分钟后开始蠕动，并有排气。这下让我明白了古人说"饭后百步走，活到九十九"的道理了。佛教瑜伽里有走路冥想。当日常生活足以让你宁静、愉悦时，你会认真地对待你的身体和每餐饭、每步路等。生活就是修行，我们要去观照生活中的每个细节。世界卫生组织认为生活方式在健康影响因素中占 60%，由此可见其重要性。饮食知饥饱，睡眠知早晚，衣着知冷暖，我们要观照当下，觉知当下，把瑜伽的练习落实到每天的生活中。

瑜伽是一种饮食的革命，瑜伽修习应从注重饮食开始。

佛医的特色是注重饮食，而瑜伽是佛医疗愈的一个分支，所以注重饮食是练习瑜伽者首先要遵循的原则。练习瑜伽者要从饮食上控制，少食肉或不食肉，尽量流质饮食，保持一个平和的心态，不杀生，不暴力，要生慈悲之心等。为了治病而修行的人，在饮食和道德上还有更多的戒律。

饮食、睡眠、心情时时刻刻伴随着我们。《佛说佛医经》云："人得病有十因缘。

一者久坐不饭，二者食无贷，三者忧愁，四者疲极，五者淫泆，六者嗔恚，七者忍大便，八者忍小便，九者制上风，十者制下风。从是十因缘生病。佛言：有九因缘，命未当尽为横尽。""一不应饭为饭，二为不量饭，三为不习饭，四为不出生，五为止熟，六为不持戒，七为近恶知识，八为入里不时不如法行，九为可避不避。如是九因缘。"佛说人得病有十种原因。第一为久坐不饭。如现在有网瘾的人，一打游戏就长时间不吃不喝不动，最终生病甚至疲劳而死；工作狂，一坐下来工作就废寝忘食，最后因脾胃虚弱，消化不良而机体羸弱。第二为食无贷。吃饭不知饥饱，遇到好吃的就狼吞虎咽，遇到不好吃的就不吃，不根据自己的食量吃，随心所欲，长久如此，可引起胃炎、胃神经官能症等一系列疾病。第三为忧愁。思伤脾。中医学认为，食物通过脾的运化功能转化为精微物质，并依赖于脾的转输和散精功能布散于全身，从而使五脏六腑、四肢百骸等各个组织器官得到充足的营养，以维持正常的生理功能。脾的运化功能旺盛，则饮食水谷方能化为精微，生成精、气、血、津液，以充养人体。反之，若脾失健运，则出现食欲不振、腹胀、便溏、消化不良，以致倦怠、消瘦等气血生化不足的病变。脾的运化水液功能，是指脾对水液的吸收、转输和布散作用。脾的这一功能正常，能防止水液在体内停滞，防止湿、痰、饮等病理产物的生成。反之，脾的这一功能失常，就会导致水液在体内的停滞，进而产生湿、痰、饮等病理因素而发生多种疾病如水肿、泄泻等。脾主升清，"升"即上升之意，"清"指水谷精微等营养物质。脾气健运，则口味和食欲正常。脾失健运，则可出现食欲减退或口味的异常，如口淡无味、口甜、口腻等。口唇的色泽与全身气血是否充盈有关，而脾胃为气血生化之源，所以口唇的色泽，实际是脾运化功能状态的外在体现。脾在体合肌肉，主四肢。人体有赖于脾所运化的水谷精微的营养，才能肌肉丰满发达、四肢活动有力。因此，脾的运化功能健全与否，往往直接关系到肌肉的壮实与否以及四肢功能活动正常与否。若脾虚不健，则肌肉失其营养而逐渐消瘦或痿软松弛，四肢痿废不用。一脾不健百病生。我们常说一湿难除，大家都在健脾利湿，却忽视了脾失健运的原因。所以治病要求本，从根本的生活方式着手才是硬道理。我们要根据个体自身情况制订饮食方案，如肥胖、糖尿病、高血压、高血糖、高尿酸等现代生活方式病的饮食方案，更年期饮食方案，老年饮食方案，必须在专业的食疗师指导下选择。

二、 培养心质

（一）起居有常，饮食有节

"法于阴阳，和于术数，食饮有节，起居有常，不妄作劳，故能形与神俱，而尽终其天年，度百岁乃去。""虚邪贼风，避之有时，恬淡虚无，真气从之，精神内守，病安从来？"以上健康的生活方式是外制，也是走向内制的根本。

（二）道德修养

道德修养层面的修养为八正道修习，如持戒、忏悔、经典诵读、真言唱诵等。

1. 培养正念

通过八正道修习，培养正知正念。万病皆由心造，当身心纯净时人才可以去除贪、嗔、痴三毒，只有心灵纯美才会让我们摆脱种种欲望的纠缠，摒除财、色、名、食、睡五欲之贪，让自己不为外物所累，达到内心的平静与和谐。这种来自心灵纯美的和谐是一种豁达的人生态度，是一种看破世俗的智慧。在日常生活中，我们要常常自我净化、调整心念，才能适应环境，才会内心宁静、清凉、轻安。

2. 真言疗愈

真言庄严肃穆，震慑心灵，可穿透灵魂，使我们感悟到清凉的人生、吉祥的意蕴、自性的圆满，能使我们当下清净、当下觉悟、当下喜悦、当下自在，能使芸芸众生通向智慧的彼岸，证得菩提。同时，真言五音音频刺激也可对脏腑起到按摩作用。

3. 忏悔摄心

彻底放下万念和负罪之心，轻松自在，一心从善，直至菩提。《大乘本生心地观经》云："若能如法忏悔者，所有烦恼悉皆除。犹如劫火坏世间，烧尽须弥并巨海。忏悔能烧烦恼薪，忏悔能往生天路。忏悔能得四禅乐，忏悔雨宝摩尼珠。忏悔能延金刚寿，忏悔能入常乐宫。忏悔能出三界狱，忏悔能开菩提花。"龙树菩萨还在《中观正理》中说："无始以来所造的重罪，倘若能依四力法修忏，如月离云雾。"真心忏悔是使内心安宁的方法，是静坐冥想前的等净心过程。

4. 经典增智

经典是智慧之结晶，是源头活水。诵读经典，以一念代万念，深入境界，随文入观，智慧如海。研读经典，从经典中吸取智慧，消灭无明，断灭痴愚。经典是般若船，是智慧海。《礼记·大学》云："知止而后有定，定而后能静，静而后能安，安而后能虑，虑而后能得。物有本末，事有终始，知所先后，则近道矣。""物格而后知至，知至而后意诚，意诚而后心正，心正而后身修，身修而后家齐，家齐而后国治，国治而后天下平。自天子以至于庶人，一是皆以修身为本。"《金刚经》《心经》皆有修身安心之道。

5. 持戒慈悲

不杀生、不妄语、不两舌、不偷盗、不暴力、不贪婪、不邪淫等佛教的戒律都是道德的规范，我们要去遵循，不要去破坏。遵循这些戒律有助于修身养性、培养道德、提升心质，是净身和净心的基础必要条件。

（三）静坐摄心

静坐自古就被称为养生延寿、增智开悟的妙法。盘坐、手印、舌支、脊柱等七支坐法中，盘坐减少了人体四肢向外消耗放射的功能，从而减轻心脏的负荷；双手交叠的禅那手印和舌抵上腭的方法，沟通了左、右脉和任督二脉；脊柱的挺直有利于气血津液的运行。

（四）呼吸控制

隋代高僧、天台宗的实际创始人智者大师，曾经写过一个偈颂："心配属呵肾属吹，脾呼肺呬圣皆知，肝脏热来嘘字治，三焦壅处但言嘻。"

该偈颂讲的是五脏、三焦分别与呵、吹、呼、呬、嘘、嘻六个字的搭配。用对应一个脏腑的字去呼气，能起到调理这个脏腑、排出其中病气、让它恢复健康的作用。药王孙思邈写了一首类似于养生指导的卫生歌，也提到这六个字："春嘘明目木扶肝，夏至呵心火自闲。秋呬定收金肺润，冬吹水旺坎中安。三焦嘻却除烦热，四季常呼脾化餐。切忌出声闻两耳，其功尤胜保神丹。"孙思邈把六字诀与四季相配合，告诉人们每个季节应该着重用哪个字调理哪个脏腑。

从智者大师和孙思邈的六字诀可以看出，他们运用的是息法疗病，其中隐含了呼吸、声音和内脏的相应关系。瑜伽呼吸法的喉呼吸，可以减慢心率，使心和神经系统宁静下来，有极好的控制血压的作用。清凉调息法，可以使肌肉群放松，让人产生宁静安详的感觉，促进肝脏和脾脏的活动，增强消化能力，还能洁净血液，对治疗糖尿病有一定的作用。若配合相应体位法，刺激内分泌腺分泌，对糖尿病者的作用更好。但对于高血压和心脏疾病病人要慎重选择，或在医生指导下修习清凉调息法。清理经络调息法，可以帮助清除血液系统中的毒素，让生命之气在体内畅通无阻。蜜蜂鸣式调息，可以增加肺活量，增强注意力和集中力，对高血压、心脏疾病治疗有良好的辅助作用。太阳式呼吸，可给身体增加热量，改善四肢疼痛僵硬和手脚冰凉、女性痛经。月亮式呼吸，可以降低身体温度，使人静下来，对更年期烦躁和潮热、手脚心热有一定的调节作用。腹式呼吸，可以增加呼入量，扩大肺活量，改善心肺功能，减少肺部感染，尤其是降低患肺炎的可能性，并可以改善腹部脏器的功能，如改善脾胃功能，疏肝利胆，促进胆汁分泌。腹式呼吸，可以通过降腹压达到降血压的目的，对高血压病人很有好处。腹式呼吸能够增加膈肌的活动范围，而膈肌的运动直接影响肺的通气量。圣光调息法，可启动内在能量。

（五）调心

止观双运是修习佛教瑜伽的核心。止中有观，观中有止，在正念中止观双运，可使百脉畅通、内心喜悦，可疗愈一切疾苦。

瑜伽的冥想术是通向止观的技术操作，如是静观、是入定、是合一、是喜乐、是自在、是慈悲、是智慧、是完善、是一切万有、是生命之能、是本体实相。持续不断的觉知力将会自发的扩展出来，由自身的局限到一体意识的察觉。

修习瑜伽冥想术所要达到的就是心灵的安宁与和平。通过冥想可实现无限的精神之爱。我们修习冥想术就是为了把我们的精神引导至解脱的境界。通过冥想术可制服心灵，进而制服各种欲望。就像自觉一样，我们修习冥想术的根本目的也是达到可以掌控心灵的境界。

（六）禅定悟证

静坐、呼吸、冥想是瑜伽的精髓。通过静坐、呼吸、冥想调摄心神，可达到身体各部位的平衡稳定、内外环境的和谐，进而达到身心和谐。静坐、呼吸、冥想是相互渗透和协同的。

三、易筋疗愈

运动疗法是在瑜伽体位法的基础之上，配合呼吸、观想所做出的适合个体的一组动作。经络学说认为，人体经络纵横交错，内连五脏六腑，外连四肢百骸，沟通表里，贯穿上下，具有运行气血、调整阴阳、荣营脏腑、濡润筋骨、活利关节、传导信息、调节体内各部功能等作用，又与体外信息交感，传导能量，是"天人合一"的窗口。

当从体位法开始练习时，内支、外支的修炼会自然发生。练习体位虽只占到瑜伽修行的 10%，但体位法举足轻重。合适的、不暴力的体位练习的作用有五，即舒适身体、专注无杂念、身心通道、平衡身体、免除疾病。练习瑜伽体位法时要根据个体身体情况、病因、病相来选择适合自身条件的体位。《瑜伽经》将瑜伽体位定义为"舒适和稳定的位置"，阐释了瑜伽体位练习的目的在于发展身体、和谐精神和灵性。该法强调用意念来控制和配合动作，强调呼吸方法，强调伴随着放松和意守，控制意念柔和地按摩内脏，调节神经和刺激内分泌系统，净化、放松紧张情绪，让人体由内而外地放松，让神经系统、内分泌系统、肌肉处于整体和谐状态。在身体层面，通过长期的瑜伽练习，病变器官可以得到修复，从而重新发挥正常功能；全身八大系统即运动系统、呼吸系统、血液循环系统、内分泌系统、消化系统、神经系统等更容易处于和谐状态，趋于平衡状态。在精神层面，长期的瑜伽练习更容易使人注意力专注、情绪稳定、意志坚强，对生活充满希望和信心，有利于精神情志方面的疾病康复。在心灵方面，配合佛教瑜伽其他功法包括佛教教义的修习，瑜伽体位可以唤起人类灵魂的本性，最终使人开悟。

人体内的内分泌腺通过分泌激素和神经递质支配和调节着身体的活动，内分泌腺分泌激素到血液里，借着血液的运行分布到不同的器官，以控制身体的消化作用、身体的活力、体温和身体的水分、身体的成长、细胞的补充、性功能等。这些内分泌腺和七个脉轮均有密切关系。脉轮控制了内分泌腺的分泌，产生不同的激素，而这些激素流入血液，影响身体所有的器官功能。因此，脉轮以内分泌腺来控制身心的活动，当腺体的分泌作用正常时，人的身体健康、心智安定；当任一腺体功能失常时，也就是分泌作用不平衡时，便会导致身心的疾病。通过练习瑜伽体位法，伸缩及伸展强化各个脉轮，可使不同的内分泌腺的分泌功能处于均衡状态，以维持身体的健康。

在长期的实践过程中，根据人群需要可以组合瑜伽体位的 8 ~ 12 个动作为一组，配上悠扬的音乐，形成一套集趣味性、娱乐性和系统性于一体的锻炼方法。将这种方法融合到生活中，对预防保健和强身健体有一定的积极意义。这组动作在优美的音乐声中被一个接一个流畅地完成，呼吸和动作的协调对我们身心的和谐起到促进作用，而且当我们顺畅地完成所有动作时，会给人一种平衡优雅的感觉。这组动作是伸展、调理整个身体和脊椎的有效方式，可以放松身体所有关节和肌肉，按摩所有内脏器官。这个练习还有助于让人在体力和精神上迅速恢复，任何感到疲倦的时候均可练习。如少林站桩功可以使因用脑过度而产生疲劳的脑神经细胞得到积极有益的调整，使兴奋

—抑制得到平衡，可以提高脑细胞的工作能力，改善中枢神经系统的功能，而且长期练功的人可以感到身体轻松、头脑清醒、情绪稳定、内心愉快。

四、 清洁疗法

佛医学认为，人体是由地、水、火、风、空、识组成的统一整体，其中任何一种不洁净都有可能引起四大不调，进而引起有形的肢体障碍和无形的意识障碍。所以，清洁术尤为重要。我们可以看到的，洗脏衣服、洗脸、刷牙都属于外在清洁，而内在的清洁要用瑜伽清洁术。

清洁术有身体层面的，也有意识层面的。值得一提的是，正念的佛教瑜伽的断食可以做到身心层面的双重清洁。在由生活方式引起的慢性病爆发的今天，佛教瑜伽断食是一个很好的疗愈疾病的方法。对于佛教瑜伽断食，自古至今圣贤先哲们多有应用，他们既是为了维护自身健康，也是为了追求精神和灵性的需要。

《大藏经》（汉藏）中关于断食的记载有 292 处之多，关于"不食"的字条不计其数，关于"断谷"的记载也有多处。其他佛教经典中关于断食疗疾的记录也有很多。佛陀虽不主张断食，但认为断食可以用于治疗疾病。佛陀如是说："若为病缘，医遣绝食不与，无犯。"为治病而断食不犯戒。《萨婆多毗尼毗婆沙》卷一记载："目连问耆婆曰：弟子有病，当云何治？耆婆答曰：唯以断食为本。"《百丈清规》记载："疾病以减食为汤药。"玄奘大师的《大唐西域记》卷二中记载："凡遭疾病，绝粒七日，期限之中，多有痊愈。必未瘳差（愈），方乃饵药。"唐代义净大师在《南海寄归内法传》中记述："其西天罗荼国，凡有病者绝食，或经半月，或经一月，要待病可然后方食。中天极多七日，南海二三日矣。斯由风土差互四大不同，致令多少，不为一概。"所以，断食有其积极的意义。

断食的方法有多种，如木食断、水果断、谷物断、药食断、清水断、全断。木食断是断火食，吃果子等，如《续高僧传》卷九"释慧藏"条云："木食泉浆，澄心玄奥。"卷十二"释法忍"条云："三十余年木食麻衣破衲而已，自得幽林无求外护，升粒若尽继以水果。终不驰求。或一食七日跏坐求志，曾于一夏费米三斗，必限自恣犹盈五升。"卷十九"释道林"条云："结宇深岩，路绝登陟，木食济形，惟法检心，更无营拯。"卷二十四"释法琳"条云："野栖木食于青溪等山。昼则承诲佛经，夜则吟览俗典。"《宋高僧传》卷八"巨方（智封）传"条云："禁足十年，木食涧饮。"卷九

"惟忠传"条云："独居禅寂，涧饮木食。"卷二十"广敷传"条云："终日瞑目，木食度辰。"《佛说佛医经》说："食多有五罪，一者多睡眠，二者多病，三者多淫，四者不能讽诵经，五者多著世间。"《法苑珠林》卷四十二引用《增一阿含经》中的话说："若过分饱食，则气急身满，百脉不通，令心壅塞，坐念不安。若限分少食，则身羸心悬，意虑无固。""多食致患苦，少食气力衰。"应"处中而食"，即食量要适中。

从这点来看，断食是有积极意义的，尤其运用到现在的健康管理中，不失为一个好的手段。养生第一要义就是心理平衡，这是最重要也是最难做到的一点。人往往被忧虑、惧怕、贪求、怯懦、嫉妒和憎恨等不良情绪困扰。科学研究显示，情绪低落时人体的抗癌功能会衰退 20% 以上。从现代医学来分析，肥胖、高血压、糖尿病、失眠、精神障碍、癌症等，哪一个与生活方式和自我情绪没有关系呢？

要正确的断食，首先要发菩提心、慈悲心、出离心，然后在善知识带领下，诵经、念咒、忏悔、坐禅、经行，最后才是断食。通过这样的正确的断食方式，不仅可以净化肠胃，还可以净化心灵；不仅可以提高自身的免疫力，还可以提高智慧；不仅可以升华灵性，还可以升华自性。肠胃的净化，使血液得到了净化，毒素物质排出体外，营养物质被充分吸收利用，细胞得到更新换代。经过九个月到一年，人体功能趋于一个正常代谢状态，肥胖、糖尿病等疾病彻底得到控制，走向康复。通过忏悔，可净化心灵，戒掉贪嗔痴三毒，息灭疾病的根源；通过忏悔、诵经、持咒，可改变人的精神状况，减少压力，放下既有的精神包袱，过全新的生活；通过慈悲心、行善积福等，可改善精神、灵魂等无形的疾病；通过正确的坐禅、经行，可打通经络，加快血液循环，疗愈四肢百骸的僵硬，并可在坐禅和经行过程中体悟人生、开启智慧。

众生报身不同，所采取的断食方式、断食天数等都有不同。根据自身情况选择断食方法，才能针对疾病有所疗效。断食，不仅指断除谷物等简单的物质断食，而且指反省自己，断掉贪、嗔、痴三毒，让内心升起真如本性的智慧。故而，断食时不仅要选择适合自己的断食方式、选择好的环境，而且更应该选择好的善知识，在善知识的带领下，按照程序来进行，这样才能起到良好的疗效，才能升起欢喜心、升起慈悲心、升起智慧，才能断掉引起疾病的真正原因（即贪、嗔、痴三毒），从根本上断除疾病，使疾病不生。

佛教瑜伽的断食不主张暴力，应根据个体情况采用相应的断食方法，在持戒净身净心的前提下，可配合清洁术、体位法、瑜伽呼吸控制法、禅静冥想等。断食期间可出现身体轻盈、大脑思维敏捷、眼睛明亮、身心愉悦，所以瑜伽断食疗法是开启身心健康的法门。

五、 音乐疗愈

《黄帝内经》有五音疗愈五脏的记载。音乐频率不同对脏腑的刺激也不同。佛教真言、唱诵等音频疗愈也是基于这一原理。唱颂练习可以促进呼气，排出肺底的废气，清理呼吸道，净化呼吸系统。同时佛教信仰者的虔诚心理，也起到了一个心理疗愈作用。

唱诵有三种方式：大声、低声、内在唱诵。每次唱诵瑜伽时分别用不同的音节去唤醒不同的轮脉，刺激内分泌腺分泌不同的激素，激活内脏器官功能，让身心更健康、感觉更欢喜。此时，身体通畅，情绪稳定，内在充满喜悦。如在印度瑜伽中，"OM"（"唵"音）被认为是宇宙发出的第一个音节，可将宇宙和自我意识连接。在大声唱"OM"时，音符中的能量会在身体表层流露，低声唱诵时会在身体内在流荡。另外，在佛经中，"嗡""啊""吽"被认为是三个种子字，分别对应顶轮、喉轮、心轮，包含了诸佛菩萨身、口、意的一切功德与加持。嗡——头音，啊——喉音，吽——脐音，唱诵三音的外在意义是净化身、口、意三恶业，内在意义则是净化精、气、神。三音唱诵，从身心健康来讲，可以去除烦恼、净化血液、激发潜在身体能量，使人精力充沛。乐音疗法可以使生命从下向上升起，让人头脑清醒、意识强大。

第三节　佛教瑜伽治疗方案

人具有物质层面的身体和精神层面的灵魂的双重性，故人体之病分为有形之病和无形之病。另外还有一种病是在修行过程中由于修行偏差引起的，我们叫它禅病或修行偏差病。不同的疾病，其治疗方式也有差异。有形和无形之病及禅病在治疗次第上亦有所不同。《摩诃止观》云："若行役饮食而致患者，此须方药调养即瘥。""若坐禅不调而致患者，此还须坐禅，善调息观，乃可瘥耳，则非汤药所宜。""若鬼、魔二病，此须深观行力，及大神咒，乃得瘥耳。""若业病者，当内用观力，外须忏悔，乃得瘥耳。"《摩诃止观》提出了治疾的大致思路。对于有形之病的治疗，通过辨证后多先采用针灸汤药，甚至手术（这些交于医师来救治）以救其急，再根据自身情况和疾病原因采取佛教瑜伽的体位法和呼吸法，辅助调饮食、调睡眠、读经典、真言激发其自性真我，使人建立信心、信念升起，从而断除疾病根源，令其不再生。

一、 佛教瑜伽治疗有形疾病

《佛说佛医经》云："人身中本有四病：一者地，二者水，三者火，四者风。风增气起，火增热起，水增寒起，土增力盛，本从是四病，起四百四病。土属身，水属口，火属眼，风属耳。火少寒多目冥。"四大不调、虫及其他原因引起的身体不适，统称为有形疾病。根据经典，可把地、水、火、风引起疾病的原因与我国的五行学说相结合。五行学说认为大千世界是由木、火、土、金、水五者的运行和变化构成的，人身以五脏为主体，外应五方、五时、五气（有形物质对照见表13），内系五体、五官等生命活动。由于人体未与周围环境统一，外寒、外热入侵，可导致疾病。同时，五行还相生、相克。四大之间不能平衡，五脏六腑不和谐，可导致一系列疾病，如呼吸系统疾病、心脑血管疾病、运动系统疾病、泌尿系统疾病、内分泌系统疾病、神经系统疾病、免疫系统疾病，我们统称之为有形疾病。

表13　有形物质对照

五脏	肝	心	脾	肺	肾
五行	木	火	土	金	水
五智	魂	神	意	魄	志
六腑	胆	小肠	胃	大肠	膀胱
六识	眼	舌	身	鼻	耳
六毒	杀	酒	忘语	淫	盗
五方	东	南	中	西	北
五色	青	赤	黄	白	黑
五神	青龙	朱雀	勾陈	白虎	玄武
四季	春	夏	长夏	秋	冬
五息	嘘	吹呼	嘻	呵	呬
五志七情	怒	喜	忧思	悲	恐惊
五体	筋	脉	肉	皮	骨
五华	甲	肤色	口唇	毫毛	头发
五声	呼	笑	歌	哭	呻
五液	泪	汗	涎	涕	唾

四大	风	火	地	地	水
五蕴	色	想	识	行	受
五伤	失魂乱	失神死	失意惑	失魄狂	失志忘
五谛	因	果	智	境	胜
五根	忧	苦	舍	喜	乐
三界五处	欲界	出禅	四禅	二禅	三禅

对有形疾病的治疗，坚持"辨因论治""是病用是药"的原则。治疗次第可分为：第一，对症治疗，由有经验的医师或有医师资格的瑜伽师，根据病情，以汤药或手术对治；第二，调理饮食等生活方式；第三，内、外清洁术，令身体洁净，去除病灶，净化心灵，驱除魔障；第四，呼吸控制体位法，导引按摩身体各个经络和脏腑器官，使经络通畅，恢复和强化脏腑功能；第五，诵经、忏悔，增强道德修养，断除贪、嗔、痴慢等疑疾病根源，令其不生；第六，静坐、冥想，开启智慧，明心见性。根据个体需要，可以同时进行这六步，也可以有重点地分步进行。

二、 佛教瑜伽治疗无形疾病

所谓无形疾病，就是看不见摸不着的，即身体器官没有变化，实验室指标正常，但是却有一系列身体行为、语言、情绪等的异常表现，甚至是懊恼、自杀等情绪。从病因来说，佛教认为几乎所有疾病都是由精神或心理引起的，百病由心造，四大不调为基本病机。《修习止观坐禅法要》说："由心识上缘，故令四大不调。若安心在下，四大自然调适，众病除矣。"因为起惑造业、挂念外物、心猿意马，我憎烦恼就会成为病因，导致地、水、风、火失调。如果能抛弃挂念，把烦恼的意念平息下来，则血气调和，四大协和，病痛自会消除。心病多由我执、我见我憎、我爱三毒、颠倒妄想等烦恼习惯所致。人之患病，身病多先由心病引起。心病由何而来？佛家一语可道破之："横执我见，任性纵欲而已。"佛教主张百病由心、治亦由心。概括来讲，根据引起无形疾病的原因可将之分为以下几种：因果方面的疾病、心理方面的疾病、精神方面的疾病、道德沦丧的疾病、邪魔所致的疾病、修行方面的疾病、恶业所致的疾病、智慧缺陷的疾病、信仰方面的疾病。这些疾病的具体表现形式为：抑郁症、精神分裂症、自闭症、孤独症、恐惧症、灵魂疾病。在无形疾病的治疗上，佛教瑜伽以心理疗法为主。

佛教将精神病症称为心病，心病则需用心药医。其治法次第分为五步。

第一步，忏悔、诵经、念咒语。唱诵疏导情志，念咒语驱除魔障，忏悔唤醒内心的希望，诵经启发智慧，懂得因缘果报，抛弃无明，而达到意识的镇定统一。佛教唱诵经文的声音，有时如海潮音之高低有序，有时如山涧溪谷潺潺流水之流畅清凉，有时如千军万马之高亢雄伟。听闻经声，心灵自易被其震慑调节，心情时而感动兴奋，时而舒畅平静安详，意识当下即被转移牵动，久之自然获得疗效。

第二步，通过调理饮食、睡眠等，建立健康的生活方式，给身体补充物质能量。

第三步，采用体位控制法，恢复体能，强化意志力。精神病患者因长期精神耗弱，会出现身体孱弱、意识不集中、意识涣散剥离、心灵不振等。体位控制法是心灵治疗之重要方法，可强化意志力，增强免疫力，促进脑细胞活络，令全身血液舒畅，对治疗精神疾病有相当好的效果。比如，祈祷式分五步，可以让身心合一，充满能量。①恭请佛菩萨，祈祷佛的护佑；②配合呼吸、冥想，想象药师佛蓝色光从百汇穴进入体内，洗刷着身体的罪恶和病毒；③使用震颤法让病毒顺着经络通过涌泉穴排出体外；④通过呼吸，将大自然的能量吸入体内；⑤大礼拜。此时想象身体内所有的罪恶和病毒随着真心忏悔、佛力加披都被清除掉，取而代之的是身体的每个细胞都充满了正能量。这种礼拜可令身心灵统一和谐，全身血液舒畅，可激活脑神经细胞，使全身筋骨肌肉得到最大运动功效。

第四步，重塑身心模式，疾病永不复发。当心理疏导和正确生活方式确立后，则进行八正道等培养正念，使心不再颠倒妄想，使眼、耳、鼻、口、身、意不再落入精神疾病的幻想混乱的思维模式。

第五步，静坐、冥想。开启智慧之门，明心见性。经过这阶段的洗涤，心理、精神、情志、灵魂全然一新，疾病已痊愈，永不复发，愈者甚至变得比以前更加聪明智慧，对事理之判断更加条理分明，心灵完全平静下来，最终恢复清净无染、光明自在的本性。

三、 佛教瑜伽治疗禅病

智者大师认为，坐禅得病，除了四大不调、饮食不节和坐禅不节三方面主要原因外，尚有鬼病、魔病（二者皆由坐禅者邪念所致）和业病（由坐禅者前世宿业或今世破戒造成）等原因。

智者大师指出，坐禅得病有四方面的病因。一是身仪不正，心增怠慢，招病来魔，使人脊骨疼痛。二是数息与发触相违，使人浑身筋脉挛缩，产生重、轻、冷、热、涩、滑、软、粗等八触。所谓"触"，指境（对象）、根（感官及其功能）、识（认识）三者和合时所产生之精神作用，亦指主观与客观接触之感觉而言。我们应当对息辨触，使息、触相顺，如此才能避免疾病。三是止不调。止不调致病，如常止心于下，则动地病；常止心于上，则动风病；常止心急促，则动火离；常止心宽缓，则动水病。观不调而成病者，色观多则伤肝，声观多则伤肾，香观多则伤肺，味观多则伤心，触观多则伤脾。四是观偏失。如观境不定，心散乱，则成风病；专守一境，起希望心，则成热病；以生为灭，以灭为生，观境失误，则成地病；不明所观境而强观，以致水大，则成水病。

禅病的对治方法见表14。五蕴病的对治方法见表15。

表14　禅病及治疗

因	果	对治方法
身仪不正，心增怠慢	身仪不正，心增怠慢	心念端正，专行善业，戒贪嗔痴
数息与发触相违	浑身筋脉挛缩，产生重、轻、冷、热、涩、滑、软、粗等八触	对息辨触，使息、触相顺
止不调	常止心于下，则动地病	若地火病，用出息治之
	常止心急促，则动火离	若火病，用入息治之
	常止心于上，则动风病	若风病，用入息治之
	常止心宽缓，则动水病	若水病，用出息治之
观不调	色观多则伤肝	止于肺脏（白）
	声观多则伤肾	止于脾脏（黄）
	香观多则伤肺	止于心脏（红）
	味观多则伤心	止于肾脏（黑）
	触观多则伤脾	止于肝脏（青）
观偏失	观境不定，心散乱，则成风病	止心于足，用入息治之
	专守一境，起希望心，则成热病	以生为灭，以灭为生
	观境失误，则成地病；不明所观境而强观，以致水大，则成水病	

表 15　五蕴病及疗愈

五蕴病		肝病	心病	脾病	肺病	肾病
外蕴		缘色	缘味	缘触	缘香	缘声
内蕴	眼	缘青	缘赤	缘黄	缘白	缘黑
	耳	缘呼唤	缘语	缘歌	缘哭	缘吟
	鼻	缘臊	缘焦	缘香	缘腥	缘臭
	舌	缘醋	缘苦	缘辛	缘甜	缘咸
	身	缘坚	缘暖	缘轻	缘重	缘冷
止于相克之脏		止于肺缘白色	止于肾缘黑色	止于肝缘青色	止于心缘赤色	止于脾缘黄色
瑜伽疗愈色彩冥想		白色	黑色	青色	红色	黄色
		真理光明纯洁和快乐	柔和宁静镇定	希望和安逸、和谐	生命和爱情	知识和光明

　　智者大师指出，禅病非汤药所能治疗，还须善用坐禅方法来调养。智者大师认为，应当根据具体情况，对症施治。若因行役和饮食而致病，应服药调养；若因坐禅不调而致病，应当用调息、止观来治疗，不必服药。只要坐禅者能心念端正、专行善业，必能使病消失。

　　业病的对治方法见表16。

表 16　业病及治疗

业因	业病	对治方法
杀生	肝眼病	
偷盗	肾耳病	
邪淫	肺鼻病	
恶口、两舌	鼻舌病	内修深观，外行忏悔，令心地净洁，业障消灭，即坐禅治疗
妄语绮语	脾舌病	
饮酒	心口病	
毁五戒	五脏五根病	

　　智者大师提出坐禅正治的六种办法是：一，止；二，气；三，息；四，假想；五，观心；六，方术。现简介如下。

　　第一，用止治病。止心之处，主要有五。①止心于脐间。假想气息从脐出入，然后"闭目，合口齿，举舌向腭，令气调徇；若心外驰，摄之令还"。谛观既久，逐渐有痛、痒、冷、热的感觉。"一心精进，无令退堕"，则不仅能治病，还能得禅。②止心于丹田。丹田在脐下二寸半。若止心于丹田，则气息调和，凡上气胸闷、两胁痛、背膂痛、肩颈痛、心热恼痛、烦不能食、心瘴、脐下冷、上热下冷、阴阳不和、气嗽等十二病，必能痊愈。③止心于足。"心多上缘"（即头脑经常思考问题），心能生风，风能动火，火融水，水润身。因此，人身上半部调和而下半部散乱，以致生病，如年老足痉挛等。若止心于足，能治诸病。④止心于病处。不出三日，病必痊愈。智者认为，"心如王，病如贼。心安此放，贼则散坏"。⑤止心于相克之脏腑。智者说："天地二气交合，各有五行，金、木、水、火、土如循环。"五行相生相克，如金克木，肺强而肝弱，肝有病，当止心于肺，摄取白气，肝病自然痊愈。其余四脏之病，以此类推。用止治疗相关总结如表17。

表17　用止治病

止处	病处
止心于脐间	"一心精进，无令退堕"，不仅能治病，还能得禅
止心于丹田	上气胸闷、两胁痛、背臂痛、肩颈痛、心热恼痛、烦不能食、心瘴、脐下冷、上热下冷、阴阳不和、气嗽等十二病
止心于足	人身上半部调和而下半部散乱，以致生病，如年老足痉挛
止心于病处	"心如王，病如贼。心安此放，贼则散坏"，不出三日，病必痊愈
止心于相克之脏腑	肝病—肺脏（白）；心病—肾脏（黑）；脾病—肝脏（青）；肺病—心脏（红）；肾脏—脾脏（黄）

第二，用气治病。主要有吹、呼、嘻、呵、嘘、呬六种。运气时注意用唇吻吐纳，转侧牙舍，徐徐运心，带想作气。若冷，用吹气，如吹火法；若热，用呼气；若百节疼痛，用嘻气，可治风；若烦胀上气，用呵气；若痰湿，用嘘气；若劳倦，用呬气。呵能治肝病，呼、吹能治心病，嘘能治肺病，嘻能治肾病，呬能治脾病。智者大师在《童蒙止观》中用四句口诀归纳道："心配属呵肾属吹，脾呼肺呬圣皆知，肝脏热来嘘字治，三焦壅处但言嘻。"这便于学修者记忆。

第三，用息治病。所谓"息"指呼吸时没有声音，没有结滞，气出入自然。绵绵守息，则能入定。用息治病的方法是：在静处结跏，平身正直，使四肢舒坦、关节相应，放宽腰带，转侧调适；左手置于右手上，两手拇指相触；口微开，吐气四五下，放平头，徐徐闭目，眼勿闭太紧，然后用息。若地火病，用出息治之；若风病，用入息治之；若水病，用出息治之；若火病，用入息治之。必须调和正等，随意而用。还可用带假想十二息治病，此十二息即上、下、焦、满、增长、灭坏、冷、暖、冲、持、和、补。运用此十二息时，要带假想心，即依息带想，依心而起：以上息治沉重地病，下息治虚悬风病，焦息治胀满，满息治枯瘠，增长息生长四大，灭坏息驱散结膜，冷息治热，暖息治冷，冲息治癥结肿毒，持息治掉动不安，和息通融四大，补息补虚乏。

第四，假想治病。前面所说的是兼带用想，这里说的是专用假想为治。智者所举如辨师治瘿法、如患癥人用针法、如用暖苏治劳损法、如吞蛇法等，都是假想治病。这种方法治疗疾病也有一定的效果。如吞蛇法，即引"杯弓蛇影"的故事，有人吞下蛇影，以为是蛇，因而成病。他人问之，知其病源，便让其吃药，然后以死蛇秘密放在其痢盆中，说是蛇已排出。此人病即痊愈。这是坐禅者思想意识上的疾病。

第五，观心治病。不带假想，也不用气息，而直观于心，"内外推求，心不可得"，忘却什么是病，也忘却谁在受病。就像南岳慧思大师患浮肿病，用观力推，而病痊愈。

第六，方术治病。包括用穴位治疗和关节治疗，以及用咒语驱邪等。智者举出捻丹田治法："若赤痢、白痢，卒中恶，面青、眼反、唇黑，不别人者，以手痛捻丹田，须臾即瘥。"实际上这是利用人体的穴位进行治病。又如鞭打关节法："随身上有痛处，以杖痛打病处至四五十……邪气去，病除也。"这实际上是用鞭打活动筋络，使气血流通。两者都是行之有效的疗法。还有一些病，可用诵咒法。不过，对于方术，智者郑重指出："术事浅近，体多贡幻，非出家人所须，元不须学，学则急弃。若修四三昧，泡脆之身，损增无定，借用治病，身安道存，亦应无嫌。若用邀名射利，喧动时俗者，则是魔幻魔为。急弃，急弃！"

从以上分析可以看出，智者大师大慈大悲，十分了解初机学佛坐禅人可能发生的疾病，并用行之有效的、方便的世间法给以治疗。《摩诃止观》记载的这些方法，广泛引用了中国古代中医养生治病的方法和民间的经验，也结合运用了智者本身长期修持的实践经验。这不仅为修禅学佛者提供了治病防病的良方，也为中国传统养生学提供了十分宝贵的文献资料。佛教瑜伽的治疗原则也暗合了智者大师对禅病的六种治疗方法。

人体是一个统一的整体，病因之间、疾病的表现形式之间是相互转变和关联的。对于外缘性的刀器、兵刃、杖棍、战争、虫蛇咬伤、饥饿、寒冷等引发的疾病，佛教认为可能与累世业因和现世造作如饮食不节、起卧失常、贪嗔痴慢疑或四大不调等内因有关。身体的外伤或内脏器官的异常，以及内脏器官相对应的各个经络器官的有形疾病，也可引起心理、精神、情志等无形疾病，内在的贪嗔痴三毒及魔鬼等病引起的心理、情志、精神等无形疾病也可引起身体的有形疾病，所以两者的治疗方法也是互相融合的。如果把健康生活方式作为修行，把基本的道德修养作为修行，那么就会少造很多业，也会消去前世所造诸业，再加上体位法、净身术等方术，疾病自然消除而永不复发。

对治禅病的方法和瑜伽治病方法总结如表18。

表18　对治禅病的方法和瑜伽治病方法对照

疗愈项目	瑜伽	智者禅法
生活方式	调饮食、调睡眠、衣食住行	饮食、睡眠、冷暖
道德修养	持戒、忏悔、八正道、行善；戒、定、慧对治贪、嗔、痴	心念端正、专行善业；戒、定、慧对治贪、嗔、痴
用止治病	意守一处	止心之处，主要有五
用气治病	蜜蜂鸣式调息、喉呼吸、腹式呼吸	吹、呼、嘻、呵、嘘、呬六种
用息治病	清凉调息、清理经络调息法、圣光调息、太阳调息，喉息	上、下、焦、满、增长、灭坏、冷、暖、冲、持、和、补
假想治病	如烛光冥想、呼吸冥想、语音冥想、音乐冥想、色彩冥想、水晶冥想、慢走式冥想	用暖苏治劳损法；如吞蛇法；治瘿法
观心治病	—	用观力推，而病痊愈
方术治病	体位法、清洁术、呼吸控制	穴位按摩、经络拍打；咒语
咒语	唱诵、咒语	咒语

第七章　佛教瑜伽修行事要

第一节　佛教瑜伽与修行

一、人生归向

人来到世上究竟是为了什么呢？不同的人有不同的答案，而有些人终其一生也不得其解。

但有一点可以肯定，人人都希望离苦得乐，只是各自标准不同、方法不同，那么所得结果自然不同。太多人在奔忙的途中被五欲遮蔽双眼，迷失方向，而修行就是学习佛法的智慧，让人生更加美好，得到究竟的幸福，从六凡到四圣，从此岸到彼岸。

佛教认为六道众生追求的快乐不过是短暂的欢娱，看似快乐，而本质是苦。佛教又从不同的角度剖析了苦：有生、老、病、死、怨憎会、爱别离、求不得和五阴盛八苦，也有数数舍身、损益无定、胜劣无定、无伴而住、不知厌足和无始流转六苦，另有三恶趣苦、人苦、非天苦、天苦等四种苦。六道众生因受无明所障，对境时起贪、嗔、痴，造作种种恶业，于轮回中领受果报。即使升为天人极尽享乐，亦不过是换了种受苦的方式，当福报用尽时仍会堕落，更不消说三恶道中受苦之人。总之，轮回不脱，苦难不灭。生命是清醒还是迷茫，是充满希望还是悲观失望，是充实还是空虚，都在于此。

离惑业苦，就能得究竟乐。《华严经》说："复次，佛子！如来智慧无处不至。何以故？无一众生而不具有如来智慧，但以妄想颠倒执著而不证得；若离妄想，一切智、自然智、无碍智则得现前。"释迦牟尼通过无量劫的修行，终成无上菩提。他发现人人皆具佛性，并将自己的亲身体悟与世人分享，冀世人能依教奉行，早成正觉。因此，通过修行去掉妄想执著，就能够恢复我们的本来面目。

二、 修持方法

修行的方法有许多种，如皈依、诵经、拜忏、持戒、禅定等。方式虽不同，但都为修行服务，都是为了获得出离心、菩提心、空正见等，从而能够究竟解脱。各个时期的佛教有不同的修行方法，又侧重不同的方面。真正的成佛之路有着一定的次序，一步都不可混淆。学者需要脚踏实地地根据自己的程度与条件认清自己的问题，找到自己的立足点与下手处，发心亲近良师益友，只有这样才能够越学越深。如《瑜伽师地论》说："诸菩萨，于诸有情先审观察，知劣慧者为说浅法，随转粗近教授教诫；知中慧者为说中法，随转处中教授教诫；知广慧者为说深法，随转幽微教授教诫。令其渐次修习善品，是名菩萨于诸有情，渐次利行。"如果自己好高骛远、脱离现实，那肯定是学不进去。

佛教瑜伽是以瑜伽为主的修行方法，强调禅定，将意念集中一处，达到一定境界。但若真正想要达到禅定的境界，需要做许多准备工作，如了解修行的正确方法、注意相关禁忌与介绍秘诀。对此，以下两节会做详细的介绍。

第二节　佛教瑜伽之禁忌

一、 忌动机不纯

业果法则是佛教基本教理之一。业是内心中的一种作用，分为思业与思已业。无论是思维还是已经付诸身口的行动，都会留下一种力量并辗转无穷地影响我们。造了一个业后，将来会根据所造的业形成一个果报。佛教认为一切都是由业果决定的，故这是一个十分重要的基本概念。因此，修学佛教瑜伽的动机若是不纯，日后必会有不好的果报来影响学者自身。

我们不妨思索一下，究竟为何要修学佛教瑜伽？有的人是为了短暂的放松，有的人是为了身心的自在，有的人则心量更广，是为了与更多的人分享觉悟的智慧。最初的发心直接决定了最后的瑜伽修行程度，或轮回或觉悟。发菩提心是佛教修行中最核心的内容。

佛经说，三乘有声闻、缘觉、菩萨，菩萨即一佛乘。《法华经·方便品》记载了佛乘的开权显实："又诸大圣主，知一切世间，天人群生类，深心之所欲，更以异方便，助显第一义……十方佛土中，唯有一乘法，无二亦无三。除佛方便说，但以假名字，引导于众生，说佛智慧故。诸佛出于世，唯此一事实，余二则非真。"趋入一佛乘的第一步就是发菩提心。"菩提"是梵语，中文意思是觉悟，觉悟的状态便是佛教瑜伽修行最后要达到的理想状态。若想真正达到觉悟的状态，最要紧的是从菩提心下手，一步一步脚踏实地地去实践，如此才能最终成就佛果，觉悟有情。

诸多佛家典籍记载了关于菩提心的内容。

省庵大师所撰《劝发菩提心文》强调了菩提心的重要性，云："尝闻入道要门，发心为首。修行急务，立愿居先。愿立则众生可度，心发则佛道堪成。苟不发广大心，立坚固愿，则纵经尘劫，依然还在轮回，虽有修行，总是徒劳辛苦。故《华严经》云：忘失菩提心，修诸善法，是名魔业。忘失尚尔，况未发乎？故知欲学如来乘，必先具发菩萨愿，不可缓也……"

《华严经》云："善男子！菩提心者，成就如是无量功德；举要言之，应知悉与一切佛法诸功德等。何以故？因菩提心，出生一切诸菩萨行，三世如来从菩提心而出生故。是故，善男子！若有发阿耨多罗三藐三菩提心者，则已出生无量功德，普能摄取一切智道。"

《菩提道次第广论》云："《入行论》云：大力极重恶，非大菩提心，余善何能映……余善如芭蕉，生果即当尽，菩提心树果，恒无尽增长。"

《勇授问经》记载："菩提心福德，假设若有色，遍满虚空界，福尤过于彼。"

唐慧沼大师的《劝发菩提心集》中则引《大乘庄严经论》二十二喻赞颂菩提心殊胜，云："如地如净金，如月如增火。如藏如宝箧，如海如金刚。如山如药王，如友如如意。如日如美乐，如王如库仓。如道如车乘，如泉如喜声。如流亦如云，发心譬如是。"

三乘功德等一切善事的根源皆为菩提心。菩提心就是觉悟，觉悟了以后，便不会由于错误的行为再受无穷尽的生死轮回。依照弥勒菩萨的《瑜伽师地论》，发心的因缘可分为三个部分，即四缘、四因、四力。下面进行简单介绍。

（1）四缘。①见诸佛及诸菩萨难思神力，生希有想，念"我当得如是菩提"。②从说法师所闻佛功德，先生净信，次于此德发欲证心。③不忍圣教衰，不忍众生苦。④见此心大利极为希贵，正由此缘之所激动，便于佛所发欲得心。

（2）四因。①宿生具有菩萨的根性。②佛菩萨善友等摄受。③悲悯有情。④不厌患生死难行。

（3）四力。①自力：由自功力欲大菩提。②他力：由他功力希大菩提。③因力：昔习大乘，今暂得闻诸佛菩萨称扬赞美而能发心。④加行力：于现法中亲近善士、听闻正法、谛思惟等长修善法。

《菩提道次第广论》引《菩萨地》说："依上总别八种因缘，若由自力或由因力而发心者，是名坚固；又由依止此诸因缘，或由他力或加行力而发心者，名不坚固。如是善知总诸圣教及大乘教，将近隐灭，较诸浊世最为恶浊，现于此世应当了知，至诚发心极为希少。当依善士听大乘藏，谛思惟等，勤修加行，非惟他劝，非随他转，非为仿效其规式等，当由自力至诚发心，树立根本，以其菩萨一切诸行皆依此故。"可知自力与因力发心最为坚固，学者修行时可参考此教授。

具体修菩提心的方法有七因果教授和自他相换教授两种。

1. 七因果教授

先修平等舍。此处的"舍"为无量舍，特指有情自离贪嗔令心平等。修的时候可以思维一切有情都是平等，都希望离苦得乐，不应只饶益一类有情而不饶益其他；观察无始以来，每位有情都无数次做过自己的亲友、怨敌和中庸的众生，没有固定不变的亲人、怨敌或中庸者。这里应先缘中庸众生修，次缘亲友修，再缘怨敌修，最后缘一切有情修。如此心平后再照下面的七因果次第修。

（1）知母。生命是无限的，无始以来我们有无限的父母，所有的人也都真正做过自己的母亲。了解了这点，要不断去思维，使自心生起坚固的认知。此处修法可参照帕绷喀仁波切《掌中解脱》中的第十七天教授。

许多人会想，如果这些有情都曾是我的母亲，我应当认识她们，但我现在并不认得她们，所以他们并非我的母亲。但从佛法的角度来说，没有一位有情不曾做过我们的母亲，不管我们是否认识她们，事实就是如此。单纯的不认识，不能成为否认的理由。理解此处时，应了解或深信佛教的无限生命、轮回等基本观念。

（2）念恩。若没有母亲，就不可能有我们的存在。母亲无微不至地照顾孩子，把一切好东西都给孩子，自己却默默受苦。《菩提道次第广论》对母亲的恩德有详细的描述，云：“如是此母为母之时，一切损害悉皆救护，一切利乐悉皆成办。特于今世，先于胎藏恒久保持，次产生已黄毛疏竖，附以暖体十指捧玩，哺以奶酪授以口食，口拭涕秽手擦屎尿，种种方便，心无厌烦而善资养。又饥渴时与以饮食，寒时给衣，乏时给财，皆是自己未肯用者。又此资具皆非易得，是负罪苦及诸恶名，受尽艰辛，求来授予。又若其子有病等苦，较其子死宁肯自死，较其子病宁肯自病，较其子苦宁肯自苦，出于自心实愿易代，用尽加行除苦方便。总尽自己所知所能，但有利乐无不兴办，凡有损苦无不遣除，于此道理，应专思惟。”念父母恩，不仅是修学佛教瑜伽的基本，更是为人的基本素养。当今社会物欲膨胀、人心浮躁，我们对父母的爱、对他人的付出往往视而不见，眼中唯有自己，自私自利，心量狭小。

念恩的观想顺序为：先于一切众生前修舍心→把亲近的人看成母亲→把关系不近的人看成母亲→把嗔恨的人看成母亲→念一切有情的恩。

（3）报恩。什么是真正的报恩？世人均求离苦得乐，而佛教认为真正的报父母恩是明了解脱之道后引导父母走向真正的离苦得乐。如《菩提道次第广论》引《中观心论》云：“又由烦恼魔，伤害已成疮，我如注灰水，反令苦病苦。若有于余生，慈敬及恩益，欲报其恩惠，除涅槃何有？”帕绷喀仁波切也据此开示道：“惠施有情食物、衣服等，只能暂时消除他们的饥渴、寒冷，并没有究竟的利益。能使有情具足一切安乐、远离一切痛苦，对他们就有稳固而重大的利益；若能将有情安置于佛位，有情便能具足一切安乐、远离一切痛苦，所以，我们应该想到：我应将一切有情置于佛位！”

（4）修慈。慈能予乐，是一种珍视、爱护众生的心态。佛以慈力退魔军，慈之胜利广大不可思议。如《三摩地王经》云：“遍于无边俱胝刹，尽其无量众供养，以此常供诸胜士，不及慈心一数分。”《宝鬘论》亦云：“每日三时施，三百罐饮食，然不及须臾，修慈福一分。天人皆慈爱，彼等恒守护，喜乐多安乐，毒刀不能害。无劳事得成，当生梵世间，设未能解脱，得慈法八德。”

（5）修悲。悲能拔苦。宗喀巴大师特别提出“开示大乘道之根本即是大悲”及“诸余因果是此因果道理”。修悲的重要性可分为三部分：最初重要如同种子，由大悲发动心意，誓欲拔除一切有情出生死。如《无尽慧经》云：“大德舍利弗，又诸菩萨大悲无尽，所以者何？是前导故。大德舍利弗，如息出入是人命根之所前导，如是诸菩萨所有大悲亦是成办大乘前导。”其次重要如雨泽，能令大悲增长，不因众生难度而退堕二乘，于自苦乐全不顾虑，于利他事毫无厌舍。最后重要如果实，它是觉悟后行利他事业恒不间断的保证。可见，大悲心贯穿修行始终。

（6）增上意乐。亲自承担对众生予乐拔苦的责任，付出行动，于一切时皆能忆念，不断修习。

（7）正修发菩提心。先前的平等舍、知母、念恩、报恩是发起希求利他心的基础，而慈心、悲心、增上意乐三者是发起希求利他心的正行。完成这几步后，要思维我们究竟是否有能力利益有情？佛陀是福慧两足尊，能引导迷途众生走向觉悟。此处要勤修皈依、忆念佛陀的殊胜功德，增强净信心，由信心引发对成佛的欲求，明了不仅利他的大愿须靠成佛才能实现，而且自利也唯有成佛才能圆满。发此愿心后，只有恒长不间断地实修，才能圆满果位。

2. 自他相换教授

自他相换的基本条件是对空性有基本的理解，明白自他皆观待立，全无自性，继而于自亦能起如他心，于他亦能起自觉；而后了知烦恼的根本是我爱执，无始生死乃至现在发生的种种不可爱乐皆是源于我爱执。应多思维我爱执的过患和爱他执的利益。如《菩提道次第广论》引《入行论》云："尽世所有乐，悉从利他生，尽世所有苦，皆从自利起。此何须繁说，凡愚作自利，能仁行利他，观此二差别。若不能真换，自乐及他苦，非仅不成佛，生死亦无乐。有情与诸佛，同能生佛法，如其敬信佛，何不敬有情？"我爱执，是一切衰损之门；爱执他，则是一切圆满之本。

菩提心的生起要到什么样的程度呢？真正菩提心，要像慈母爱亲子一样，随时随地起心动念救拔一切众。生起愿心以后还要去实践，如法去做，通过六度万行自利，通过四摄利他。六度可分为布施度、持戒度、忍辱度、精进度、禅定度、般若度。四摄则是布施、爱语、利行、同事。此处不再细说。

二、忌求神通

有许多人修学佛教瑜伽是为了希求神通，或者希望修时能亲见本尊和神通变化之事，但若没有菩提心，那么仍然在轮回中，且极有可能入恶趣。纵使有神通，且通晓五明、现证空性、断尽烦恼等功德，若未发菩提心就不名为佛子，不入大乘之列。因此，智者应当舍去欲修得神通的心，踏踏实实发菩提心。事实上，神通变化只是成就奢摩他过程中的一个附属品，在佛教看来，死后的中有阶段都有神通体验。

三、 忌不明次第而盲修

佛陀说八万四千法门，不同法门适合不同根器的众生，不同人适合不同的修行方法，且修行的不同阶段亦有不同的侧重点。面对纷繁复杂的各式法门，应如何得到觉悟呢？从教理方面说，哪个宗派、哪部经、哪部论、哪个法门是什么意思，是非常复杂的，但是真正去实践后就会知道，所有的法门都能够统一，最终都趋向于佛果，都让人断烦恼、证菩提；所有的法门内容都是戒、定、慧，都是三宝，都是对治三毒，都是闻思修。《华严经》说："如来自观察，甚深微妙义，随彼众生根，普雨甘露法。为开诸法门，无量难思议，悉归入寂灭，平等真实观。……十方诸世界，一切群生类，善逝智慧海，皆悉能润泽。各各勤方便，修习诸法门，一切修行者，疾得智慧光。"

其实修习法门的核心就在于把握修道的次第，即修行的顺序。修习者要先明白目标是什么，先修什么再修什么，前后如何配合等后，准确找到自己的下手处，然后一步一步往前走。佛法告诉了我们成佛的整个理论、方法和途径。如《大般若波罗蜜多经》说："诸佛说法，咸依次第，必有因缘，言无不善。"《摩诃般若波罗蜜经》说："须菩提言：世尊！新学菩萨摩诃萨，云何于诸法无所有性中，次第行、次第学、次第道，以是次第行、次第学、次第道，得阿耨多罗三藐三菩提？佛告须菩提：……是菩萨摩诃萨次第行、次第学、次第道中住，能具足四念处、四正勤、四如意足、五根、五力、七觉分、八圣道分，修行空三昧、无相、无作三昧，乃至一切种智。"

如何知道自己的下手处呢？这就需要依止善士，对所要修的内容了然于胸，再观照自心，进行准确定位。修学佛教瑜伽也不例外，这个次第是共通的。许多接触佛法的人或执著于空性，或修定时执著于一些自觉奇妙的觉受，从而障蔽了真正修行应该着力的地方。亲近善士、生死无常、轮回之苦、皈依三宝、深信业果、出离心、菩提心、空正见等内容都是需要修习者全面了解的，切忌任遇所缘，遇到一个法类就着急修，应先对修行的整体有所了解，再从基础内容或者自己所处的位置继续向上修。

第三节　佛教瑜伽之秘诀

一、　亲近善士，　勤修弟子相

通常情况下，人很难主宰自己的命运。佛教认为今生的主要际遇由业果决定，若非有大善或大恶之行，人的命运是很难改变的。这听起来让人十分无奈，但并非没有希望。《了凡四训》记载，袁了凡先生就是通过云谷禅师的点化，从而洞晓命运的真相，始知"命由我立，福自己求"，而后努力积德行善，终摆脱了孔先生所算的定数。

修习佛教瑜伽也是如此。如今世俗社会的诱惑太多，人的定力普遍很差，若想将意念集中一处，达到近乎定程度，就要从规范日常生活的言行举止开始。《楞严经》记载佛陀为阿难开示修行三决定义，所谓摄心为戒，因戒生定，因定生慧是也。没有戒摄持的定，必落魔邪。通过日常规范，人的言行逐渐改变，内心的状态也随之转变，命运就能掌握在自己手中。

因为知命，明白单靠个人的力量很难，真正走上修行之路，这时便要寻求佛、法、僧三宝的帮助。道之根本为亲近善士，故修习者要从亲近善知识开始。普通人的认知易受客观环境的影响，若是靠近恶友，就会受到不好的影响，造下恶业，障碍修道。如《正法念处经》说："于须臾顷，不近恶友，不与言说，不同道行。以何因缘不与同行？一切善业，近恶知识则为妨碍，是故不得与之共语去来同住。何以故？恶知识者，是贪、嗔、痴之所住处，有智之人应当舍之犹如毒树。"《大般涅槃经》也提道："菩萨摩诃萨观于恶象及恶知识，等无有二，何以故？俱坏身故。菩萨摩诃萨于恶象等心无怖惧，于恶知识生畏惧心。何以故？是恶象等，唯能坏身，不能坏心。恶知识者，二俱坏故。是恶象等，唯坏一身。恶知识者，坏无量善身、无量善心。是恶象等，唯能破坏不净臭身。恶知识者，能坏净身及以净心。是恶象等，能坏肉身。恶知识者，坏于法身。为恶象杀，不至三恶。为恶友杀，必至三恶。是恶象等，但为身怨。恶知识者，为善法怨。是故，菩萨常当远离诸恶知识。"

修行的首要条件就是找到正法道场，只有在善知识的摄授与同行善友的帮助下，才能走对门、走得远。就像去一个从未去过的地方需要地图、向导一般，一个有经验的人，即善知识，来引导我们，是非常重要的。《华严经》中文殊菩萨对善财童子说："善男子，若欲成就一切智智，应决定求真善知识。"《阿含经·佛说恒水经》也道："学问不值明师，安知天下有大道乎？"同时，善法环境也不可或缺，同行善友之间可以互助互长。很多人会说，我自己看看书，照着学就可以，而且网上也有视频教学，学起来很是便捷，为什么非找老师和同修呢？事实上，世间的学问如医学、开车等的初学者都是需要通过老师的教授方可入门的。天资极聪颖者或再来人似乎可以自学成才，但宿世善根深厚、能做得出"菩提本无树，明镜亦非台，本来无一物，何处惹尘埃"的偈子的六祖慧能大师，也是在五祖弘忍的教授下才更近一步，何况愚钝如我辈？《宗镜录》说："佛法无人说，虽智不能了。"佛教瑜伽修行之精妙绝非语言文字所能表达，视频教学再便捷，终不如老师和学生面对面交流与指导。个人的盲修瞎练会让自己走许多弯路错路，白白浪费了暇满人身。就像我们拿到了地图，也只是知道了大概的轮廓，许多关键点在地图上并没有标明，还时需要一个有经验的人来指导我们。好的善知识能运用博大精深的佛法理论体系与浩瀚无涯的佛典善巧地对我们进行引导，让我们知道佛教瑜伽的下手处以及如何用功。

许多经典都提到了善知识的重要性。如宗喀巴大师在《菩提道次第广论》中说道："能令学者相续之中，下至发起一德、损减一过，一切善乐之本源者厥为善知识。故于最初，依师轨理，极为紧要。"又如《华严经》说："佛子！菩萨摩诃萨行十种法，能速成就一切诸地。何等为十？一者，心常乐行诸功德事；二者，行大庄严诸波罗蜜道；三者，智慧明达，不随他语；四者，恒不远离真善知识；五者，常修精进而不退转；六者，善取佛意，受持诸法；七者，行诸善根心无忧戚；八者，以大乘庄严而自庄严，明利慧光普照一切；九者，安住一切诸地法门；十者，同三世佛善根正法。佛子！是为菩萨行十种法，能速成就一切诸地。"善知识对于初学者的重要性由此可见。

那么何为真善知识呢？《大乘庄严经论》有云："若善知识具足十种功德者，应堪亲近。何谓为十？一者调伏，二者寂静，三者惑除，四者德增，五者有勇，六者经富，七者觉真，八者善说，九者悲深，十者离退。调伏者，与戒相应，由根调故；寂静者，与定相应，由内摄故；惑除者，信念与慧相应，烦恼断故；德增者，戒定慧具，不缺减故；有勇者，利益他时不疲倦故；经富者，得多闻故；觉真者，了实义故；善说者，不颠倒故；悲深者，绝希望故；离退者，于一切时恭敬说故。"大善知识有十德相，即具备戒、定、慧、教量、证量、德增、善巧说、具悲心、具勤勇、不怕厌烦十个条件。

如此高量的大善知识，世间稀有，如若无缘寻得，可退求其次，即满足戒、定、慧三学及通达实性和具悲心五个条件的中等善知识。若上等德相与中等德相都不具足，则需要求下等德相。满足德增、以佛法为重、重后世不以现世为重这三个条件者为下等德相。当今社会有太多邪师，学者当至诚祈求得遇圆满大善知识，并净罪集资，更要慎重观察之，再行依止。然弟子的根器若不够，即使有完具一切德相的大善知识引导，也难体会其功德，甚而会时常观察并执著于善知识的过失，进而害了自己。故学者当不断完善自身条件，勤修弟子相。

弟子相可粗分为三方面。《菩提道次第广论》引《四百论》曰："说正住具慧，希求为闻器，不变说者德，亦不转听者。"这里的"正住"，指不堕党类，即心里不为自己喜欢的执著，也不对自己不喜欢的排斥，保持中道，依师听闻并实修。宗喀巴大师总结了依师的听闻轨理，具体如下。

（1）思惟闻法所有胜利，生欢喜心、好乐心。须以五想听闻正法：作珍宝想，作眼目想，作光明想，作大胜利想，作无罪想。于法法师发起承事，专信恭敬听闻法，不应于彼起毁谤，于说法师供养者，谓于师起如佛想。断器三过：断覆器，断污器，断漏器。依六种想：于自安住如病想，于说法师住如医想，于所教诫起药品想，于殷重修起疗病想，于如来所住善士想，于正法理起久住想。

（2）具慧就是具足智慧，运用智慧去抉择正说和似说。破坏佛法的往往不是外道而是相似法，很多听起来很动听的道理其实都是错的（即恶说似道），修学者切莫盲目跟从，自坏法身慧命。

（3）希求：拥有强大的希求心，才能够推动自己学习佛法。内心对善法的渴望非常迫切，且只有通过实修，才能真正学到善法。

关于依师学习的正确心态，可参考《华严经》中"善财童子五十三参"的故事。修习者可以之为榜样，学习亲近善知识应具备的二十一种心态。寂天菩萨在《集学论》中将亲近善知识的心态归纳为"九心"，因源自《华严经》，故名"华严九心"，分别为：①孝子心：放下自我，将师长视为父母一般对其尽孝。②金刚心：有坚强的意志，不为外在所动。③大地心：承受老师的教导，没有懈怠。④铁围山心：学习过程中产生许多苦恼，但心绝不动摇。⑤世间仆使心：将自己视为仆人，去掉傲慢心。⑥除秽人心：将自己视为除秽人，不怕脏，不怕累，内心谦卑。⑦乘心：勇于承担。⑧犬心：对于善知识的责备欢喜承受。⑨船心：听师长的话，心里不厌烦。

有了师长，自己具足弟子相之后，还要努力创造修行的环境，与众多同行善友一起努力。当代大德学诚法师就强调：修行、学佛法必须要有一个环境，否则是很困难的。就像在世间，我们读书要有读书的环境，生活、工作都要有相应的环境，修行的环境也是一样。因此很重要的，就是要去营造一个修行的环境，能够让大家在修行上面得到进步。领头的人要带头营造这种环境，才能够让大家受益。犹如一个学校一样，校长以及后勤、教务、行政各部门都要去做很多工作，否则学校的运作、学生的学习就得不到保障。

二、 体悟世间无常， 珍惜暇满人身

人的生命十分有限，并且无常，谁也不知道死亡会在哪一天到来，所以佛教常说要"念死无常"。修学佛教瑜伽，需要将无常观时刻挂在心里。"念死无常"绝不是将"无常"读一遍即可，而是内心里真正有对死亡无常的感受和恐惧。《佛说处处经》说："佛语比丘：当念身无常。有一比丘即报佛言：我念非常，人在世间极可五十岁。佛言：莫说是语。复有一比丘言：可三十岁。佛复言：莫说是语。复有一比丘言：可十岁。佛言：莫说是语。复有一比丘言：可一岁。佛言：莫说是语。复有一比丘言：可一月。佛复言：莫说是语。复有一比丘言：可一日。佛复言：莫说是语。复有一比丘言：可一时。佛复言：莫说是语。复有一比丘言：可呼吸间。佛言：是也。佛言：出息不还则属后世，人命在呼吸之间耳！"《六度集经》说："人命譬若织机经缕，稍就减尽，天（人）命日夜耗损若兹，忧多苦重，焉得久长？人命譬若牵牛市屠，牛一迁步，一近死地，人得一日，犹牛一步，命之流去又促于此。人命譬若水从山下，昼夜进疾，无须臾止，人命过去，有疾于此，昼夜趣死，进疾无住。"

因为"无常"随时会来临，所以我们需要做好面对"无常"的准备，就是要珍惜时间，分秒必争，要体会暇满人身的难得。如《龙树菩萨劝诫王颂》说："如是无常亦非久，无归无救无家室，生死胜人须厌背，并若芭蕉体无实。海龟投木孔，一会甚难遭，弃畜成人体，恶行果还招。金宝盘除粪，斯为是大痴，若生人作罪，全成极蠢儿。生中依善友，及发于正愿，先身为福业，四大轮全获。佛言近善友，全梵行是亲，善士依佛故，众多证圆寂。邪见生鬼畜，泥黎法不闻，边地蔑戾车，生便痴哑性，或生长寿天，除八无暇过，闲暇既已得，尔可务当生。"

暇满，即闲暇、圆满。《论语》有云："工欲善其事，必先利其器。"暇满人身是

修行所必需的工具。暇满分为两部分，即远离八无暇、具足十圆满。

（1）远离八无暇。做任何事都需要时间，何况是修学佛教瑜伽呢？修学佛教瑜伽除远离恶趣（地狱、恶鬼、旁生）以外，还要得人身，并要远离无暇。如《亲友书》说："执持邪见转旁生，投生恶鬼堕地狱，无有佛教于边地，转成痴哑野蛮人，长寿天生任一处，此等即是八无暇，远离此等得闲暇，为不转生当精进。"

以下为八无暇。①执邪倒见。执著颠倒偏邪的见解是没有机会修行的。如现代人讲究的科学，固然对世界有卓越的贡献，过于肯定科学能证明的世间现象的微小的一部分，而否定了现阶段科学尚无法证明的现象，从佛教的角度看，便是一种断见。若执著不改就无法确信缘起性空、业感缘起等必然道理，就学不下去。②～④三恶道（畜生、恶鬼、地狱）。⑤无佛教。现在是贤劫，虽有千佛出世，但贤劫太长了。事实上绝大部分时间是没有佛出世的，没有佛法传播的。⑥生于边地。即生于佛法传不到的地方，这个地方没有四众弟子弘扬佛法。⑦痴呆的人。⑧长寿天。天人们或耽于享乐或无法思想，无法修行。

佛陀开示苦、集、灭、道，明白了苦才会希求离苦得乐，找到了苦的原因然后按照佛陀的教法实修，才能够灭苦，最终得到解脱。人的一大特点就是有深入思维的能力，畜生如牛羊等虽然也能简单思维，但无法深入思维，更别说思维后去行动了。

（2）具足十圆满。十圆满包括自圆满和他圆满各五种。《瑜伽师地论》说："云何自圆满？谓善得人身、生于圣处、诸根无缺、胜处净信、离诸业障。……云何他圆满？谓诸佛出世、说正法教、法教久住、法住随转、他所哀愍。"

自圆满中，"人身"具有三个特点，即思维（深入思维的能力）、勇健（刚决的力量）、梵行（净化染污的习气），所以比其他各趣更适合修行。"生于圣处"，指生在中道所在之国。中道，就是非常非断的道理，即佛法。"诸根无缺"，即五根健全。"胜处净信"，指对佛法特别是戒、定、慧三学有净信心。《瑜伽师地论》说："云何名为胜处净信？谓如有一于诸如来正觉所说法毗奈耶得净信心，如是名为胜处净信。言胜处者，谓诸如来正觉所说法毗奈耶，能生一切世出世间白净法故。此中所起前行增上诸清净信，名胜处净信，能除一切所有烦恼垢秽浊故。""离诸业障"，指没有犯五无间罪。《大乘大集地藏十轮经》云："复次，大梵。有五无间大罪恶业。何等为五？一者故思杀父，二者故思杀母，三者故思杀阿罗汉，四者倒见破声闻僧，五者恶心出佛身血。如是五种，名为无间大罪恶业。"若有强大的恶业力量干扰，此生将难以成就。

暇满是难得的大宝，世间的财宝虽珍美，却不能解决生老病死的问题。《梵网经》讲："一失人身，万劫不复。"《大智度论》说："当知人身难得，佛世难值，好时易过。""以十善福贸得人身，人身多苦少乐，寿尽多堕恶趣中。"人身难得而易失。《大智度论》又说："一堕诸难，永不可治。若堕地狱，烧炙屠割，何可教化？若堕畜生，共相残害，亦不可化。若堕饿鬼，饥渴热恼，亦不可化。若生长寿天，千万佛过，著禅定味故，皆不觉知。如安息国诸边地生者，皆是人身，愚不可教化。虽生中国，或六情不具，或四肢不完，或盲聋喑哑，或不识义理；或时六情具足、诸根通利而深著邪见，言无罪福，不可教化。是故为说：好时易过，堕诸难中不可得度。"得到人的身体，成为一个人，是非常不易的事情；而失去人身，又是非常容易的。如果不断恶修善，一生一世造作很多罪业，那么就不知道什么时候可再得人身了！因此，学者当努力体悟世间无常，珍惜暇满人身，勤修善业，以期早得真自在。

三、 明晰修习轨理

将一天二十四小时分为两部分，其中一部分用于正修。正修的前面是前行（或者称加行），中间是正行，修完以后是回向。

（一）加行

加行可分为六部分：①净地设像；②庄严供具；③入座皈依；④观想圣众；⑤积资净罪；⑥三事求加。

1. 净地设像

需要打扫殿堂、禅堂等修行所在地点。莫要小看打扫，《根本说一切有部毗奈耶杂事》记载，开示打扫有五功德："令自心清净，令他心清净，诸天欢喜，植端正业（戒律清净），命终之后当生天上（往生净土）。"洒扫住所可使自心清净。通过扫除外在的尘垢，可认清内心的贪、嗔、痴三毒，并加以清除。如尊者周利盘陀伽，出家初期虽然愚钝，但能依照世尊告诉他的"扫尘""除垢"四字认真践行，最终通过扫地证得阿罗汉果。

2. 庄严供具

由无谄诳求诸供具，端正陈设。无谄诳，指物无谄诳和动机无谄诳，提示要以正当手段获得贡品，以及供养时不应有不良动机，尽力以菩提心来摄持。供品的顺序和排列也要尽量美观。亲手供奉十分重要。供品如清水、鲜花、水果等均可，要在虔诚。

3. 入座皈依

结跏趺坐，然后皈依发心。关于跏趺坐的好处，此处不细谈。如果昏沉瞌睡，可以站起来经行，方法有毗卢七法和数息观等。皈依发心，特指大乘之人为求无上菩提而皈依，令身心相继与法和合。

4. 观想圣众

观想明现传承祖师和无量佛菩萨，也就是资粮田。念观想文时，内心可随文作观。真正修的时候，首先要观想的就是资粮田，需要对着它发露忏悔，祈求发愿、对着它皈依、请求加持等。

5. 积资净罪

若是资粮不够，罪障未除，则很难进步。就像我们做事，若必需的条件都不具备，那怎么可能成功呢？譬如"蒸沙煮饭"，拿沙来煮饭，煮半天还是沙，白费力气。此处可依照普贤十大愿王而修。《华严经》记载："善男子，如来功德，假使十方一切诸佛，经不可说，不可说佛刹极微尘数劫，相续演说，不可穷尽。若欲成就此功德门，应修十种广大行愿。何等为十？一者礼敬诸佛，二者称赞如来，三者广修供养，四者忏悔业障，五者随喜功德，六者请转法轮，七者请佛住世，八者常随佛学，九者恒顺众生，十者普皆回向。"

6. 三事求加

祈求加持，可依《菩提道次第广论》中的唯愿加持文而修，其云："从不恭敬善知识起，乃至执著二种我相，所有一切颠倒分别，速当灭除；从敬知识，乃至通达无我真实，所有一切无颠倒心，速当发起；及其内外一切障缘，悉当寂灭。"祈求加持，即祈求三件事：净除罪障，唯愿世尊、诸佛菩萨、龙天护法等加持，除灭烦恼和烦恼的因；积集资粮，从亲近、恭敬、尊重善知识开始，一步一步增上，祈求发起一切无颠倒的心，造善净的业；祈求一切内外的障缘消失。

（二）正行

总修正行时最主要的就是于善所缘令心安住。修时要缘着一个善法，使心安住在其上。所谓善所缘，就是对自己有好处的事情，如背书、抄经、礼佛、学定等。平常做事时，如学写字或者背书时，常常坐得苦不堪言，妄念纷飞，想去看电视、去玩，心安不下来，而所谓的修就是把本来安不下来的心安下来，使心能安住在应该缘的善所缘之上。之前很少有修心的时候，现在要想转变，就必须不断地把它拉回到所缘上来，勤加练习，不断去保护、串习我们所应该缘的好的对境。因为什么呢？《菩提道次第广论》说："盖从无始，自为心所自在，心则不为自所自在，心复随向烦恼等障，而为发起一切罪恶。此修即是，为令其心，随自自在，堪如所欲，住善所缘。"我们的内心之所以这么难矫正，就是因为养成的习惯越久越难改。我们的习惯是从无始以来熏习而成的，始终"自为心所自在"，每天从早到晚掌控我们。"心不为自所自在"，并且为烦恼所转。若烦恼障碍了我们，我们就会看不见事情的真相，以恶为善，造下恶业。对于不好的事情，如果不断去做，慢慢地就会习惯，就会觉得很好。坏的习惯固然如此，那么好习惯也是逐渐养成的。

除了能修的心，还要注意不任遇所缘而修。瑜伽修行有其次第，学者要谨遵次第，安住其中。学者先在修之前对要修的内涵，包括性质、数量、次第先后，有正确的认识，并对此认识有信心；再猛力发愿，觉得一定要做到，绝不为顺境或逆境所动摇；然后照着所了解的数量、次第步步深入修行。发起以后，要真正照着从善知识那里所了解的去修，而不修别的。修的时候应该具足正念、正知。

正修的时候，第一要亲近善知识，思维依止善知识的殊胜利益，并思维不亲近的过患，能够引发现在及后世的种种大苦恼。第二要防护内心，不去想师长的过失，应就自己所了解的思维师长的戒、定、慧等功德，进而产生信心，以师长为榜样去努力。修行的成就是从师长那里来的，若只看他的过失，修行方向错了就不会有任何成就。平常也要多多训练自己不看同修的过失，乃至于不去看任何人的过失。对此，初始阶段确实很难做到，但在理论上至少要了解，修道是反求诸己，而看人过失徒增烦恼。事实上，如果他人真的有过错，在烦恼当中，那他就正是需要帮助的对象，这更加策励我们精进修行，若修行成功，应当怀感恩心。整个的转心过程就是修行。

（三）完结

每修完一座法，都要进行回向，可依普贤十大愿王而修，将所集的各式各样的福善，以很强盛猛利的意乐，回向眼前和将来究竟的利益、现世的利益。譬如说希望发财，这不是真正可愿之处，因为名利易滋长恶业，继而轮回。只有一样东西才是真实的，即求无上菩提。若求无上菩提，则要修行，而好的环境、健康的身体是修行的重要保障。

正修的时候一天可修四次，晨起、上午、下午、晚上各一次。刚开始修时，若时间过长，容易昏沉，如果养成习惯，将来很难改。刚开始修的时候往往不得法，等到稍微有些觉受后，会觉得很欢喜，就有了欲修的心，若在这个时候停下来，心里就会一直想再去修。如果一开始就是长时间苦坐，下次要修前心里就会觉得害怕、厌恶。待稳固之后，就可延长时间，再照正常的一日四次去做，如此障碍就会减少，疲倦、昏沉就会消失。

（四）未修中间

一天中，加行、正行、回向以后，其余的时间要继续做与正修时所缘行相相应的事，如读诵经典等，依正念、正知继续努力，通过多种方式净除罪障、积聚资粮。

学习密护根门，正知而行，饮食知量，精勤修习悎寤瑜伽、于眠息时应如何行四种资粮，是易引发后续止观的正因。

1. 密护根门（秘密地保护自己的六根）

怎么防护呢？有两种方法：防守正念和常委正念。密护根门的另外一个名字叫作"根律仪"，"律仪"就是"戒"。《瑜伽师地论》说："云何根律仪？谓如有一能善安住密护根门，防守正念，常委正念，乃至广说。云何名为密护根门？谓防守正念，常委正念，广说乃至防护意根，及正修行意根律仪，如是名为密护根门。云何名为防守正念？谓如有一密护根门增上力故。摄受多闻、思惟、修习。由闻思修增上力故，获得正念。为欲令此所得正念无忘失故，能趣证故，不失坏故，于时时中，即于多闻、若思、若修，正作瑜伽，正勤修习，不息加行，不离加行。如是由此多闻思修所集成念，于时时中，善能防守正闻思修瑜伽作用。如是名为防守正念。云何名为常委正念？谓于此念，恒常所作，委细所作。当知此中，恒常所作名无间作，委细所作名殷重作。即于如是无间所作，殷重所作，总说名为常委正念。如其所有防守正念，如是于念能不忘失。如其所有常委正念，如是即于无忘失念得任持力。即由如是功能势力，制伏色声香味触法。"

念有正、有邪，首先要使它归到正的上面，然后时刻地保护正念，并且对正念起常委行。"常"指恒常、不间断地，"委"指很仔细地。

防护什么呢？防护六根——眼、耳、鼻、舌、身、意。具体防护的方法：一是守护诸根，二以六根而防护。《菩提道次第广论》说："如何防护，其中有二：守护根者，谓根境合起六识后，意识便于六可爱境、六非爱境，发生贪、嗔，应当励力从彼诸境护令不生。即以六根而防护者，若于何境由瞻视等能起烦恼，即于此境不纵诸根而正止息。其守护根者，是于六境，不取行相，不取随好。若由忘念烦恼炽盛起罪恶心，亦由防护而能止息。取行相者，谓于非应观视色等，正为境界，或现在前，即便作意彼等行相，现前往观。取随好者，谓于六识起后，能引贪、嗔、痴三之境，意识执持，或其境界虽未现前，由从他闻分别彼等。"

关于守护诸根，《瑜伽师地论》说："云何名为念防护意，谓眼色为缘生眼识，眼识无间生分别意识，由此分别意识于可爱色色将生染着，于不可爱色色将生憎恶，即由如是念增上力，能防护此非理分别起烦恼意，令其不生所有烦恼，如是耳鼻舌身广说，当知亦尔。意法为缘生意识，即此意识，有与非理分别俱行能起烦恼，由此意识于可爱色法将生染着，于不可爱色法将生憎恚，亦由如是念增上力，能防护此非理分别起烦恼意，令其不生所有烦恼，如是名为念防护意。"凡人在六根对境时，易起分别心，即对于喜欢的产生贪着之心、不喜欢的产生嗔恨之心。我们在六根对境时要努力不起贪嗔，具体方法就是在六根对境的时候不取行相或随好。还要利用根来守护，若根对境后生起烦恼，就在这个境上不放纵诸根而正止息烦恼。"取行相"者，《瑜伽师地论》说："言取相者，谓于眼识所行色中，由眼识故取所行相，是名于眼所识色中执取其相。若能远离如是眼识所行境相，是名于眼所识色中，不取其相。如于其眼所识色中，如是于耳鼻舌身意所识法中，当知亦尔。"对于不该看的境界，例如电视、电影，或者好吃的、好玩的东西，这种境界一出现，自身就作意行相跑去看。"取随好"者，《瑜伽师地论》说："取随好者，谓即于眼所识色中，眼识无间俱生分别意识，执取所行境相，或能起贪，或能起嗔，或能起痴，是名于眼所识色中执取随好。若能远离此所行相，于此所缘不生意识，是名于眼所识色中不取随好。如于其眼所识色中，如是于耳鼻舌身意所识法中，当知亦尔。"能引发贪、嗔、痴的对境已过去，但我们仍以第六分别意识执着，或者对境虽然不在根识前显现，但因受到他人干扰，第六意识随之分别而起贪心等。譬如虽然没有听到别人骂我，但经由他人告知，我即以第六意识缘恶语起分别而生烦恼。不取行相、不取随好就是利用我们的六根去防护，在当下就认清它，不跟着它去转。

以六根而防护，是指若对某种境界，通过眼根观看等能让人生烦恼，那么一开始不放纵诸根和这种境界接触，就可使烦恼无从生起。比如，若观看不清净的影片能引生贪欲，那么最初就应禁止眼根观看，这样可使贪欲无从生起。

守护诸根与以六根而防护二者有所差别。守护诸根，指在六根缘六尘即将或已经引生贪嗔时，不断以对治力防护，这是在根境接触之后做防护。以六根而防护，指从一开始就不让六根接触能引生烦恼的境界，使贪嗔等烦恼无从生起，这是在根境接触之前做防护。对瑜伽初学者来说，应重视后者，即一开始就要守护好根门，不让六根接触不清净的境界。

所以我们拿什么防护？拿正念防护。拿正念去保护什么呢？保护六根。如何保护？对于会引你生贪嗔的可爱非可爱的境界，或远离它，或利用根缘境的时候能认识它，不让根随着它转，不取随好、不取行相。

防护的具体含义是在六根接触六境时，从烦恼中守护自己的心，让心安住于善性或无记性中。这里要安住的无记性是无覆无记，特指行住坐卧四威仪等时必须安住无记性，而不是指摄心安住善所缘境的时候安住无记性。所以，应从烦恼中守护好自己的心，也就是在行住坐卧时让心安住无记性；在其余能摄心安住善所缘时，让心安住于善性。无覆无记是指对解脱不形成障碍的非善非恶之性。

2. 正知而行

正知而行，是指用正确的方法去做该做的事情。所有的行为都要符合正知而行这个条件。对白天、夜晚的一切行为，都应当忆念。一切做与不做都安住正知当中，知道自己正在做什么，应做还是不应做。

3. 饮食知量

宗喀巴大师在《菩提道次第广论》中总结道："饮食知量者，谓具四法。非太减少，若太减少饥虚羸劣，无势修善，故所食量，应令未到次日食时无饥损恼。非太多食，若食太多，令身沉重，如负重担，息难出入，增长昏睡，无所堪任，故于断惑全无势力。相宜而食、消化而食者，依饮食起，诸旧苦受，悉当断除，诸新苦受，皆不生长。非染污心中量食者，谓不起众罪安乐而住。"

饮食不应过少，饮食过少会导致身体饥饿、虚弱。正确的饮食量应当是保证隔天进食之前不觉得饥饿。如此身心安稳了，才有力量修习。吃得太少，胃里空虚，身体不安，心身一体，心也会随之动摇，这样就无法安住修行了。饮食也不应过量，饮食过量会使身体沉重，易昏睡，导致心识疲软暗钝而不堪能，没有力量去断烦恼。多食或少食都会导致修行不能得力，如《杂集论》说："饮食粗重者，谓极多少食，于方便行，无堪任性。"故饮食应以八分饱为适量。

此外，还要根据自身身体状况，安排适合自己、能够消化的饮食。修行不是让身体毫无意义地受苦，而是明白饮食卫生，相宜消化而食。身体调养好了，才有力量修持善法。

饮食还要有不与烦恼相应的心。与烦恼相应的心就是染污心，比如以非法的动机贪求美食，或是进食时生起贪着或悭吝等。有了这些染污，即便吃一顿饭也会造作许多罪业，不安乐而住；相反，若能以非染污心知量而食，就能够安乐而住，饮食也成为一种清净的行为。

总之，饮食知量就是了知身心两方面的量，从而合理饮食，避免因为饮食不当而影响修行或造作罪业。往往我们很难知量而食，其主要原因在于爱着饮食的贪欲胜过了理智的自制力。如何对治对于饮食的爱是我们必须掌握的，下面具体说明。

（1）修习受用饮食所产生的过患，应思惟任何色、香、味精妙的美食经牙齿咀嚼、唾液湿润之后，就如同呕吐物一样，令人厌恶。譬如，一盘色香味俱全的麻婆豆腐，经过充分咀嚼，再与唾液混合，再吐出时，早已面目全非，令人作呕。

（2）修习由食物消化所引生的过患，应思惟自己所吃食物在夜间经过消化之后成为两类。一类用于滋养血、肉、脉、皮、骨髓等，另一类剩余的则变成大小便等不净物，住在身体的下分，并且每天还要排泄这些不净物，这些不净物还会引发各种疾病，如食物中毒或饮食不当引起的四大不调等。饮食的自性就是苦，《瑜伽师地论》称此为"转变种类过患"。《瑜伽师地论》说："云何转变种类过患？谓此饮食，既噉食已，一分消变，至中夜分或后夜分，于其身中，便能生起养育增长血肉、筋脉、骨髓、皮等，非一众多种种品类诸不净物。次后一分，变成便秽，变已趣下，展转流出，由是日日数应洗净。或手或足，或余支节，误触着时，若自若他皆生厌恶。又由此缘，发生身中多种疾病，或由所食不平和故，于其身中不消而住，是名饮食变异种类所有过患。"

（3）为了追求饮食会产生诸多过患，下面从五个方面进行说明。

1）为了成办饮食所产生的过患。为了得到饮食，要经历严寒酷暑，要付出诸多辛劳，成办的过程中就有辛劳之苦。尽管辛勤耕耘，却不一定能够丰收，让人心里很担忧。成办之后又怕失去，恐被盗、损失等。因此，由贪执推动而追求饮食的行为的自性唯一是苦，而且从结果上来说，求到是苦，求不到也是苦。

2）亲友失坏的过患。由于人心贪求饮食，即便父子至亲也会相互斗诤，何况他人？一切斗诤的起因，就是人们内心的贪欲，而欲界众生内心最贪执的就是饮食男女。饮食受用一旦得不到满足，自然就会引发人与人之间的斗诤。亲友代表了人类之间最亲善的关系。事实上，就算是凡夫之间亲善关系的维系也往往是建立在受用的满足上的，一旦饮食等受用无法得到满足，他们的关系便会破裂。比如，世间人常常为了财产，父子分家，兄弟互斗，朋友反目；而旁生为了觅食，相互残杀，更是寻常易见。所以说，以一念贪求能引生无量的罪恶。

3）不知满足的过患。由于对饮食的爱著增长，各国或各部落等互相阵战。这实际上是亲友失坏过患的扩展。饮食爱著的增长导致斗诤的升级，从个人之间的斗诤演变成群体之间的战斗。人类历史上曾发生过许多次部落之间、民族之间以及国家之间的战争，究其根源，正是人类的贪欲。

4）没有自在的过患。受人薪俸或雇佣等时，需要为老板效力而与别人竞争，常常要做许多违心之事，为了老板的利益而参与竞争，感受很多痛苦。

5）从恶行所生的过患。为了饮食和饮食之因，身、口、意三门造作罪业。当死亡来临时，想起自己一生当中为了追求饮食所造下的罪业，内心追悔莫及，在极度不安中死去，死后还将堕入三恶道中，感受无量痛苦。这些都是因为追求饮食而造恶所产生的结果。

通过以上五个方面的分析可知，追求饮食具有无数过患，饮食爱著其实是无量恶业和痛苦的来源。事实上，饮食本身本没有罪性，动机才是决定其罪性的关键。若饮食的动机是庸俗的贪欲，则饮食定将成为罪业；若能把心念转为高尚无私的发心，饮食就将为我们行持自他二利提供纯净的能量。

饮食让众生的身寿能够安住。如《瑜伽师地论》说："复次饮食受用者，谓三界将生已生有情，寿命安住。"若只是为养身而受用饮食，则不合理，因为旁生也有为自觅食的本能。身为人类，若仅仅为了养身而进食，则与旁生无异。人类因有智慧和善心而成为万物灵长，以向上、向善的心力而显示出身为人之可贵，而饮食最大的利益就是让我们有活力去成办自他二利的大业。因此，为了成办自他二利而受用饮食，才是高尚之人所应具有的发心。具有如此高尚的发心，方不愧为人，不愧为大乘行者。

进食前，应当反观自心，调整动机，将饮食的能量导向高尚无私的目标，从而升华自心，超越俗欲。进食时，内心应安住没有贪、嗔、痴的状态。龙树菩萨在《亲友书》中也说，应知饮食如医药，无贪嗔痴而近习，非为骄故非慢故，非壮唯为住其身。应当了知饮食就像药物一样，受用时必须依止无贪、无嗔、无痴的善心而串习，可以心想：受用饮食不是为了炫耀自己，不是为了胜过别人，也不是为了让身体健壮，只是为了保持这个色身以方便修行佛教瑜伽。在日常生活中应这样勤加练习。

4. 精勤修习悎寤瑜伽

睡眠可以增长欲界众生四大和合的身体，使众生更有力量修习善法。《瑜伽师地论》说："为令寝卧，长养大种，得增长已，长益其身，转有势力，转能随顺，无间常委善品加行。"

睡眠具有质量，就能长养大种，大种增长，则有益健康，使身心有势力；身心具有力量，就能"随顺无间常委善品加行"。"无间善品加行"，即恒常精进；"常委善品加行"，是恭敬精进。这就是睡眠的利益。

《菩提道次第广论》说："临睡息时，应出房外，洗足入内，右胁而卧，重叠左足于右足上，犹如狮子而正睡眠。如狮子卧者，犹如一切旁生之中，狮力最大，心高而稳，摧伏于他。如是修习悎寤瑜伽，亦应由其大势力等，伏他而住，故如狮卧。饿鬼、诸天及受欲人所有卧状，则不能尔。彼等一切悉具懈怠，精进微劣，少伏他故。又有异门，犹如狮子右胁卧者，法尔令身能不缓散，虽睡沉已，亦不忘念，睡不浓厚，无诸恶梦。若不如是而睡眠者，违前四种，一切过失，悉当生起。"《瑜伽师地论》说："问：以何因缘右胁而卧？答：与狮子王法相似故。问：何法相似？答：如狮子王，一切兽中勇悍坚猛，最为第一。比丘亦尔，于常修习觉寤瑜伽，发勤精进，勇悍坚猛，最为第一。由是因缘与狮子王卧法相似。非如其余鬼卧、天卧、受欲者卧，由彼一切懒惰懈怠，下劣精进，势力薄弱。又法应尔，如狮子王，右胁卧者，如是卧时，身无掉乱，念无忘失，睡不极重，不见恶梦。异此卧者，与是相违，当知具有一切过失。"

所有的旁生当中，狮子的力量最大，它心识高而不低沉、不动摇，能摧伏其他野兽。修习瑜伽时也应以大势力等摧伏烦恼而安住，要像狮子般睡卧。饿鬼、诸天和贪欲人的睡卧姿势则不是这样，他们因为懒惰、懈怠，少分精进，摧伏烦恼的力量微弱。《宝梁经》记载，仰卧，是修罗卧；覆卧，是饿鬼卧；左胁，是贪欲人卧；右胁，是出家人卧。

狮子卧具有四种利益：①使身体不松散掉乱；②虽已入睡但不会忘失正念；③不会睡得太沉；④没有恶梦。宗喀巴大师归纳《瑜伽师地论》的教授，教导我们在眠时应以四种意乐（即光明想、正念、正知和起想）寝卧。以此四种意乐睡眠，为"巧便而卧"，能将睡眠转为修行。所以，修行人应当调整自心，以清净意乐睡眠。

（1）光明想。

《菩提道次第广论》说："光明想者，谓应善取光明之相，以其光心而睡眠之，由是睡时心无黑暗。"《瑜伽师地论》说："云何名为住光明想巧便而卧？谓于光明想善巧精恳，善取善思，善了善达，思惟诸天光明俱心，巧便而卧。由是因缘，虽复寝卧，心不昏暗。"

光明想者，指以心善巧作意光明之相，以此光心而睡眠。睡眠时安住光明想，能使心不昏暗。

（2）正念。

《菩提道次第广论》说："念者，谓闻思修诸善法义所成正念，乃至未入熟睡之际，应令随逐。由此能令已睡沉时等同未睡，于彼诸法心多随转，总之，睡时亦能修诸善行。"《瑜伽师地论》说："云何正念巧便而卧，谓若诸法已闻已思已熟修习，体性是善，能引义利，由正念故，乃至睡梦亦常随转。由正念故，于睡梦中亦常记忆，令彼法相分明现前，即于彼法心多随观。由正念故，随其所念，或善心眠，或无记心眠，是名正念巧便而卧。"

正念是指通过闻思修法义所成就的正念。从开始睡到熟睡的这一段时间，让正念一直在心中随逐，使沉睡时和未睡时一样，心能随顺彼法而转，睡眠时也不间断修行。睡眠时前五根关闭，五识不再活跃，所以心相对比较安定。因此，睡眠时若能令正念随逐，在梦中修法则更易得力。诸多大修行者会在梦中生起成就的证相，甚至大彻大悟。

（3）正知。

《菩提道次第广论》说："正知者，谓由如是依止念时，随起烦恼即能了知，断除不受。"《瑜伽师地论》说："云何正知巧便而卧？谓由正念而寝卧时，若有随一烦恼现前，染恼其心，于此烦恼现生起时，能正觉了令不坚著，速疾弃舍，既通达已，令心转还，是名正知巧便而卧。"

正知，即睡眠时因为依止正念，对任何烦恼生起都能及时觉察、了知，并迅速舍弃而不染著，不随烦恼而转。

（4）起想。

所谓起想，就是在睡眠时要发起善想。《瑜伽师地论》将其分为三种：不越起时之想、发起恬寤瑜伽欲乐之想、不舍善法之想。

第一种不越起时之想，指在任何情况下心都不应当为睡眠所障蔽，而应以精进所摄之心，警觉摄心而眠，犹如受伤的野鹿，丝毫不敢放松。通过这样发起警觉的心入睡，能令人睡眠不太沉，可及时醒觉。

第二种发起悎寤瑜伽欲乐之想，就是作意：我现在应当修持佛陀所开许的觉悟瑜伽，应当努力引发欲乐，安住在很强烈的加行欲乐当中。若具有如此强烈的道心，自然会在睡眠时按狮子卧法睡眠，使身心不懈怠懒惰，不失坏觉悟瑜伽。

第三种不舍善法之想，应思惟：今天勤修觉悟瑜伽以及各种善法，明天也应当如此。发起不舍善法之想，则行善的欲乐便能相续不断，即使在忘失正念时也能为上品成就而精勤修习。

睡眠行为应与正修密切相关，也就是要延续正修时的觉悟状态，而延续觉悟状态的关键则在于意乐，一切睡眠的行持都在心上安立。唯有善加修持睡眠的清净意乐和行为，让正修时与修后相辅相成，才能将整个生命融入佛法的修行当中。

四、 止观双运

《解深密经》强调："慈氏，若诸声闻，若诸菩萨，若诸如来，所有世间及出世间一切善法，应知皆是此奢摩他、毗钵舍那所得之果。"世间及出世间的一切功德皆是止观之果。"止"即奢摩他，"观"即胜观，二者应同时修习，不可有所偏废。想要任何一种三摩地的功德都需要有奢摩他，就像想要喝水不能没有喝水的容器一样，因此先成就坚固的奢摩他是很重要的。单是为了斩断轮回之根获得解脱，也需要生起证空性的毗钵舍那。要想生起毗钵舍，就必须先生起坚固的奢摩他，因为要明见空性就要有坚固的"住分"。譬如想要看清黑暗里的壁画，就需要有一盏既明亮又不会被风吹灭的灯。单独修习寂止或胜观皆不可行，必须止观双运。

对于奢摩他（止）的特点，《解深密经》云："即于如是善思惟法，独处空间，内正安住，作意思惟，复即于此能思惟心，内心相续，作意思惟。如是正行多安住故，起身轻安及心轻安，是名奢摩他。"修习寂止的学者独坐幽静处，使心专一安住于内，时常作意思惟法义，防止昏沉或掉举。反复修习止可使身心轻安自在。

毗钵舍那（观）的特点《解深密经》云："彼由获得身心轻安为所依故，即于如所善思惟法，内三摩地所行影像观察胜解，舍离心相，即于如是三摩地影像所知义中，能正思择最极思择，周遍寻思周遍伺察，若忍若乐若慧若见若观，是名毗钵舍那。"即对我们所观察的事情能够善巧的抉择，使我们通达五明和其他真正要观的对象。生起奢摩他的意义不在于成就神通，其真实意义如寂天菩萨所说："知具止胜观，能灭诸烦恼，故应先求止。"

下面主要介绍奢摩他。要想修奢摩他，就应当准备修奢摩他的资粮，宗喀巴大师对此总结了六个方面。①住合宜处。即住具五德之处。如《庄严经论》云："具慧修行处，易得贤善处，善地及善友，瑜伽安乐具。"贤善处，指没有猛兽等凶恶的众生和怨敌居住的地方；善地，指不生寒热之病且水土合适的地方；善友，指同道善友，可以时时激励鞭策我们修行的人；安乐具，指所住的地方白天听不见人声，夜间听不见犬吠或水声，并对所修的内容十分精通。②少欲。对衣服饮食等不贪好、不贪多。③知足。获得粗劣的饮食用具就能够知足。④断诸杂务。一心专修时应该截断杂务，如无意义的谈话、历算、占卦等。⑤戒律清净。以戒来规范日常的言行，先断除粗显的外散乱，才谈得上息灭微细的内散乱。⑥断除贪欲等诸恶寻思。可以通过多思五欲过患与无常的道理等来断除。

这六种资粮对于修习奢摩他的意义非凡，如《菩提道次第广论》云："如是六法能摄正定，未生新生，生已不退，安住增长因缘宗要。尤以清净尸罗，观欲过患，住相顺处为其主要。"清净尸罗，指清净戒行。

修奢摩他时结跏趺坐，全跏趺或半跏趺，使身体具足威仪，不昏沉瞌睡；眼睛不可太开，亦不可太闭，应垂视鼻端；调息时，内外出入莫令有声，达到一种无所知觉、全无功用徐徐而转的状态。

慈尊弥勒菩萨于《庄严经论》和《辨中边论》中说，用九住心及八断行来修奢摩他。以下据帕绷喀仁波切相关开示而说。

第一过：懈怠。

如果不能灭不乐修定，而乐于懈怠，则不可能达到定，即使偶得也会很快退失。所以灭除懈怠是最初就需要的。懈怠的正对治就是轻安。

如果所修的对象是三摩地，就要先对三摩地的功德有所认识：会减轻烦恼，使人获得身心轻安、喜乐增广，昼夜行善有强力而不觉得疲倦厌烦；可以息灭颠倒散乱，使诸恶行皆不得生；奢摩他成就的同时可以获得神通变化等；奢摩他是引发毗钵舍那的根本，能断除生死。然后生起欲求三摩地的心，从而精进修行，最终获得轻安。

第二过：忘失教授。

此处意为对所缘境失去正念，这是修三摩地时最大的状态。如《中观心论》云："意象不正行，当以正念索，缚所缘坚柱，慧钩渐调伏。"我们应当将心这头大象绑在所缘柱上，所以需要一种所缘来作为系心的对象，但这里的所缘境界是意识的对象，并非以眼识而修。宗喀巴大师教授应缘佛身修奢摩他，我们还可将之作为积福净障的对象。有一些人认为以无色境而修比较容易，所以可以用心作为对象来修；也可以配合圆满次第，缘梵文"阿"字来修。另有瑜伽师四种所缘：周遍所缘、净行所缘、善巧所缘、净惑所缘。这四种所缘，不必全修，修时可选择一种合适的所缘，将心安住其上，长时不断修持即可，不可频繁更换所缘。

缘佛身修奢摩他，则需将佛像特征记在心里，然后在心中现起而修。如果能够现起所缘总相粗分的一半，即得所缘境。如果它从正念中溜走，就是"忘失教授"，其对治为八行中的第五行——"正念"，即以正念来握住所缘境。关于正念，《集论》中说："云何为念？于串习事，心不忘为相，不散为业。"应注意正念只缘熟悉的食物；不忘所缘相，能在心中持续生起，就像饥饿时脑海中常出现各种食物一样；除了所缘境以外，心不要留散于其他的境上。

第三过：昏沉和掉举。

以正念为所缘境时常会发生第三种过失：昏沉和掉举。

"昏"是一种身心沉重、欲眠睡的状态，它是引发"沉"的因。沉有粗细两种：粗沉没指以正念保持所缘境时，有住分但无明分；细沉没指所缘行相未失去，住分与明分俱存，但因行相力松弛导致明分无力。这些是修止的主要障碍。三摩地具有两种功德：住分与明分。其中住分是基础，明分是主体，而明分又是由紧握行相来修的。无力，指有住分但心力变得松弛。若此阶段于所缘境加强住分，将导致细沉没。明分有力指心对所缘境保持紧张感。住分、明分与明分力的有无，就像拿念珠与捧茶碗时用劲大小的差别。细沉没与三摩地两者均具有明分和住分，区别两者较为困难。有细沉没的人甚至可以做到停止呼吸、心坚固达一昼夜。如果将细沉没误认为正确修行，那么将连色与无色界的果也成就不了。

关于掉举，《菩提道次第广论》引《集论》云："云何掉举？净相随转，贪分所摄，心不静照，障止为业。"掉举能使心流散于可爱境或贪欲境，当回忆起可爱境或贪欲境时，就像晚上仍能清晰地回忆起白天戏中景象一样。

正知可对治这些违缘的一部分，它是八行中的第六行。正知就像侦查敌军的人员，能够观察昏沉、掉举是否出现，所以应该依止正知。如果间断地运用正知，也会对止造成障碍；如果根本不运用正知，则三摩地发生过失时我们不能察觉，就像财宝被盗贼偷走，我们却浑然不觉一样。因此，我们应将正知准备好，如《大印根本文》中所说："及安住正知，心动即觉了。"我们要时时观察昏沉和掉举是否现起而守望之。《入行论》中说："应数数观察，身心绪状态，仅此简言之，即护正知义。"

当我们手捧一碗茶时，除了要用手拿稳，还要注意茶水是否摇晃，同样的我们要用正念来保持所缘境、行相坚固，另以正知来观察昏沉和掉举是否现起，如此观修所缘。

第四过：不作行。

当沉没或掉举发生时，不加以对治是一种过失。此时不要放任不管，应立即运用粗、细沉没、掉举各自相应的对治法来加以对治，亦应依靠八行中的第七行——作行之思。

应该使用什么样的对治法呢？

细沉没也就是退没，事实上，沉没或退没在梵文中是同一词的不同译名。因此，如果有明分、住分，但行相变弱，没有明分力而生起细沉没时，不需下座和放弃所缘，只要收紧心的行相即可。收得太紧则会生掉，所以，松紧程度要适中。薄伽梵曾以琵琶为例进行讲述，琵琶弦绷得太紧或太松都不行，只有松紧合适才能弹奏出悦耳的音乐。当我们感到这样做会产生掉举的时候，便应略微放松；这样做会产生沉没的时候，便应稍加收紧。这两者的界限只能由自己的经验来决定，若不以担任侦查员角色的正知来观察，其界限是难以确定的。阿阇黎月官曾示现失望相，说："若依精进掉举生，弃之则有退弱起，此情形中难修定，我心烦乱奈何之？"

若将敌人误认为朋友，格外危险。沉没很容易与三摩地混淆，如果犯有这一错误，将十分危险。因此，必须着重于加紧力道。但如果将心收紧而仍失去明分力，心将变得死气沉沉或是行相不明，此时若不设法消除死寂的行相，便会导致粗沉没，如《中观心论》中说"退没应宽广，修广大所缘"。此乃过于摄心之过，这时应当将心放开来修。如果这样做不能解决问题，则应放弃所缘而设法使退没的心振奋起来。此时可以思惟暇满利大难得，或思惟三宝功德、依止善知识功德以及菩提心功德等，使心振奋起来，也可以作意光明相与修舍所缘等。如果因此心不再低沉而清醒，便应继续修先前的所缘。如果以前修心不够，临时修则难有成效。否则，思惟已获暇满、难得之身等，就像在脸上泼冷水一样，会产生一种欣喜感。如果这样做还不能解决问题，便应使用强硬的方法：先在心间观想自心成一团白光，然后口念"呸"字，同时观想光团从头顶上出去，升到高空，与虚空混为一体。可根据需要重复数次。如果此时问题依然存在，便应下座，设法消除产生沉没的因，如昏昧、睡眠、昏暗心态等。可以通过住在清凉或登高远望、来回散步、用水洗脸等方法来消除。等清醒后，便应如前继续修所缘。

细掉举指未失去所缘境的心散乱，当收心太净时就会产生这个问题，所以应稍稍将行相放松。如果仍然无效而心照样散乱，即生较粗的掉举，这是因为心情兴奋，所以应避免过于兴奋。此时无须下座，如《中观心论》说："作意无常等，息灭掉举心。"应当思惟死亡无常、轮回与恶趣苦等，让心减少兴奋，生起厌恶感。如果依然无效，则应使用强硬断除掉举的方法，这与思虑多者所修的数息观相似。呼吸时，心想呼出、吸进，并默数为一，在心里计数。刚开始的时候，可能数到三、四次就无法继续了，此时应重新从头开始。如果能够数二十一遍，保持心不散乱，即达到成就第一住心的标准。若歇息之后仍不见效，应当暂时下座。刚开始修的时候，应决意只修一小段时间，如果时间拖得太久，会导致以后看到禅坐时心里会生厌甚至呕吐！"在还有想修之心时即应停止"。还有一种说法是"明则明中停，不明则不明中止"。换句话说，感到再稍加修习便有好结果时即应停止。这样以后便还有兴趣修，并且能从上次的修法获得经验。在所缘境不明显的时候，虽经一再改正仍消除不了，再硬撑下去也劳而无功，下次将在不明显中继续修习。我们都希望在一开始就有稳定长久的住分，但因目前对所缘只能稍加接触而无法久住，所以应按教授所说在一天之中划分多座而修，将修每一座的时间放短，但要保证质量、没有沉没和掉举。上座时间短而次数多，以后住分自然会来，届时可再延长上座的时间。

第五过：作行。

在没有沉没和掉举两者的情况下修对治也是一种过失，其对治法即八行中的第八行——不作行之平等舍。

在获得第八住心之前，沉没和掉举是不会消失的。得第八住心时，沉没和掉举已息灭，此时如果再观察沉没和掉举是否产生并勤加对治，将对住心造成妨碍。因此，此时不再勤于运用正知，可放缓而运用行舍。虽然以前有许多大德说明放松的必要性，但这些都是针对第八住心之后心已不为沉没和掉举所控制、需要放松正知功用的情况来说的，而不是说在达到该阶段之前的任何时候都应放松正念与所缘行相的力度。某些先人提出"善缓即是善修"，就是不明白何时该放松。在第八住心之前放松正念是一种错误，不应听从这一说法。为什么呢？因为这种做法虽然能较快地带来住分，但却容易流于细沉没而远离三摩地。

要想修定必须先要了解九住心。

一内住心，谓由听闻师长所说所缘境教授的力量成办。一切外所缘境摄录其心，令攀援内所缘境。此时因为观心的关系，会发现容易受到散乱影响而感到分别比以前更多，但这并非分别变多，而只是分别被认识到罢了。

二续住心，修习一段时间以后能够略延长心住所缘境的时间。

三安住心，心以为忘念而向外散时，能够快速察觉，重新安住前所缘境。如云："散乱速觉了，还安住所缘。"

四近住心，能生起强有力的正念安住所缘境。虽然如此，但还有强力沉没和掉举，需运用沉没和掉举的对治法。第三与第四住心由正念力成办，此时正念力已告圆满。

五调伏心，在第四阶段若摄心太猛，极有可能犯细沉没，应生起有力正知检查内心，并思惟三摩地的功德让心活泼起来。此阶段粗沉掉已不再产生。

六寂静心，若心过于活跃便有生细掉举的危险，此时应生起了知它的有力正知，视细掉举为过失而消除之。第五与第六住心由正知力成办，此时正知力已经圆满。

七最寂静心，若生贪心忧戚昏沉睡眠等时，能极寂静。如云："贪心忧等起，应如是寂静。"此时沉没和掉举已难以生起，但仍必须将细沉掉视为过患，生起精进力而设法断除。此时沉没和掉举不再成为重大障碍。第三至第七的五个住心，虽然住定较久，但仍为沉没和掉举等所中断。因此，这些阶段具有"有间缺运转作意"。

八专注一趣心，只需在座首稍加用功，便能在整座中不起任何沉没和掉举，是具有"无间缺运转作意"的阶段。在这阶段，沉没和掉举就像被击败的敌人，先是有力量，然后力量逐渐减弱，最后彻底丧失。所以，从第八住心开始，可以不再需要正知的功用。第七与第八住心由精进力成办。

九平等住心，此阶段具有"无功用运转作意"。由于第八阶段不断地练习，此时可不加功用而自然地成就。所以，此时不需丝毫努力，如同熟记功课者的念诵一样，能够全然进入三摩地中。此为欲界心一境性近似奢摩他。第九住心由串习力成办。

上述九住心中，第一阶段有认识分别的体验，第二阶段有分别在休息的体验，第三阶段有分别变困乏的体验。简单来说，第一与第二住心有安住久暂之分；第二与第三住心有散乱久暂之别；第三与第四住心有所缘境是否丧失之异；第四与第五住心有粗沉没是否生起之分；第五与第六住心有需不需要提防细沉没之别，且第六住心中的细掉举要比第五住心中的少；第六与第七住心有需不需要特意戒备细掉举之分；第七与第八住心有无沉没和掉举之别；第八与第九住心有需不需功用之异。

九心由六力成办，第一住心由听闻力成办，第二住心由思惟力成办，第三住心由正念力成办，第五、第六住心由正知力成办，第七、第八住心由精进力成办，第九住心由串习力成办。前已详述。其中也有四种作意，第一、第二住心为"有励力运转作意"，中间五住心为"有间缺运转作意"，第八住心为"无间缺运转作意"，第九住心为"无功用运转作意"。四种作意的立名原因分别是：第一与第二阶段，沉没和掉举很多而入定时间极短，还谈不上三摩地是否中断的问题，是须特意提起正念、正知的时候，故立名为"有励力运转作意"；中间五个阶段并非不需提起正念、正知，但入定时间已逐渐延长，而且时常被沉没和掉举中断，故立名为"有间缺运转作意"；第八阶段只需在座首稍加用功，整座就不会被沉没和掉举中断，故立名为"无间缺运转作意"；第九阶段能不费力地安住于所缘境，故立名为"无功用运转作意"。四种作意分别以其特色立名。

获得第九住心之后，若能远离细微沉掉，不费力地长久入定，即能得近似奢摩他，但此仍非正奢摩他。要想获得正奢摩他，就必须进一步修习直到获得殊胜身心轻安之乐。

成就坚固的奢摩他之后，应该生起能断轮回根本、观察无我义的出世间的毗钵舍那，为此需要抉择甚深空性之义，树立空正见，具足空性慧。这里应注意，只证空性慧是不够的。菩提心如父，是无上菩提决定因，而空性慧如母，是三乘菩提（声闻乘、缘觉乘、大乘）的共因，所以，当如前文所说，发菩提心，当勤修之。

必须具足通达空性的必备资粮、依止正确了解佛经要义的大德、听取开示空性的教诫、积福净障、视师如佛等在相续中生起正见的条件，否则无法通达空性。

学者修习止观，需找到相关传承，广阅经论，按善知识指导而修，切忌一人盲修瞎练。

第八章　佛教瑜伽经典

第一节　《瑜伽师地论》

一、作者和译者

《瑜伽师地论》，凡一百卷，成于 300—350 年。该书是印度瑜伽行派的根本论书，也是大乘佛教的主要论典之一。

汉译系统传该书为弥勒所作，梵、藏本则认为该书作者是无著。考诸文献，关于该书作者有几种说法：《大唐西域记》记载《瑜伽师地论》乃无著上升兜率天亲闻弥勒菩萨所说；《婆薮盘豆法师传》却说弥勒菩萨在中夜时降至中印度的阿毗陀国宣说此论，众中只有无著亲见弥勒本人，他人则否；另有学者研究，弥勒为一确实存在之历史人物，也有人认为本论实为无著整理编撰，但托弥勒之名以自重。印顺法师则据"本地分"与"摄抉择分"内容之殊异，主张"本地分"乃弥勒所说，"摄抉择分"为无著所造。

本节虽无意从事史料的考证，但却比较认同前两种说法，因为如果弥勒确有其人，为何 3、4 世纪的印度佛教史中只有弥勒造诸论的传说，而无其事迹？若真有一与弥勒同名的有部论师，倾力教授无著大乘空观，创立大乘瑜伽之教，何以《史传部》多处记载无著数次上升兜率天请法？前二种说法中，无论是弥勒下降人间，还是无著上升兜率，都是凭借禅定经验所引发的。这种三昧境界虽于学术中立足点甚微，但于佛教禅定系统中却是合理存在的。另外，印顺法师从思想比对中主张该论乃多人所为，也具有一定的参考价值。

该论乃唐朝玄奘法师自印度那澜陀寺从戒贤论师修学后取回。《瑜伽师地论》卷一末有序云："至二十一年五月十五日，肇译《瑜伽师地论》，论梵本四万颂，颂三十二言……三藏法师玄奘敬执梵文，译为唐语。……二十二年五月十五日绝笔，总成一百卷。"《瑜伽论记》亦云，奉诏于弘福寺以贞观二十一年（647）五月十五日肇译此论，至二十二年（648）五月十五日绝笔解坐。《瑜伽师地论略纂》则说，大师以贞观二十二年于北阙弘法院，方始翻之。以此推断，该论汉译完成的时间应该是唐贞观二十二年。

二、 瑜伽、 瑜伽师及地

就《瑜伽师地论》名称而言，我们应该把握的关键词有"瑜伽""瑜伽师""地"。瑜伽，自梵文"Yuj"演变而来，原指用轭连起，即服牛驾马之意；英文的"Ykoe"亦解作"轭"；拉丁文字源则为连合、结合之意，后引申为接连、联系、结合、归一、化一、同一、统一，有和谐、等同的含意。"瑜伽"一词最早出现于古印度之《奥义书》《吠陀经》等重要经典中，用以表示个体（小我）、宇宙（大我）合而为一的境界。佛教将瑜伽通译为相应，相应的主体为能修之人，相应的客体则为所修之法，能与所皆具足无缺以后，相应之名才得以成立。至于相应的内容，欧阳竟无说："相应者如如，相应者方便善巧，相应者菩提涅槃。"故能修如如（真如本体）之人与所修之如如相应，能习方便善巧之人与所习之方便善巧相应，能证菩提涅槃之人与所证之菩提涅槃相应，亦即与如如、方便善巧及菩提涅槃相应者，才是瑜伽的主要内容。因此，起自修行的种种方便、前后过程，终至最后证果，其实都被包括在瑜伽的范围之中，欧阳竟无称此为"摄一切理尽，摄一切事尽"。印度大乘佛教中期以后，瑜伽行派开始以"瑜伽"一词为核心，建立起极为独特的思想体系。瑜伽，除基本之相应义外，更表述了一系列以止观为基础的修行内容，依瑜伽所产生的内观经验更形成了该学派特有的万法唯识学说。此说不仅丰富了印度大乘佛学的理论内容，也使瑜伽行派成为该时期的主流学派之一。

《瑜伽师地论释》对瑜伽的定义有二："一切乘境行果等所有诸法，皆名瑜伽"；"正取三乘观行，说名瑜伽"。

第一种解释乃广义之说，说明不同根性的众生都具有与其根性相应的法门。因为根性不同、修法不同，结果自然有别，所以其又进一步分出境瑜伽、行瑜伽与果瑜伽三部分。第二种解释是针对特定对象说的。所谓特定对象，是指声闻、缘觉与菩萨乘者而言，故三乘观行又可以称为"瑜伽行"，瑜伽的实践者则称为"瑜伽师"。"师"者，译为轨范师、正行或教授等。《瑜伽师地论释》说："三乘行者，由闻、思等，次第习行如是瑜伽，随分满足，展转调化诸有情故，名瑜伽师。或诸如来。证瑜伽满，随其所应，持此瑜伽，调化一切圣弟子等，令其次第修正行故，名瑜伽师。"引文称有两种人可为瑜伽师。一是三乘行者，即修习瑜伽观行的人。如《俱舍论记》卷十三"业品"云，瑜伽师即观行者异名。二是诸佛如来，即依瑜伽修证圆满，并以瑜伽教授他人的圣者。"地"者，梵云"bhumi"，境界义。"瑜伽师地"，即瑜伽师所依、所行的境界，也可以说是瑜伽师修道的原理及次第。该论从凡夫心识结构的剖析出发，阐述了修习瑜伽的过程中瑜伽师所经验的十七种境界，故《瑜伽师地论》又称《十七地论》。

三、 主要结构与十七地名义

《瑜伽师地论》的一百卷内容全为正宗分，没有序分及流通分。正宗分主要由五个部分组成，现据《瑜伽师地论略纂》《瑜伽师地论释》及《瑜伽论记》将之整理如表19。

表19 《瑜伽师地论》正宗分

五分	卷数	内容
本地分	第一卷至第五十卷	广分别十七地义
摄释分	第五十一卷至第八十卷	抉择十七地之深引要义；尤其是对唯识思想的建立，颇为重要
摄抉择分	第八十一卷至第八十二卷	解释十七地中有关诸经（特别是《阿含经》）之说法及仪则
摄异门分	第八十三卷至第八十四卷	解释十七地中有关诸法名义，特别是《阿含经》之名义差别；对于不同之名所表达的相同之义予以细说
摄事分	第八十五卷至第一百卷	解释十七地中有关《杂阿含经》之修多罗，少分说律，亦说论义；略摄三藏重要事义

依总卷数看，五分中本地分所占的比例最多；从内容看，五分以本地分之十七地为主，其他四分只是本地分的补充说明。故欧阳竟无所说"初一是论，故称地论；后四为释，释不名地，摄故名分，曰瑜伽五分"，即此意。《瑜伽师地论释》云："此论既有如是五分，何故但名《瑜伽师地》？就初立名，故无有失。又一切法，无不皆是瑜伽师地，以瑜伽师用一切法为依缘故。此中存略，且说十七。又十七地具摄一切文义

略尽，后之四分皆为解释十七地中诸要文义，故亦不离瑜伽师地。由是此论，用十七地以为宗要。"

韩清净在《瑜伽师地论科句披寻记》卷一亦云："当知此中教导理趣，应是分别法相摩怛理迦所摄，为瑜伽师之所依止；望余四分此为根本，得本地名。"

摩怛理迦，梵云"matrkar"，意译为本母。《瑜伽师地论》卷八十一记载："谓诸经典循环研窍摩怛理迦，且如一切了义经，皆名摩怛理迦，谓于是处世尊自广分别诸法体相。"故摩怛理迦在实质意义上与十二分教之论议应该是一致的。以上，综合《瑜伽师地论释》与《瑜伽师地论科句披寻记》所说，可知本地分的主要特色有：①本地分主要阐述瑜伽师所修之十七地；②十七地乃诸法之重新整合，次第分类，为瑜伽师所依止；③一切法皆是瑜伽师之地；④本地分逐地分别法相，故为论议所摄。

摄抉择分对十七地的抉择，除十四地缘觉地省略以外，其他十六地在抉择时的名称都与本地分相向。其中，卷五十一至卷五十四为本地分五识相应地与意地的抉择，其对阴、入、界、四谛、因缘、二十二根等六种胜智分十门广述。陈真谛法师于557—569年间别译成《决定藏论》三卷，并将之收录于《大正藏》三十册中。又，649年，玄奘法师将《瑜伽师地论》卷六十一，即摄抉择分中有寻有伺等三地之四别译成《王法正理论》；唐代另一译经师不空，又将《王法正理论》别译为《佛为优填王说王法政论经》，两书内容大同小异。除此之外，摄抉择分卷七十五至卷七十八收录了《解深密经》除序品以外之其他七品，这在其他大乘经论中是比较少见的。

摄释分是经典解释法（仪则）的集成，详细说明了契经文体、解释方式、文字结构、表达形式及问难种类等，对说法者应具备的条件、注意事项、经教知识及闻法态度等都有详细说明。

摄异门分则依白品（善法）四褐、黑品（恶法）一褐的分类方式，对经典中同义异语的部分进行了说明。

关于摄事分之"事"，欧阳竟无解释为"三藏事"。台湾另一专研《瑜伽师地论·声闻地》的惠敏法师亦说，所谓"Vastu"（事），在瑜伽行派是基本典籍之意，也就是指经典与律典。可知"事"在玄奘译本分别是"契经事"与"调伏事"。

故摄事分以契经事、毗奈耶事（"毗奈耶"与"调伏"义同），加上摩怛理迦事（即论议事、本母事），对经律论三藏加以要义抉择。近代学者吕澄先生著有《杂阿含经刊定记》，认为摄事分中的摩怛理迦事是依《杂阿含经》之次第所造。印顺法师的

《杂阿含经论汇编》则将二者做了更详细的比照合编，从而认定摄事分为《杂阿含经》之部分论义及以上五分之间的关系。总的来说，本地分通说十七地的整体架构，摄抉择分则进一步深化了十七地的内容，故此二分同属于所说的内容，且此二分的排列具有依持与互补的作用。摄释分说明了讲经的方法与仪轨，相对于前二分来说，则是能说的方式。摄异门分对十七地中同义异语的部分进行了别说与会通，连同前三分显示了《瑜伽师地论》所诠显的教法。摄事分则针对能诠的三藏做说明，使五分的从属关系中亦有能诠与所诠的不同。

兹将五分的关系进行整理，如表20。

表20　五分

五分	内容			
本地分	通说十七地	所说内容	通说	所诠的教法
摄释分	抉择十七地			
摄抉择分	诸经说法仪则	能说形式		
摄异门分	诸法名义差别	别说		
摄事分	解释三藏要义	能诠的三藏		

关于十七地的名称及内容，在本地分及摄抉择分中都有论述，本节遂将二者以表格形式（表21）整理并列，以便完整解读十七地之显、隐大意。

表21　十七地

十七地	本地分内容	摄抉择分内容
五识身相应地	依自性、所依、所缘、助伴、作业五项说明五识	
意地	（1）意地包括了第六识、第七末那识、第八阿赖耶识。 （2）亦以自性、所依、所缘、助伴、作业五项说明	以十门建立阿赖耶识，阐明唯识的道理；又以广义六门解说六善巧，阐明法相之理
有寻有伺地	初禅以下（包含欲界）之有漏诸法	初分辨焰摩因饶益众生而称为法王及大海水咸等因缘；后抉择烦恼杂染、业杂染与生杂染
无寻唯伺地	初禅与二禅之间	
无寻无伺地	（1）二禅以上的境界。 （2）三、四、五地乃说明众生心识的状态与活动的空间	
三摩呬多地	胜定地	抉择修定之三种因缘、六种初离修定法
非三摩呬多地	与六相反之散乱境界	阐明十二种不定地及其对治法
有心地	指一、二、三、四地及五地中除无想定、无想生、灭尽定之外者	以世俗道理、胜义道理、能依所依、俱有及染净建立，解释诸心差别而转

十七地	本地分内容	摄抉择分内容
无心地	(1) 指无想定、无想生、灭尽定。 (2) 例外：无心睡眠及无心闷觉，尚有七、八二识，故属有心	七种令心不得生起的因缘
闻所成地	学习五明，依文解义，生闻所成慧	解释皈依、沙门、婆罗门的差别：欲、有、梵行三求；内明及闻所成慧地的义理
思所成地	如理思维，如理作意，生思所成慧	初以五门进行抉择，次就有色无色、有见无见等二十九加以分别
修所成地	依处所修、因缘修、瑜伽修、正果修说明修行的条件及所生般若	阐明声闻乘相应作者及大乘相应作意等十六种修
声闻地	声闻之种性、发心、观行、得果	抉择无种性者、声闻的种类、四谛、律义、声闻行果
独觉地	独觉种性、独觉道、独觉习、独觉住、独觉行	（没有抉择）
菩萨地	以四瑜伽处、十法说明种性菩萨之境行果	次第抉择前三瑜伽，后引《宝积经》解释十六法门及一切菩萨行果
有余依地	有余依涅槃	分别二种涅槃界中离系、寿行、转依、住等的差别
无余依地	无余依涅槃	

依境起行证果乃瑜伽行派所遵循之基本修道模式，故境之分析成为该学派的基础理论，从而主导其教学体系的发展方向与修行指南，从十七地的前后次序可以很清楚地看出这种观念的建立与传达。也就是说，《瑜伽师地论》主张作为境之体的是五识相应地与意地，此二地不仅是八识成立的最早雏形，更明确表示了境既以识为体，则除八识所显之境才称为境以外，其他境界别无真实自性可得的基本立场。三乘瑜伽师们也必须体认到这种与世俗知见相反的概念，只有这样才能起修与其相应的瑜伽行。此说代表了瑜伽行派最早期的唯识思想。然而相较于部派佛教说一切有部所建立的以六识为主的业感缘起说，瑜伽行派不仅仅只是在识的数目上有所增加而已，还在传统以来的业感缘起说上，将佛教的缘起论带进了赖耶缘起的新的诠释阶段。

第二节 《大宝积经》

《大宝积经》，凡一百二十卷，唐代菩提流志等译，收于《大正藏》第十一册。该经主要宣说大乘行，尤其强调加行位至通达位的部分。然而关于止观的教示，最完整的说明是在整部经四十九会中的第十二会"菩萨藏会"之"般若波罗蜜多品"中，作为修习般若智的"道善巧"，其云："何等名为奢摩他道？舍利子，谓诸菩萨，其心寂静，深极寂静，最胜寂静，无有散乱。诸根憺怕，不掉不举，离诸躁扰，及以昏沉，安静密护，离诸谄曲，调顺堪能，乐常独处。离彼喧闹，乐远离行。身无尘染，心无惑乱，于寂静门，思惟作意，离诸恶欲，无所希望。远诸大欲，欢悦知足，正命清净，正行圆满。密护威仪，知时知分，易养易满，善知其最。常乐思择，无高无下，弊鄙粗言，性能堪忍。于相应门，发心安住。乐处闲室，于静虑分作意缘念。生起大慈，引发大悲，安住大喜，修习大舍。从初静虑，乃至八定，次第证入。若诸菩萨成就此者，如是名为奢摩他道。"

引文所示乃大乘菩萨修习奢摩他时关于身心状态的具体要求。其中，除与三乘基本共通之密护根门、饮食知量、觉悟瑜伽、正知而住、知足远离等净戒的受持以外，属于大乘根性者特有之四无量心，亦成为修习过程中促使菩萨度众意念宽广无边的重要指引。此说，即如印顺法师所总结："修习禅定，不可不先有二项准备，否则可能会弊多于利。一、依于慈心……要存着慈念，就是利乐众生的意念来修定。有慈心，心地就柔和，容易修习成就……二、住于净戒……身口有善良的德行。如行业不端，修定就会招魔着邪。成就定力，也是邪定。"至于奢摩他成就的定境，引文中说为"从初静虑乃至八定"，此即一般所谓四禅八定的境界。

关于毗钵舍那，《大宝积经》云："云何名为毗钵舍那道？谓诸菩萨，于妙慧分，修习圣道，于诸法中发起如是无作观智。又复发起无我、无有情、无命者、无数取观智，于诸蕴中起法观智，于诸界中起法界观智，于诸处中起空聚落观智，于诸眼中起照了观智，于缘起中起不相违观智，于诸见趣，起远离观智，于诸因果起业报观智，于所应得果起作证观智，于所入正性起趣入观智。舍利子，毗钵舍那者，所谓于诸法中起如理见，于诸法中起真实见，于诸法中起不变异见，于诸法中而起空见，于诸法中起无相见，于诸法中起无愿见。又舍利子，毗钵舍那者，非以有因故观，非以无因故观，非以生灭住因故观，非以有所得因故观。何以故？菩萨于此都无所观而复观察，不见而见，见而不见。舍利子，若诸菩萨，作是观者，名如实观，名真实见，亦名证得毗钵舍那善巧方便。舍利子，菩萨摩诃萨于此观中，虽复发起如是观解，而不堕彼无所为作，亦不远离善根加行。若诸菩萨成就是者，是名菩萨摩诃萨毗钵舍那。"

引文中关于修习毗钵舍那的方法有很多，如"无作观智"应即法空观，"无我观智"乃我空观，于蕴处界之观智即当下身心之禅观，"不相违观智"应属缘起观，又如业报观、正见观，以及修道过程中对各种果位的次第观察等。可知，《大宝积经》提供的修学途径包含了原始佛教、部派乃至大乘佛教的禅观理论，涉及的范围相当广。然而证得毗钵舍那的自我检查方式，就是于一切法中能起如理、如实和不变异的胜解，并且能依序证入空、无相、无愿三解脱门中。以此检查原则来看《大宝积经》的毗钵舍那观，则知观法虽然涵盖了各个时期的修法，但在终极目标上还是指向大乘胜义境的。以是之故，《大宝积经》的止观思想可以说同样遵循了"依空性升华所有大乘止观"的基本原则。另外，从引文之"不见而见，见而不见""不堕彼无所为作，亦不远离善根加行"等经文判定，此位菩萨必然处于"空有不二"中，能不滞留于空，亦不执著于有地进修一切菩萨学处。

第三节　《大般涅槃经》

《大般涅槃经》，凡四十卷，北凉昙无谶译，收于《大正藏》第十二册。该经总共有十三品，即寿命品、金刚身品、名字功德品、如来性品、一切大众所问品、现病品、圣行品、梵行品、婴儿行品、光明遍照高贵德王菩萨品、迦叶菩萨品、憍陈如品。该经主要宣说如来常住、众生悉有佛性、阐提成佛等思想。《大般涅槃经》的止观思想主要在第二十八卷之"师子吼菩萨品"中。师子吼菩萨请问世尊"涅槃名为无相"应如何具体规范，世尊以"无十相"界定无相之义，同时以修习定相、慧相、舍相作为断十相之法，而其中的定相与慧相是分别用来解释奢摩他与毗婆舍那（亦作毗钵舍那）的。

《大般涅槃经》云："奢摩他者，名为能灭，能灭一切烦恼结故；又奢摩他者，名曰能调，能调诸根恶不善故；又奢摩他者，名曰寂静，能令三业成寂静故；又奢摩他者，名曰远离，能令众生离五欲故；又奢摩他者，名曰能清，能清贪欲嗔恚愚痴三浊法故。以是义故，故名定相。毗婆舍那名为正见、亦名了见，名为能见，名曰遍见，名次第见，名别相见，是名为慧。"

与其他大乘经论相比，《大般涅槃经》对奢摩他与毗婆舍那的名义做了较多的发挥和阐述。从引文可以得知，定相即奢摩他，奢摩他的其他同义异名包括能灭、能调、寂静、远离、能清；慧相代表毗婆舍那，毗婆舍那又可以称为正见、了见、能见、遍见、次第见、别相见等。这些异名分别从不同角度描述了奢摩他与毗婆舍那的功能与作用，而其依据的原则很明显，是止与观的定位。至于奢摩他与毗婆舍那的种类，在《大般涅槃经》卷二十八中陈述甚多，但多属列举，并无进一步解释，故不再重复列出。但对于修习止观的动机，经文中却有详细说明："善男子，为三事故修奢摩他。何等为三？一者不放逸故，二者庄严大智故，三者得自在故。复次，为三事故修毗婆舍那。何等为三？一为观生死恶果报故，二为欲增长诸善根故，三为破一切诸烦恼故。"

放逸乃唯识五位百法中的大随烦恼之一。《大般涅槃经》认为对治放逸之道，必须借助奢摩他的力量，只有这样才有办法降伏放逸之道。尤其三业之中身口业的过失均由意业之放逸所致，而对治意业的散乱躁动，正是奢摩他的作用之一。另外，修习奢摩他的第二动机是庄严大智，此正暗示了奢摩他作为毗婆舍那前行的一个基础性地位。特别是从"庄严"一词可以看出奢摩他与毗婆舍那之间主客伴随的关系。不过，应该注意的是，修习方法虽有主客之分，但主与客是相辅相成、缺一不可的。修习奢摩他的第三个动机是得自在，其是从不放逸与庄严大智中自然流露出来的一种行仪。故不放逸、庄严大智与得自在三者其实是紧密相依的。

毗婆舍那修学的是一种以智慧洞察实相的能力，而这种能力恰恰就表现在修学毗婆舍那三种动机中的观生死恶果报与增长诸善根上，此二种动机，总体来说，可以破一切诸烦恼统摄之。同时，观生死恶果报所产生的出离心，足以成为增长诸善根的动力来源。这使得观生死恶果报与增上诸善根之间存在着一种互为助缘的关系。另外，从观生死恶果报可以推知《大般涅槃经》对轮回业报之体乃空性说的主张，以及从增长诸善根中了知观照果报对善根资粮的作用，采取了肯定的说法。这与本章第二节《大宝积经》所谓"空有不二"的修行方式基本上是一致的。除以上所说，《大般涅槃经》对奢摩他与毗婆舍那的重视，可由卷四十中的一段经文得知。

《大般涅槃经》云："佛言：善男子！汝勤精进，修习二法：一奢摩他，二毗婆舍那。善男子！若有比丘，欲得须陀洹果，亦当勤修如是二法。若复欲得斯陀含果、阿那含果、阿罗汉果，亦当修习如是二法。善男子！若有比丘欲得四禅、四无量心、六神通、八背舍、八胜处、无诤智、顶智、毕竟智、四无碍智、金刚三昧、尽智、无生智，亦当修习如是二法。善男子！若欲得十住地、无生法忍、无相法忍、不可思议法忍，圣行、梵行、天行、菩萨行，虚空三昧、智印三昧、空无相无作三昧、地三昧、不退三昧、首楞严三昧、金刚三昧、阿耨多罗三藐三菩提佛行，亦当修习如是二法。"

第四节 《圆觉经》

《圆觉经》，全名应为《大方广圆觉修多罗了义经》，凡一卷。该经乃唐朝佛陀多罗所译，收于《大正藏》第十七册。该经主要说明大乘圆顿之理及观行实践的方法。依《圆觉经》所说，所有实践的方便都是为了成就圆觉（妙圆觉心）。圆觉的地位，等同于佛的果位；圆觉之性，即一切法的平等真如性，也就是一切众生的平等真如性。所以，圆觉实是将一切法性、一切众生性，都含摄进了佛的果位中。只要悟此圆觉，便能成就一切净法；迷此圆觉，则生出一切染法。因此，修行无他，纯为证入圆觉，只是众生根机不同，所以"方便随顺，其数无量"。

在无量的方便法门中，威德自在菩萨请问佛陀具体的修行方法，于是才有了奢摩他、三摩钵提与禅那三种行法的差别与讨论。《圆觉经》认为在还没有成就圆觉以前，是依幻力修习的，若已臻圆觉之境，则能修之人与所修之法的相对概念便泯而不存。不过，仍须附带说明的是，止观虽是在证入圆觉前修的，但修止观者在观念上必须是悟了的；悟了圆觉的心，称为净觉心，依此净觉心才能进一步修习上述所说的三种行法。由此也可以看出，《圆觉经》对修行的主张是强调悟后起修。至于奢摩他、三摩钵提与禅那，《圆觉经》解释道："若诸菩萨悟净圆觉，以净觉心，取静为行。由澄诸念，觉识烦动，静慧发生，身心客尘，从此永灭，便能内发寂静轻安。由寂静故，十方世界诸如来心，于中显现，如镜中像。此方便者，名奢摩他。"

奢摩他，"以止息一切纷乱烦动为功夫，取净觉心上之寂静为观行之本"。所以，奢摩他法是从澄清一切妄念入手的。妄念降伏了，自能清楚反观识的烦动和阿赖耶中习气生灭之相，察知觉与识的差别，不再为识中妄相所迷。此功夫逐渐纯熟之后，能引发静慧，从此脱离凡夫散慧的状态。静慧的获得，能令行者在觉察识之妄动的基础上进一步观照四大假和、六尘缘影皆如客尘，而本体之净圆觉心却湛然常寂，丝毫不受任何影响。在修习奢摩他获得静慧以后，即能引发寂静轻安，使十方诸佛在自心中清晰显现，如镜中影像。这时，即可称为奢摩他成就。

《圆觉经》云："若诸菩萨悟净圆觉，以净觉心，知觉心性及与根尘，皆因幻化，即起诸幻以除幻者。变化诸幻而开幻众。由起幻故，便能内发大悲轻安。一切菩萨从此起行，渐次增进。彼观幻者非同幻故。非同幻观皆是幻故，幻相永离。是诸菩萨所圆妙行。如土长苗，此方便者，名三摩钵提。"

三摩钵提，译为等持。《圆觉经》中将之作为观的代名词，亦即定成就了以后观照抉择的部分。观照的方法，同样是以净觉心了知根尘识皆幻化而有，然后以此观之幻智，观无明如幻，此即引文所谓以幻除幻之操作模式。因为灭除了无明的幻，所以能转而利用此幻度化众生，修集菩提资粮。此中，无明的幻是破执而悟的，度众的幻则是依大悲而生的。依此大悲，不仅能进一步引发大悲轻安，同时能将心境、能所消亡于幻中，透过知幻即离，直至得无所离为止。

《圆觉经》云："若诸菩萨悟净圆觉，以净觉心，不取幻化及诸静相，了知身心皆为罣碍，无知觉明，不依诸碍，永得超过碍无碍境。受用世界及与身心，相在尘域，如器中锽，声出于外，烦恼涅槃不相留碍，便能内发寂灭轻安，妙觉随顺寂灭境界，自他身心所不能及，众生寿命皆为浮想。此方便者，名为禅那。"

此段引文乃"禅那"的解释。禅那，即静虑，静即止，虑即观。依此可知，《圆觉经》是将禅那等同于止观双修的。如果奢摩他偏向于修定，三摩钵提偏向于修慧的话，那么禅那就是一种定、慧均平的修行方式。因为定、慧均平，所以禅那不如三摩钵提之偏取幻化，亦不若奢摩他之遍取静相，而是不着幻化、不取静相的中庸之道，能使修观行者不堕于世法的烦恼，亦不住于出世的涅槃，乃至能进一步引发寂灭轻安。这时，最初修习的净觉心已能与寂灭境界冥合，成就"自他身心所不能及，众生寿命皆为浮想"之无我相、无人相、无众生相、无寿者相的无住境界。

总结以上对三种行法的解释则知：取静为行，是奢摩他；如幻观行，是三摩钵提；定慧均平，则是禅那。其中，奢摩他依真谛理修，所以是空观；三摩钵提依俗谛理修，所以是假观；禅那则依中谛理修，所以是中观。不过，三种行法虽在性质上有空、假、中的不同，但在具体实践上都是成就圆觉之法，都是不能偏废的。以是之故，《圆觉经》一开始才会说"圆摄所归，循性差别，当有三种"。另外，依此三种行法的变化离合，有单修、复修和圆修的不同，《圆觉经》遂据此提出了"二十五种清净定轮"作为修学的指南。所谓"清净定轮"，太虚大师解释为："三种法门通称为定，变化离合，轮替修习，故称定轮。又轮是摧碾义，定是决定义，二十五种皆决定可摧断二障，以趋菩提、涅槃之果，故名清净定轮。"然修习二十五种清净定轮的行者，并不包括上根圆顿者在内，因为这一类人是不假修行、直趋佛道的。其他像外道种性及无性阐提，也都被《圆觉经》排除在二十五种清净定轮的修习者之外。

第五节　其他经典

除了上述著作外，以下三部经典也是非常重要的，正好可以补充上述经典的不足，尤其是《法华经》。

一、《大品般若经》

《摩诃般若波罗蜜经》，又称《大品般若经》，凡二十七卷（一作二十四卷，或三十卷，或四十卷），由鸠摩罗什在姚秦弘始五年至六年（403—404）译出。该经收在《大正藏》第八册二百二十三卷。该经据《大智度论》卷一百说，有二万二千颂，但印度南方另有二万颂的本子（《现观庄严论》所据本）流行，而玄奘法师所译《大般若经》第二会则有二万五千颂（见《法苑珠林》卷一百）。这些都是因时因地流传而有增减，但都是以《两万五千颂般若经》为经名。

二、《大集经》

《大集经》为大乘佛教五部经典之一（其他四部为《大般若经》《大宝积经》《华严经》《大般涅槃经》），凡六十卷，为诸位翻译师所集，故称"大集经"。

《大集经》无全本，前后诸师各译一部。高丽藏本收诸师译本为一部，有六十卷。其中前二十六卷及第三十一至三十三卷之日密分三卷，为北凉昙无谶译，为诸译中之大本。此外，第二十七至三十卷之无尽意菩萨品四卷，为智严宝云所译；别行本称为《无尽意菩萨经》。第三十四至四十五之日藏分十二卷，为隋那连耶舍译；别行本十卷，称为《大乘大方等日藏经》。第四十六至五十六卷之月藏分十一卷，为高齐那连提耶舍译；别行本十卷，称为《大方等大集月藏经》。第五十七、五十八两卷之须弥分二卷；别行本称为《大乘大集经》。第五十九、六十两卷之十方菩萨品，为后汉安世高译；别行本称为《佛说明度五十校计经》。

三、《法华经》

《妙法莲华经》，简称《法华经》，在古印度、尼泊尔等地长期流行。在克什米尔、尼泊尔和中国（新疆、西藏）等地有 40 多种梵文版本，分为克什米尔体系（基尔基特）、尼泊尔体系和中国新疆体系。尼泊尔体系版本约为 11 世纪后作品，保存完整，已出版 5 种校订本。1983 年，北京民族文化宫图书馆用珂罗版彩色复制出版了由尼泊尔传入、珍藏于我国西藏萨迦寺的《法华经》。